高/等/职/业/教/育/教/材

药物化学

崔丽京　周代营　主编

陈优生　主审

化学工业出版社

·北京·

内容简介

《药物化学》一书重点介绍了常用药物的名称、化学结构、理化性质、代谢规律、构效关系和临床用途,介绍药物研究的一般原理和方法,简述创新药物的研究思路。在内容编排上通过"知识延伸""目标检测"等形式凸显专业核心课程的引导性、实用性和技能性。

本书适用于高职院校化学制药技术、药学、药品经营与管理、药品生产技术等专业的学生,还可作为和制药相关的其他专业学生的教学用书。

图书在版编目(CIP)数据

药物化学/崔丽京,周代营主编. —北京:化学工业出版社,2022.8
ISBN 978-7-122-41649-0

Ⅰ.①药… Ⅱ.①崔…②周… Ⅲ.①药物化学-高等职业教育-教材 Ⅳ.①R914

中国版本图书馆 CIP 数据核字(2022)第 100356 号

责任编辑:蔡洪伟　　　　文字编辑:邵慧敏　陈小滔
责任校对:宋　玮　　　　装帧设计:关　飞

出版发行:化学工业出版社
　　　　(北京市东城区青年湖南街 13 号　邮政编码 100011)
印　　装:三河市延风印装有限公司
787mm×1092mm　1/16　印张 17　字数 419 千字
2022 年 10 月北京第 1 版第 1 次印刷

购书咨询:010-64518888　　　售后服务:010-64518899
网　　址:http://www.cip.com.cn
凡购买本书,如有缺损质量问题,本社销售中心负责调换。

定　　价:48.00 元　　　　　　　　　版权所有　违者必究

《药物化学》编审人员名单

主　编

崔丽京　周代营

主　审

陈优生

副主编

马　娟　许良葵

编写人员

（按姓名汉语拼音排序）

崔丽京（广东食品药品职业学院）

何志权（广东茂名健康职业学院）

黄玉琪（东莞职业技术学院）

李　博（广东食品药品职业学院）

马　娟（广东食品药品职业学院）

许良葵（广东食品药品职业学院）

周代营（广东食品药品职业学院）

前言

药物化学是高职化学制药技术、药学、药品经营与管理、药品生产技术等专业的一门专业核心课程。本教材重点介绍常用药物的名称、化学结构、理化性质、代谢规律、构效关系和临床用途，介绍药物研究的一般原理和方法，简述创新药物的研究思路。

为满足我国当前高职素质教育发展和教材建设的需要，培养应用型、技能型人才，根据化学制药技术、药学、药品经营与管理等相关高职专业的人才培养方案和教学要求，以全面提高学生技能素质为基础，以培养专业能力为核心，适应高职教育改革与发展的要求，力求体现高职教育特色，遵循"必需为准，技能优先，实用为主，够用为度"的原则设计和编写本教材，使学生学有所长，学以致用。

本书注重以学生为主体，提倡互动学习，为充分调动学生对学习的兴趣及对药物化学共性规律的掌握，在尊重高等职业教育自身规律和学生认知规律的前提下，采用循序渐进的编排方式。在内容编排上通过"知识延伸""目标检测"等形式凸显专业核心课程的引导性、实用性和技能性。

本书由崔丽京、周代营主编并负责全书统稿。具体编写分工如下：崔丽京负责统稿，并编写第四章、第五章、第六章；周代营负责全书审稿，并编写绪论、第一章、第七章、第八章和所有"知识延伸""目标检测"部分；何志权编写第二章；黄玉琪编写第三章；马娟编写第十章、第十一章、第十二章；李博编写第九章；许良葵编写第十三章、第十四章。

广东食品药品职业学院制药工程学院副院长陈优生担任本书的主审，对书稿提出了宝贵的意见，在此致以深切的谢意！本书编写时参考了大量的相关专著和文献资料，在此向作者一并表示衷心感谢。

本书适用于高职院校化学制药技术、药学、药品经营与管理、药品生产技术等专业的学生，还可作为和制药相关的其他专业学生的教学用书。

鉴于编者水平有限，书中的错误与不妥之处在所难免，恳请读者批评指正。

编者
2022 年 3 月

目 录

第一章 绪论 / 1

一、药物化学的内容和任务 / 1
二、药物的质量 / 2
三、药物的名称 / 4
四、学习药物化学的基本要求 / 4
目标检测 / 6

第二章 药物的化学结构与药效的关系 / 7

第一节 药物的基本结构与药效的关系 / 7
一、药物作用的生物学基础 / 7
二、药物的基本结构对药效的影响 / 9
第二节 药物的理化性质与药效的关系 / 10
一、溶解度和脂水分配系数对药效的影响 / 10
二、解离度对生物活性的影响 / 11
第三节 药物的结构因素与药效的关系 / 11
一、药物的电子云密度对药效的影响 / 12
二、官能团对药效的影响 / 12
三、键合特性对药效的影响 / 13
四、药物的立体异构对药效的影响 / 14
第四节 结构改造与药效的关系 / 15
一、结构优化的原理 / 15
二、结构修饰 / 18
目标检测 / 23

第三章 中枢神经系统药物 / 26

第一节 镇静催眠药 / 26
一、苯二氮䓬类 / 26
二、非苯二氮䓬类 $GABA_A$ 受体激动剂 / 31
第二节 抗癫痫药 / 32
一、巴比妥类 / 33
二、乙内酰脲类 / 36
三、二苯并氮杂䓬类 / 37
四、脂肪酸类 / 38
五、GABA 类似物 / 39
第三节 抗精神失常药 / 39
一、抗精神病药 / 40
二、抗抑郁药 / 45
第四节 镇痛药 / 49
一、吗啡及其衍生物 / 49
二、合成镇痛药物 / 52
三、镇痛药的构效关系 / 56
目标检测 / 57

第四章 外周神经系统药物 / 61

第一节 抗过敏药 / 61
一、经典的 H_1 受体拮抗剂 / 62
二、非镇静 H_1 受体拮抗剂 / 67
三、组胺 H_1 受体拮抗剂的构效关系 / 69
四、过敏介质与抗过敏药 / 69
第二节 局部麻醉药 / 71
一、局部麻醉药的结构类型 / 71
二、局部麻醉药的构效关系 / 76
目标检测 / 77

第五章 心血管系统药物 / 79

第一节 调血脂药 / 79
一、苯氧乙酸类 / 80
二、羟甲戊二酰辅酶 A 还原酶抑制剂 / 81
三、烟酸类 / 84
第二节 抗心绞痛药 / 85
第三节 抗心律失常药 / 87
一、钠通道阻滞药 / 88
二、钾通道阻滞药 / 89

第四节 抗高血压药 / 90
一、肾素-血管紧张素系统抑制药 / 90
二、钙通道阻滞药 / 94
三、β受体阻断剂 / 98
四、中枢性降压药 / 101
五、交感神经末梢阻断药 / 102
目标检测 / 103

第六章 抗溃疡药 / 106

第一节 组胺 H_2 受体拮抗剂 / 107
一、咪唑类 / 107
二、呋喃类 / 108
三、噻唑类 / 109
四、哌啶甲苯类 / 109
五、组胺 H_2 受体拮抗剂的构效关系 / 110

第二节 质子泵抑制剂 / 110
一、典型药物 / 111
二、同类药物 / 112
三、质子泵抑制剂的构效关系 / 113
目标检测 / 113

第七章 解热镇痛药和非甾体抗炎药 / 115

第一节 解热镇痛药 / 116
一、水杨酸类 / 116
二、苯胺类 / 119
三、吡唑酮类 / 121
第二节 非甾体抗炎药 / 121
一、3,5-吡唑烷二酮类 / 121

二、芳基乙酸类 / 123
三、芳基丙酸类 / 125
四、1,2-苯并噻嗪类 / 127
五、环氧合酶-2 选择性抑制剂 / 128
目标检测 / 129

第八章 抗肿瘤药 / 131

第一节 生物烷化剂 / 132
一、氮芥类 / 132
二、亚乙基亚胺类 / 134
三、亚硝基脲类 / 135
四、磺酸酯类及卤代多元醇类 / 137
第二节 抗代谢药物 / 137
一、嘧啶拮抗物 / 138

二、嘌呤拮抗物 / 140
三、叶酸拮抗物 / 141
第三节 其他类抗肿瘤药 / 143
一、抗肿瘤抗生素 / 143
二、抗肿瘤的植物有效成分 / 144
三、金属铂类配合物 / 145
目标检测 / 146

第九章 抗生素 / 148

第一节 β-内酰胺类抗生素 / 149
一、概述 / 149
二、青霉素类 / 150

三、头孢菌素类 / 155
四、非经典 β-内酰胺类抗生素及 β-内酰胺酶抑制剂 / 159

第二节　大环内酯类抗生素 / 161
　　一、红霉素及其衍生物 / 161
　　二、螺旋霉素 / 164
第三节　四环素类抗生素 / 165
　　一、天然四环素类抗生素 / 165
　　二、半合成四环素类抗生素 / 166

第四节　氨基糖苷类抗生素 / 167
第五节　其他类抗生素 / 170
　　一、氯霉素 / 170
　　二、林可霉素及其衍生物 / 171
　　三、磷霉素 / 172
目标检测 / 172

第十章　合成抗感染药 / 175

第一节　磺胺类药物及抗菌增效剂 / 175
　　一、磺胺类药物 / 175
　　二、抗菌增效剂 / 178
第二节　喹诺酮类药物 / 179
　　一、喹诺酮类药物的作用机制 / 180
　　二、喹诺酮类药物的构效关系 / 180
　　三、理化性质及毒性 / 181
第三节　抗结核药 / 183
　　一、抗结核抗生素 / 183
　　二、合成抗结核药 / 184

第四节　抗真菌药 / 186
　　一、唑类抗真菌药 / 186
　　二、抗真菌抗生素 / 189
　　三、其他抗真菌药物 / 190
第五节　抗病毒药 / 191
　　一、三环胺类抗病毒药 / 192
　　二、核苷类及类似物 / 192
　　三、其他类 / 194
目标检测 / 194

第十一章　甾体激素 / 197

第一节　概述 / 197
第二节　雄性激素和同化激素 / 198
　　一、雄性激素 / 198
　　二、同化激素 / 198
　　三、抗雄性激素药物 / 199
第三节　雌激素及抗雌激素 / 200
　　一、甾体雌激素 / 200
　　二、非甾体雌性激素 / 201
　　三、抗雌激素和选择性雌激素受体调节剂 / 202

第四节　孕激素 / 203
　　一、孕酮类孕激素 / 203
　　二、19-去甲睾酮类孕激素 / 204
　　三、孕激素拮抗剂 / 205
第五节　肾上腺皮质激素 / 205
　　一、肾上腺皮质激素的种类及生物活性 / 206
　　二、皮质激素类药物 / 206
目标检测 / 208

第十二章　降糖药及利尿药 / 211

第一节　降糖药 / 211
　　一、胰岛素及其衍生物 / 211
　　二、胰岛素分泌促进剂 / 213
　　三、胰岛素增敏剂 / 216
　　四、α-葡糖苷酶抑制剂 / 217
第二节　利尿药 / 218

　　一、高效利尿药 / 218
　　二、中效利尿药 / 219
　　三、弱效利尿药 / 220
目标检测 / 221

第十三章　维生素 / 226

第一节　脂溶性维生素 / 226

　　一、维生素 A 类 / 226

二、维生素 D 类 / 228
三、维生素 E 类 / 229
四、维生素 K 类 / 231
第二节　水溶性维生素 / 232

一、维生素 B 类 / 232
二、维生素 C 类 / 235
三、叶酸 / 237
目标检测 / 238

第十四章　药物的变质反应与代谢反应　/ 241

第一节　药物的变质反应 / 241
一、药物的水解反应 / 241
二、药物的氧化反应 / 245
三、药物的其他变质反应 / 249

第二节　药物的代谢反应 / 250
一、第 Ⅰ 相的代谢反应 / 250
二、第 Ⅱ 相的代谢反应 / 258
目标检测 / 260

参考文献　/ 262

第一章 绪 论

药物化学是研究药物的化学性质、构效关系、作用机制的一门综合性学科。高等职业院校药学及相关专业的毕业生应掌握必备的药物化学知识和技术,其中以药物的名称、结构、理化性质(与药物制剂技术及药物贮存、药物分析、药物体内外的直接相互作用之间的关系)、作用机制和构效关系为主,强调药物作用的化学本质,注重化学规律在生产、检验、贮藏及使用中的应用,了解新药的研究与开发的内容与程序。

一、药物化学的内容和任务

药物是指对疾病具有预防、治疗和诊断作用或用以调节机体生理功能的物质。根据来源和性质的不同,药物可分为中药或天然药物、化学药物和生物药物。其中化学药物是目前临床应用中主要使用的药物,也是药物化学研究的对象。

药品是指用于预防、治疗、诊断人的疾病,有目的地调节人的生理功能并规定有适应证或者功能主治、用法、用量的物质,包括中药材、中药饮片、中成药、化学原料药及其制剂、抗生素、生化药品、放射性药品、血清、疫苗、血液制品和诊断药品等。

> **知识延伸** >>>
>
> **药物、毒物与食物**
>
> 药物是用以预防、治疗及诊断疾病的物质。毒物小剂量即能引起机体功能性或器质性损害,甚至危及生命。食物是指能够满足机体正常生理和生化能量需求,并能延续正常寿命的物质。
>
> 药物、毒物、食物三者互相联系、相互转化。药物和毒物之间并无严格界限,任何药物剂量过大都可引起中毒成为毒物。许多食物也可作为药物,如绿豆、山药、蜂蜜、大蒜等可作为药物使用,可谓药食同源。

药物化学是关于药物的发现、确证和发展,并在分子水平上研究药物作用方式的一门综合性学科。它是以化学学科为基础,与生物化学、药理学、药代动力学和计算机科学等多学科相互渗透，并为药物分析、药剂学、制药工艺学等药学、制药等相关专业课程奠定相应的化学基础，是药学、制药领域的重要学科之一。其主要研究内容为化学药物的化学结构、理化性质、制备方法、构效关系、体内代谢、作用机制以及寻找新药途径与方法。

药物化学的主要任务为：为有效、合理应用现有化学药物提供化学理论基础，研究已知药理作用和临床应用的化学药物的结构与理化性质的关系、药物中杂质的来源，为药物流通过程中的贮存和保管，药物分析过程中检测方法的建立，药物制剂过程中剂型的选择提供必要的化学理论和技能。研究药物的体内转化及构效关系，为临床药学研究药物的配伍禁忌和合理用药，为新药研发过程中药物的结构修饰奠定相应的化学基础。

二、药物的质量

药物的质量优劣直接关系到人们的身体健康和生命安全，必须高度重视，严把质量关。

（一）药物的质量评定

药物的质量评定主要从以下两方面考虑。

1. 药物本身的疗效和毒副作用

质量好的药物应该在治疗剂量范围内疗效确切，效力高，毒性和副作用都小。如吗啡镇痛作用虽好，但连续使用能成瘾，只能限制使用，因而不是一个理想的药物。

2. 药物的纯度

又称药用纯度或药用规格，是药物中杂质限度的一种体现，具体表现在药物的性状、物理常数、杂质限量、有效成分的含量、生物活性等多方面。

药物的纯度要求与一般化学品或化学试剂不同，首先要考虑杂质对人体健康和疗效的影响；而化学品或化学试剂的纯度，只考虑杂质引起的化学变化是否会影响其使用目的和范围，并不考虑它们的生理作用。因此任何质量级别的化学品或试剂都不能当作药物使用。生产药品所用的原料、辅料必须符合药用要求。

杂质是药物在生产和贮存过程中可能引入的药物以外的其他化学物质。杂质的存在可能产生毒副作用和毒性而影响疗效，如麻醉乙醚遇光或贮存时间较长时，可能产生过氧化物，制备过程中可能会有醛类副产物生成。在不影响药物疗效和人体健康的前提下，对杂质允许有一定的限量。

化学药物的杂质主要来源于两个方面。一方面是在药物生产过程中引入或产生的。如原料不纯以及反应所用容器不当引入其他物质、反应不完全残留原料及试剂、反应过程中产生的中间体和副产物等均是杂质。另一方面是药物在贮存过程中，由于受外界因素（空气、日光、温度、湿度、微生物、金属离子等）的影响，发生水解、分解、氧化、还原、聚合等化学反应产生的杂质。例如阿司匹林合成中，原料水杨酸不纯或反应不完全，催化剂硫酸、乙酰化试剂醋酐以及副产物醋酸在反应完成后未能及时按要求除去，均有可能导致产品中杂质含量超标。由此可见，只有掌握了化学药物的合成反应过程及原材料和产品的性质，才能了解或消除药物中可能引入的主要杂质。

（二）药物的质量标准

药品的质量标准即药品标准，《中华人民共和国药品管理法》第二十八条规定，国务院药品监督管理部门颁布的《中华人民共和国药典》和药品标准为国家药品标准。《中华人民共和国药典》(简称《中国药典》)是国家为保证药品质量,保护人民用药安全、有效、质量可控而制定的法典;是我国药品研制、生产、经营、使用、监督管理所必须遵循的法定依据,具有法律约束力。因此,《中国药典》对保证和提高药品质量、促进药品发展等方面,都起着重要的作用。

《中国药典》(2020年版)全面反映出我国医药发展和检测技术应用的现状,在提高我国药品质量,保障公众用药安全,促进医药产业健康发展,提升《中国药典》国际影响力等方面必将发挥重要作用。

1. 《中国药典》(2020年版)的特点

(1) **稳步推进药典品种收载** 品种收载以临床应用为导向,不断满足国家基本药物目录和基本医疗保险用药目录收录品种的需求,进一步保障临床用药质量。及时收载新上市药品标准,充分体现我国医药创新研发最新成果。

(2) **健全国家药品标准体系** 通过完善药典凡例以及相关通用技术要求,进一步体现药品全生命周期管理理念。结合中药、化学药、生物制品各类药品特性,将质量控制关口前移,强化药品生产源头以及全过程的质量管理。逐步形成以保障制剂质量为目标的原料药、药用辅料和药包材标准体系,为推动关联审评审批制度改革提供技术支撑。

(3) **扩大成熟分析技术应用** 紧跟国际前沿,不断扩大成熟检测技术在药品质量控制中的推广和应用,检测方法的灵敏度、专属性、适用性和可靠性显著提升,药品质量控制手段得到进一步加强。

(4) **提高药品安全和有效控制要求** 重点围绕涉及安全性和有效性的检测方法和限量开展研究,进一步提高药品质量的可控性。在安全性方面,进一步加强了对药材饮片重金属及有害元素、禁用农药残留、真菌毒素以及内源性有毒成分的控制。加强了对化学药杂质的定性定量研究,对已知杂质和未知杂质分别控制;对注射剂等高风险制剂增订了与安全性相关的质控项目,如渗透压摩尔浓度测定等。加强了生物制品病毒安全性控制、建立了疫苗氢氧化铝佐剂以及重组技术产品相关蛋白的控制。在有效性方面,建立和完善了中药材与饮片专属性鉴别方法,部分产品制定了与临床疗效相关的成分含量控制。结合通过仿制药质量与疗效一致性评价品种的注册标准,修订了药典相关标准的溶出度项目;进一步完善了化学药与有效性相关的质量控制要求。增订人用聚乙二醇化重组蛋白及多肽制品、螨变应原制品和人用基因治疗制品总论等,重组类治疗生物制品增订了相关蛋白检测及限度要求等。

(5) **提升辅料标准水平** 重点增加制剂生产常用药用辅料标准的收载,完善药用辅料自身安全性和功能性指标,逐步健全药用辅料国家标准体系,促进药用辅料质量提升,进一步保证制剂质量。

(6) **加强国际标准协调** 加强与国外药典的比对研究,注重国际成熟技术标准的借鉴和转化,不断推进与各国药典标准的协调。

(7) **强化药典导向作用** 紧跟国际药品标准发展的趋势,兼顾我国药品生产的实际状况,在药品监管理念、质量控制要求、检测技术应用、工艺过程控制、产品研发指导等方面不断加强。在检测项目和限量设置方面,既考虑保障药品安全的底线,又充分关注临床用药的可及性,进一步强化药典对药品质量控制的导向作用。

(8) **完善药典工作机制** 始终坚持公开、公正、公平的原则,不断完善药品标准的形成机制。

2. 《中国药典》（2020 年版）基本结构

《中国药典》（2020 年版）分为四部，共收载品种 5911 种，新增 319 种，修订 3177 种，不再收载 10 种，因品种合并减少 6 种。

一部收载中药品种 2711 种。

二部收载化学药品 2712 种。

三部收载生物制品 153 种。

四部收载通用技术要求和药用辅料，收载通用技术要求 361 个，其中制剂通则 38 个、检测方法及其他通则 281 个、指导原则 42 个；药用辅料收载 335 种。

三、药物的名称

《药品注册管理办法》规定，化学药品的名称包括通用名、化学名、英文名、汉语拼音。中药材的名称包括中文名、汉语拼音、拉丁名。中药制剂的名称包括中文名、汉语拼音、英文名。生物制品的名称包括通用名、汉语拼音、英文名。

（一）通用名

列入国家药品标准的药品名称为药品通用名，又称为药品法定名称，《中国药典》收载的中文药品名称均为通用名。若该药物在世界范围内使用，则采用世界卫生组织推荐使用的国际非专利药名（International Nonprietary Names for Pharmaceutical Substances，INN）。

主要命名原则为：中文名尽量与英文对应，以音译为主，长音节可缩减，不得超过 6 个汉字；简单有机化合物可用化学名，如对乙酰氨基酚。INN 采用相同词干（词头或词尾）来表明同一类药物。

《药品管理法》规定已经作为药品通用名的，该名称不得作为药品商标使用。

（二）化学名

英文化学名是国际通用的名称，药物的化学名是依据药物的化学结构命名的，药物的化学名命名原则可参考国际纯粹与应用化学联合会（International Union Pure and Applied Chemistry，IUPAC）公布的有机化学命名原则及中国化学会有机化合物命名原则。

用化学命名法命名药物是一种药物准确的命名。但一般药物的化学名非常长，不易掌握。

（三）商品名

药物的商品名是药品生产与销售企业为保护自己开发产品的生产或市场利益，在通用名不能得到保护的情况下，以商品名来保护自己，并提高商品声誉的方式。药物商品名经过注册批准后成为该药品的专用商品名，受到保护，故又称专利名称。

药物商品名命名的基本要求：规范，不能暗示药品的作用、用途。

四、学习药物化学的基本要求

本书着重通过结构特征与性质的内在联系，解决性质与药物临床应用的关系，为有效、合理地应用现有化学药物提供化学理论基础。本教材对化学制药技术、药物分析技术、药学、药物制剂技术等相关专业的学生，提出如下学习药物化学的基本要求。

(一)掌握药物制剂的基本化学原理

掌握各类药物中典型药物的结构或结构特点、理化性质,为药物制剂过程中的处方设计、剂型选择和制备工艺等提供可靠的化学理论依据。比如为避免维生素 C 的分解变质,在制备片剂的过程中,通常采用干法制粒。

(二)为药物分析奠定扎实的化学理论基础

药品作为一种特殊商品,必须要有严格统一的质量控制标准。质量控制是通过采用适宜的科学方法对药品进行鉴别、杂质检查和含量测定完成的。掌握药物的化学结构与稳定性变化之间的关系,熟悉典型药物的分子结构和功能基类型,可以为药物的含量测定、鉴别等提供可靠的理论指导。比如三氯化铁的显色反应可用以鉴别含有酚羟基的药物。

 知识延伸 >>>

时代楷模屠呦呦

屠呦呦,女,汉族,中共党员,中国首位诺贝尔生理学或医学奖获得者、药学家。浙江宁波人,1951 年考入北京大学医学院药学系生药专业。1955 年毕业于北京医学院(今北京大学医学部)。毕业后接受中医培训两年半,并一直在中国中医研究院(2005 年更名为中国中医科学院)工作,其间晋升为硕士生导师、博士生导师。现为中国中医科学院首席科学家、终身研究员兼首席研究员,青蒿素研究开发中心主任,共和国勋章获得者。

20 世纪 60 年代,越南疟疾肆虐,疟原虫对已有药物产生耐药。应越南请求中国提供有效抗疟药物,我国政府决定全国范围内研究新型抗疟药。我国科学家组成了研究小组进行攻关研究,其中屠呦呦首先使用乙醚为萃取剂,提取青蒿素,成为青蒿素类药物研究的关键一步。经过科学家夜以继日的不懈努力终于得到了治疗疟疾的有效药物——青蒿素。但是科学家并没有止步,针对青蒿素的缺点,后续开始了以青蒿素为先导物进行优化而发展了一系列青蒿素类药物。蒿甲醚由于水溶性不佳,故以油针剂形式 1987 年在我国批准上市,青蒿琥酯的钠盐注射剂也在同年批准上市。

然而,由于当年我国知识产权保护意识较弱,专利法也未正式实施,故我国没有青蒿素的专利权,以致荷兰 Brocacef 公司研发的蒿乙醚(仅仅将蒿甲醚的甲基换成乙基)作为新药于 2000 年上市。

基于抗疟药物的贡献,屠呦呦教授获得了 2015 年诺贝尔生理学或医学奖。

(三)熟悉药物贮存保管、使用的基本化学原理

许多药物在贮存过程中易受外界条件的影响而发生各种变化,致使疗效降低、失效或毒性增加。掌握药物的化学结构与稳定性变化之间的关系,熟悉药物的理化性质,才能恰当地选择药物的贮存保管方法,指导临床合理用药。比如阿司匹林应保存在干燥处,以免在潮湿空气作用下发生水解而产生水杨酸和醋酸。

目标检测

一、单项选择题

1. 凡具有治疗、预防、缓解和诊断疾病或调节生理功能，符合药品质量标准并经政府有关部门批准的化合物，称为（　　）。

　A. 化学药物　　B. 无机药物　　C. 合成有机药物　　D. 天然药物　　E. 药物

2. 下列哪一项不是药物化学的任务（　　）。

　A. 为合理利用已知的化学药物提供理论基础、知识技术

　B. 研究药物的理化性质

　C. 确定药物的剂量和使用方法

　D. 为生产化学药物提供先进的工艺和方法

　E. 探索新药的途径和方法

3. 下列哪一项不是药物的功能（　　）。

　A. 预防脑血栓　　　　　　B. 避孕　　　　　　C. 缓解胃痛

　D. 去除脸上皱纹　　　　　E. 碱化尿液，避免乙酰磺胺在尿中结晶

4. 下列哪一项不是药物的作用靶点（　　）。

　A. 酶　　　　B. 离子通道　　　C. 核酸　　　　D. 受体　　　　E. 细胞核

二、配伍选择题

　A. 药品通用名　　　　B. 化学名　　　　C. 商品名

1. 对乙酰氨基酚（　　）

2. 泰诺（　　）

3. N-(4-羟基苯基)乙酰胺（　　）

三、比较选择题

　A. 商品名　　B. 通用名　　C. 两者都是　　D. 两者都不是

1. 药品说明书上采用的名称（　　）

2. 可以申请知识产权保护的名称（　　）

3. 根据名称，药师可知其作用类型（　　）

4. 医生处方采用的名称（　　）

5. 根据名称，就可以写出化学结构式（　　）

四、多项选择题

1. 下列属于药物化学研究范畴的是（　　）。

　A. 发现与发明新药　　　　　B. 合成化学药物

　C. 阐明药物的化学性质

　D. 研究药物分子与机体细胞（生物大分子）之间的相互作用

　E. 研究剂型对生物利用度的影响

2. 下列哪些是天然药物（　　）。

　A. 基因工程药物　　B. 植物药　　C. 抗生素　　D. 合成药物　　E. 生化药物

五、简答题

1. 为什么说药物化学是药学领域的带头学科？

2. 简述现代新药开发与研究的内容。

3. 简述药物的分类。

第二章 药物的化学结构与药效的关系

药物被机体吸收后是如何发挥作用的？药物为什么会产生药效？药物分子中哪部分结构对其活性起主要作用？为什么有些药物改变部分结构后药效发生改变而另一些药物则不变？研究这些从实践中提出的问题，对阐明药物作用机制，研制疗效高、毒副作用小的新药是很有意义的。

第一节 药物的基本结构与药效的关系

药物的化学结构与生物活性（包括药理与毒理作用）之间的关系，称为构效关系（structure-activity relationship，SAR），是药物化学的中心内容之一，也是药物化学和分子药理学长期以来共同探讨的问题。

随着有机化学、生物化学和药理学等学科的发展以及相互融合，特别是分子药理学、分子生物学、量子生物化学等学科在近年来取得的进展，使人们对机体的认识从宏观深入到微观的分子水平，促进了药物构效关系的研究。其包括总结药物构效关系的定性和定量研究，探讨药物和受体相互作用，以及逐步阐明药物在机体内产生作用的内在联系，显示了药物的化学结构与药物作用的构效关系。这种构效关系的研究已成为现代新药研究和设计的基础。

一、药物作用的生物学基础

根据药物在体内分子水平上的作用方式，是否基本上依靠特异性化学结构而存在和排列，可把药物分成两种类型，即结构非特异性药物和结构特异性药物。

结构非特异性药物的生物活性（药理作用）主要受药物理化性质的影响，与化学结构类型关系较少，当结构有所改变时，对生物活性无明显影响。如全身麻醉药，从化学结构上看，有气体，有低分子量的烃、卤烃、醇和醚等，其麻醉作用的强弱主要受药物的脂水（气）分配系数的影响，与其分子结构没有太大的关系。

大多数药物属于结构特异性药物，其生物活性除了和药物分子的理化性质有关外，主要还与体内特定的受体的相互作用有关，药物的化学结构稍加改变，药物分子与受体的相互作用和相互匹配就会发生变化，导致药效学性质发生变化。

（一）药物作用的生物靶点

药物的作用靶点是指药物与机体生物大分子的结合部位，即致病基因编码的蛋白质和其他生物大分子，如酶、受体、离子通道、核酸等。常见药物作用的生物靶点见表 2-1。

表 2-1 常见药物作用的生物靶点

作用靶点	作用方式	药物名称
酶	血管紧张素转化酶抑制剂 HMG-CoA 还原酶抑制剂 环氧化酶抑制剂 磷酸二酯酶抑制剂	卡托普利、赖诺普利 洛伐他汀、氟伐他汀 吲哚美辛、双氯芬酸钠 氨力农、米力农
受体	血管紧张素 II 受体拮抗剂 H_2 受体拮抗剂 阿片受体拮抗剂	洛沙坦、依普沙坦 美托洛尔、比索洛尔 吗啡、可待因
离子通道	钠通道阻滞剂 钙通道阻滞剂 钾通道阻滞剂 钾通道开放剂	利多卡因、妥卡尼 尼莫地平、硝苯地平 胺碘酮、索他洛尔 米诺地尔、砒那地尔
核酸	以嵌入的方式与 DNA 分子相互作用	柔红霉素、多柔比星

分子生物学和分子药理学等新兴学科的出现，为阐明许多生物大分子与疾病发生的关系做出了重要的贡献。合理化药物分子设计就是基于生命科学研究揭示的药物体内作用靶点的结构特征，设计药物新分子，以期发现选择性地作用于靶点的新药。

（二）药物作用的体内过程

药物从吸收进入机体后，要经历一系列的过程才能产生药理作用，可由图 2-1 表示。

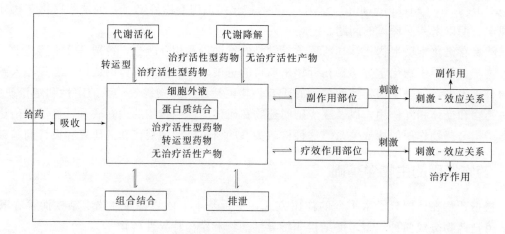

图 2-1 体内药物作用的一些主要过程

从图 2-1 可见药物在体内的过程包括吸收、分布、代谢、组织结合、在作用部位产生作用和排泄，其中每一过程都会影响药物的药效。在这些因素中，影响药物产生药效的决定因素有以下两个。

① 药物的理化性质。对于一个药物来说，除了要考虑它与生物靶点相互作用的许多方

面之外，药物必须以一定的浓度到达作用部位，才能产生应有的药效。药物的转运过程（吸收、分布、代谢和排泄）受药物理化性质的影响。因此药物的理化性质（溶解度、分配系数、解离度等）是结构非特异性药物生物活性的决定因素。一个药物在分离的组织中发挥它已知的药理作用，但当体内给药时就可能无效，说明其没有达到与生物靶点相互作用的足够药物浓度。相反，一个药物在体外无效，但体内给药时就可能有效，说明它在体内经历了生物代谢活化过程。

② 药物和受体的相互作用。结构特异性药物发挥药效的本质是药物有机小分子经吸收、分布到达其作用的生物靶点后，与受体生物大分子相互作用的结果。这其中包括二者在立体空间上的互补，犹如钥匙和锁的关系；电荷分布上的相互匹配，通过各种化学键力的作用使二者有效地相互结合，进而引起受体构象的改变，触发机体微环境产生与药效有关的一系列药理效应。其过程如图 2-2 所示。

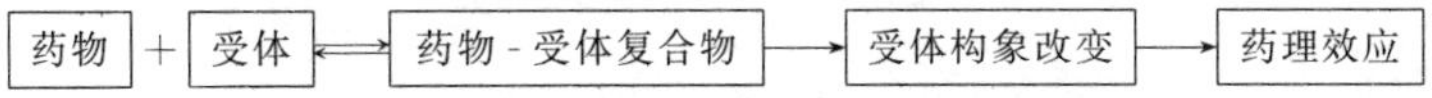

药物 + 受体 ⇌ 药物-受体复合物 → 受体构象改变 → 药理效应

图 2-2　药物和受体相互作用示意图

第一个决定因素概括了药物的药剂相和药代动力相的影响，第二个决定因素也称为药效相的影响。这两个因素都与药物的化学结构有密切的关系，是构效关系研究的重要内容。

二、药物的基本结构对药效的影响

在药物构效关系研究中，具有相同药理作用的药物，其化学结构中相同或相似的部分，称为该类药物的基本结构或药效结构。药物的基本结构是结构特异性药物的生物活性的决定因素，是结构特异性药物发挥药效的必需结构部分。许多类药物都可以找出其基本结构，如磺胺类药物的基本结构为对氨基苯磺酰胺，见图 2-3。

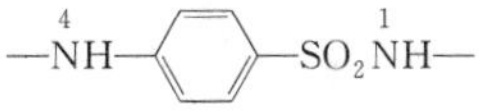

在药物的结构改造和新药设计中，不能改变其基本结构，只能在非基本结构部分加以变化，以保证其衍生物既保持原有药物的作用，又具有各自特点。

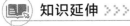

图 2-3　磺胺类药物的基本结构

如在确定磺胺类药物的基本结构后，用杂环取代 N1 上的氢，可使药物活性增强，制成了一系列各有特点的磺胺类药物。

知识延伸 >>>

反应停药害事件，对生命的敬畏之心

人类发明的化学药物，既带来了极大的益处，但也造成了意想不到的伤害，对化学药物的盲目依赖和滥用，已造成了许多不应有的悲剧。其中最典型的案例之一，就是反应停这一著名的事件。

20 世纪 60 年代前后，欧美至少 15 个国家的医生都在使用反应停（沙利度胺）治疗妇女妊娠反应，很多人吃了药后的确就不吐了，恶心的症状得到明显的改善，于是它成了"孕妇的理想选择"（当时的广告用语）。于是，反应停被大量生产、销售，仅在联邦德国就有近 100 万人服用过反应停，反应停每月的销量达到了 1 吨的水平。在联邦德国的某些州，患者甚至不需要医生处方就能购买到反应停。

但随即而来的是，许多出生的婴儿都是短肢畸形，形同海豹，被称为海豹肢畸形。1961年，这种症状终于被证实是孕妇服用反应停所导致的。于是，该药被禁用，然而，受其影响的婴儿已多达1.2万名。

后来的研究发现，化学反应合成的沙利度胺（图2-4）实际上是由两种各占50%的空间结构呈镜面对称的化合物组成，这一对化合物的相似性就像左右手，被称为手性化合物。

被格兰泰公司推向市场的沙利度胺是外消旋化合物（如图2-4），其中 R-构型化合物具有抑制妊娠反应和镇静作用，而 S-构型化合物则有致畸性，罪魁祸首就是它！

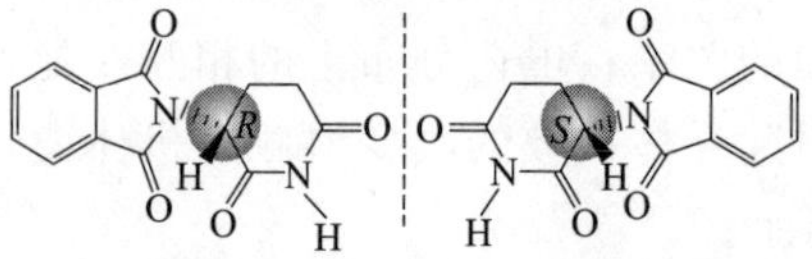

图2-4 沙利度胺的分子结构

这个事故是一个不折不扣的人间悲剧，其中有意外，但也有许多人为因素，包括科学家的不严谨、药品生产商的虚假宣传以及监管机构的草率等。反应停事件对药物发现产生了深刻的影响，特别是药物中的手性现象得到重视。不同的手性异构体其功能可能完全不同。

第二节　药物的理化性质与药效的关系

药物的理化性质包括溶解度、脂水分配系数、解离度、表面活性、热力学性质、氧化还原电势等，其中对药效影响较大的理化性质主要是溶解度、脂水分配系数和解离度。

结构非特异性药物的生物活性主要受理化性质影响。药物发挥生物活性的基本条件是要通过各种生物膜到达其作用的生物靶点并且在作用部位达到有效浓度，而药物到达生物靶点部位必须通过生物膜转运，其通过能力由药物的理化性质及其分子结构决定。药物在机体内的转运过程构成了机体在宏观上对药物的作用和处置：一定剂量的药物经吸收进入血液中的量和速率，在各个器官体液中分布的浓度，代谢转化量和速率以及排泄的方式、途径和速率。通常以生物利用度和药代动力学参数来进行描述。一种药物理化性质的改变，可能影响该药物的体内药物动力学过程，从而引起疗效的差异。

一、溶解度和脂水分配系数对药效的影响

水是生物系统的基本溶剂，药物要转运扩散至血液或体液，需要有一定的水溶性（又称亲水性）；而药物要通过脂质的生物膜，又需要有一定的脂溶性（又称亲脂性）。由此可以看出，药物亲水性或亲脂性过高或者过低都会影响药物的转运过程，不利于药物的吸收。

药物的脂溶性和水溶性的相对大小可以用脂水分配系数 P 表示，P 是药物分配达到平衡时在有机相（通常为正辛醇）中的浓度（c_o）和水相中的浓度（c_w）之比，即：$P = \dfrac{c_o}{c_w}$

P 值可以表示药物脂溶性的大小，P 值越大，脂溶性越高，由于 P 的数值较大，常用其对数 $\lg P$ 表示。

药物需要一定的亲水性才能转运扩散至血液，还需要有一定的脂溶性才能通过脂质的生物膜。各类药物因其作用不同，对脂溶性有不同的要求，如作用于中枢神经系统的药物，需要有较高的脂溶性才能通过血-脑脊液屏障，从而发挥作用。因此，脂水分配系数应在一定的范围才能显示最好的药效。

药物化学结构的改变对药物脂水分配系数影响显著。当药物分子中引入烷基、卤素原子、芳环、酯基等非极性结构时，可以增加药物的脂溶性。反之，如引入亲水性的 —COOH、—OH、—NH_2 等极性结构时，则会增加水溶性。

二、解离度对生物活性的影响

解离度对药物活性的影响主要表现在对药物吸收、转运和对药物-受体相互作用的影响。由于多数药物呈弱酸弱碱性，在体液中可部分解离，其离子型和分子型按一定比例达到平衡。通常药物是以未解离的分子型通过生物膜，进入细胞后，在膜内的水相介质中解离成离子型再起作用。如果药物的生物活性主要是由离子型产生的，则活性随着药物解离度的增加而增加；如果药物的生物活性主要是由非离子型所产生的，则随着药物解离度的增加，生物活性降低。因此，药物应有适宜的解离度才能发挥最好的药效。

药物的解离度取决于解离常数 pK_a 和体液介质的 pH。以羧酸和含胺类化合物为酸碱药物代表，pK_a 的计算方法如下：

酸性药物：

$$RCOOH + H_2O \rightleftharpoons RCOO^- + H_3O^+ \qquad pK_a = pH - \lg \frac{[RCOO^-]}{[RCOOH]}$$

碱性药物：

$$RNH_2 + H_2O \rightleftharpoons RNH_3^+ + OH^- \qquad pK_a = pH - \lg \frac{[RNH_2]}{[RNH_3^+]}$$

胃肠道的 pH 从胃部的 pH 大约为 1 到十二指肠部位的 pH 大约为 5，然后持续增加，根据解离常数可计算出药物在胃肠道各部位的离子型和分子型的比例，这就决定了药物在各部位的吸收情况和给药形式。

药物化学结构的部分改变，有时会对药物解离常数产生较大的影响，从而影响其生物活性。临床上一方面可以通过改变药物的解离度决定其吸收和作用部位；另一方面可以通过改变药物的解离度降低药物的毒副作用。如在药物结构中引入季铵基团，增大解离度，使其难以通过血脑屏障，可以达到减少药物对中枢神经系统不良反应的目的。

第三节　药物的结构因素与药效的关系

结构特异性药物一般与受体结合，形成复合物进而产生特定的药理作用，其活性主要取决于药物与受体的相互作用，即化学结构本身。影响药物与受体结合的因素有电子云密度、官能团、键合特性、分子大小及立体因素等。

一、药物的电子云密度对药效的影响

受体大多数是蛋白质，蛋白质由氨基酸经肽键结合而成，氨基酸上还有除肽键外的各种极性基团，其电子云密度分布是不均匀的。药物分子中含有多个杂原子时，其电子云密度分布也是不均匀的。若药物分子的电子云密度分布能与受体的电子云密度分布呈互补状态，则有利于产生静电引力，利于相互作用而结合，形成受体复合物，从而提高药物的稳定性及溶解度，增加药物活性。

机体蛋白质的等电点多在 7 以下，在生理 pH 条件下多以负离子形式存在，而多数药物分子常带有吸电子基团，形成正电中心，可以和受体的负电区域形成复合物而产生药理效应。图 2-5 表示局部麻醉药分子与受体的结合模型。图中 E 为静电引力，D 为偶极间作用力，V 为分子间力。

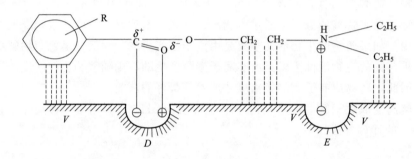

图 2-5　局部麻醉药分子与受体的结合模型

在药物结构中，引入各种极性官能团，可以改变药物的电子云密度分布，从而影响药物与受体的结合，产生药效的变化。在对氨基苯甲酸酯类局麻药分子中，苯环与酯基中的羰基共轭，从而使羰基进一步极化。正、负电荷区域分别通过偶极-偶极相互作用与受体结合。若在苯环对位引入供电子基团，如氨基、羟基、烷基等，能增加羰基的极性，使药物与受体结合更牢固，作用时间延长，如普鲁卡因。若引入硝基、羰基等吸电子基团，则羰基的极性减小，导致其与受体的结合减小，因此麻醉作用降低，如硝基苯甲酸酯。

局麻药基本结构　　　硝基苯甲酸酯　　　普鲁卡因

二、官能团对药效的影响

药物的药理作用主要依赖于分子整体，但某些特定官能团的变化可使分子结构和性质发生变化，影响药物与受体的结合，从而影响药效。一般药物分子结构中有多种活性功能基团，每种官能团对药物性质的影响不同，对药效亦产生不同的影响。通过分析特定官能团的作用，将局部结构的改变与整体理化性质相联系，可对构效关系有更全面的认识。药物结构中常见的官能团对药效的影响见表 2-2。

表 2-2 常见官能团对药效的影响

官能团	对药效的影响
烷基	增加脂溶性,降低解离度,增加空间位阻,增加稳定性,延长作用时间
羧基	增加水溶性,增强生物活性
酯基	增大脂溶性,增强生物活性,易吸收和转运
羟基	可形成氢键,增加水溶性,减少生物活性,降低毒性
卤素	是强吸电子基,影响电荷分布,脂溶性及药物作用时间,提高生物活性
磺酸基	增加水溶性,解离度,不易通过生物膜,生物活性减弱,毒性降低
氨基	可形成氢键,增加水溶性,提高生物活性
酰氨基	易与生物大分子形成氢键,易与受体结合,显示结构特异性
醚和硫醚	氧原子有亲水性,碳原子有亲脂性,有利于药物转运与定向分布,增加生物活性
巯基	增加脂溶性,易于吸收,影响代谢

三、键合特性对药效的影响

药物对机体的作用可以认为是由药物和受体分子间的物理相互作用（缔合）和化学反应（成键）所引起,一般要通过共价键、氢键、范德华力、疏水键、离子键、电荷转移复合物、金属螯合作用、离子-偶极键及偶极-偶极键等形式相互结合。因此键合特性对药效有一定的影响。药物和受体的结合有可逆和不可逆两种,除了共价键是不可逆的外,其他键合都是可逆的,且多种键合形式共存。本节主要介绍共价键、氢键和金属螯合作用对药效的影响。

（一）共价键

药物和受体以共价键结合时,形成不可逆复合物。共价键是药物与受体相互作用最强的键,除非被体内特异性酶解可使共价键断裂外,其他情况很难恢复原形。因此以共价键与受体结合的药物产生的作用比较强且持久,但如有毒性,也是不可逆的。如多数抗感染药物与微生物的酶以共价键结合,产生不可逆的抑制作用,从而发挥高效和持续的治疗作用。再如烷化剂类抗肿瘤药,与 DNA 中鸟嘌呤碱基形成共价结合键,产生细胞毒活性,从而达到杀死肿瘤细胞的作用。

（二）氢键

氢键是药物与受体最普遍的结合方式。药物分子中的 O、S、N、F 等原子中的孤对电子,可以和受体上与 N、O、S、F 共价结合的 H 形成氢键；同样,受体上的 O、N、S 等原子也可以和药物分子中的氨基或羧基上的氢形成氢键。常见的质子给体为—OH、—NH、—SH,质子受体主要有—OH、—OR、—C═O、—NH$_2$、杂 N 原子、—Cl 等。另外,药物自身还可以形成分子间氢键和分子内氢键。氢键的键能约为共价键的 1/10,但氢键的存在数量较多且普遍,所以对药物的理化性质和生物活性产生的影响较大。

美沙醇由于其分子中的叔氨基与醇羟基形成氢键缔合,从而使其构象近似于吗啡样镇痛剂如哌替啶的结构特征,因此具有吗啡样镇痛活性。

美沙醇　　　　　哌替啶

（三）金属螯合作用

金属离子和提供电子的配位体可形成金属络合物，含有两个以上配基（供电基）的配位体称螯合剂。螯合物是由两个或两个以上的配位体和一个金属离子通过离子键、共价键或配位键等形成的环状结构化合物。一般五元环以上较稳定。

金属螯合作用主要用于重金属中毒的解毒、某些疾病的治疗、制剂的稳定，目前在抗肿瘤药物研究中较为活跃，常见的为铂螯合物。

四、药物的立体异构对药效的影响

药物和受体结合时，不但电性要相互适应，而且需要空间结构上的互补，药物与受体的互补程度愈大，则其特异性愈高，作用亦愈强。药物分子的构型、构象和特定基团的改变，都将影响药物和受体的互补性，从而影响药物的活性。

（一）旋光异构

具有手性中心的药物称为手性药物，存在光学异构体。光学异构体分子除了旋光性有所差别之外，理化性质基本相似，但其生物活性则有不同的情况，包括作用相同但作用强度（有无或大小）不同，作用完全不同，作用方式不同等几种类型。光学异构对药理活性产生的影响、变化见表2-3。

表 2-3　光学异构对药理活性的影响

药理活性的差异类型	具光学异构体的药物举例
具有相同的药理活性和活性强度	氯喹(抗疟药)
具有相同的药理活性,但活性强度不同	维生素C,活性强度为右旋体>左旋体
一个有活性,另一个没有活性	氯霉素(抗生素),仅 $1R,2R\text{-}(-)$-苏阿糖型有活性
具有相反的活性(较少见)	依托唑啉:左旋体利尿,右旋体抗利尿
具有不同类型的药理活性	$S\text{-}(+)$-索他洛尔有抗心律失常作用,$R\text{-}(-)$-索他洛尔为 β-受体阻滞剂
一个有药理活性,一个有毒性作用	米安色林;(S)-对映体抗抑郁,(R)-对映体有细胞毒作用

（二）几何异构

药物分子中的几何异构是由于双键或脂环等刚性或半刚性结构的存在，导致分子内旋转受到限制而产生的。几何异构体除了理化性质有所不同之外，生理活性也有较大的差异。一般来说，几何异构体的各基团间的距离不同，如果其中一个异构体能适应受体的立体结构，则其他异构体便不能与受体相适应。空间结构的不同，导致其与受体之间的互补性也不同。如图2-6所示。

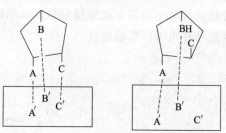

图 2-6　几何异构体与受体结合示意图

反式己烯雌酚的雌激素活性比顺式异构体强。

活性强
反式己烯雌酚

活性很弱
顺式己烯雌酚

（三）构象异构

分子内各原子或基团的空间排列因单键旋转而产生动态立体异构现象，称为构象异构。自由能低的构象由于稳定，出现概率高，为优势构象。受体具有高度的立体选择性，一般只能与多种构象中的一种结合，但不一定是药物的优势构象。因此，我们把药物与受体相互作用时，能为受体识别并与受体结构互补结合的药物构象称为药效构象。药物的构象不同，与不同受体结合时产生的药理作用也不同。比如人体中存在两种不同构象的组胺，分别与组胺 H_1 受体和组胺 H_2 受体结合，产生不同的药理作用。通过寻找药效构象可以确定与受体结合的情况，为新药设计提供信息。

第四节　结构改造与药效的关系

为了提高药物的治疗效果，增加稳定性，降低毒副作用，提高药物选择性，改善药物的药代动力学性质，可通过化学结构改造和化学结构修饰，对现有药物进行结构优化。化学结构改造是利用各种化学原理改造药物的基本结构基团，提高化合物的活性，增强疗效。化学结构修饰是保持药物的基本结构，仅在某些官能团上做一定的化学结构改变，以改进药物的某些缺点。

一、结构优化的原理

（一）生物电子等排原理

在对药物进行结构优化研究中，生物电子等排原理（bioisosterism）是应用较多的一种方法，即在基本结构的可变部分，以电子等排体（isostere）相互置换，对药物进行结构改造与修饰。

生物电子等排体是指具有相似的物理和化学性质，又能产生相似或拮抗的生物活性的基团或分子。

1. 经典的生物电子等排体

是以氢化物置换原则为基础，从元素周期表中的第四列起的任何一个元素的原子与一个或几个氢原子结合成分子或原子团后，其化学性质与其邻近的较高族元素相似，互为电子等排体。

一价生物电子等排体：—NH₂、—OH、—F、—Cl等。
二价生物电子等排体：—CH₂—、—NH—、—O—、—S—等。
三价生物电子等排体：—CH＝、—N＝、—P＝等。

这些电子等排体常以等价交换形式相互置换。

在对局部麻醉药普鲁卡因的结构改造中，将普鲁卡因分子中的—O—置换为—NH—得到普鲁卡因胺，虽然降低了局部麻醉作用，但抗心律失常作用较强，临床用作抗心律失常药。

普鲁卡因　　　　　　普鲁卡因胺

在对磺酰脲类降糖药的结构修饰中，将氨磺丁脲分子中的—NH₂置换为—CH₃，得到了甲磺丁脲，明显提高了降血糖活性。若将甲磺丁脲分子中苯环上的—CH₃置换为—Cl，并把—C₄H₉改为—C₃H₇，得到了氯磺丙脲，不仅降血糖活性得到了提高，而且延长了生物半衰期，减小了毒性。

氨磺丁脲　　　　甲磺丁脲　　　　氯磺丙脲

2. 非经典的生物电子等排体

一些尽管不符合生物电子等排体的定义，但在相互替代时可以产生相似或拮抗活性，具有相似的空间排列、电性或其他性质的分子或基团，称为非经典生物电子等排体。

环内等排体：—CH＝CH—、—O—、—S—、—NH—、—CH＝、—N＝等。

等价环体：苯环与吡啶，噻吩与呋喃等。

在局部麻醉药的结构修饰中，以吡咯环置换利多卡因分子中的二乙氨基得到可以应用于口腔科的吡咯卡因，其局部麻醉作用与利多卡因相似。

利多卡因　　　　　　吡咯卡因

在组胺H₂受体拮抗剂的结构改造中，第二代药物雷尼替丁，就是应用等价环体，将西咪替丁分子中的咪唑环，以二甲氨基甲基呋喃环置换而得到，其H₂受体拮抗作用比第一代H₂受体拮抗剂强，而且没有酶抑制作用。等价环体在半合成抗生素设计中也有较多的应用。

西咪替丁　　　　　　　雷尼替丁

此外，在抗精神失常药物、抗肿瘤药物、镇静催眠药物的设计和改造中，生物电子等排原理都有较成功的例子。

（二）前药原理

药物经过结构修饰后得到的，在体外无活性或活性很低，在体内经酶或非酶作用，释放出活性物质而产生药理作用的化合物，称为前体药物（prodrug），简称前药。修饰前的药物称为原药或母药（parent drug）。

前药可分为载体前体药物（prodrug carrier）和生物前体药物（bioprecursor）两类。载体前体药物是指由一个活性药物（原药）和一个可被酶除去的载体部分联结的前药。载体前体药物可在体内通过简单的水解作用放出原药。如解热镇痛药贝诺酯在体内水解后，成为有活性的阿司匹林和对乙酰氨基酚。

在体内经酶催化的，通过除水解反应以外的氧化、还原、磷酸化和脱羧反应等方式活化的前药则称为生物前体药物，简称生物前体。生物前体是活性药物（原药）改造产生的可以作为代谢酶底物的新化合物，因此结构变化较大，不能通过水解反应除去载体得到其前药，其原药和前药的关系不容易识别。如生物前体为伯胺化合物，在体内经氧化代谢成醛，进一步代谢成羧酸化合物发挥药理作用。

前药原理（principle of prodrug）主要是指用化学方法将有活性的原药转变成无活性衍生物，在体内经酶促或非酶促反应释放出原药而发挥疗效。目前，前药原理在对现有药物的改进和新药研究中发挥着重要作用，且获得了较多成就。

制备前药的基本技术要求：①消除药物的毒副作用，如改变不良口味，改善对胃的刺激性等；②干扰转运特点，使药物定向靶细胞，提高作用选择性；③增加或减少药物的代谢稳定性；④符合国家对药物制剂的要求，适应剂型的需要。

（三）剖裂-拼合原理

所谓剖裂是将先导化合物剖析成两个或数个亚结构，然后通过合成和构效关系研究，优选出简化的基本结构或药物。拼合是把一个或几个基本结构拼合在同一分子中，新分子可能因加合作用兼具几个基本结构的联合效应，满足治疗上的多方面要求，利用这种方法以增加药物疗效的理论，叫做药物化学中的拼合原理（hybridization principles）。实际上这也是前药原理的一种特殊形式。

贝诺酯是利用拼合原理设计的一个较好的药物，它既保持了阿司匹林较强的镇痛抗风湿作用，又有对乙酰氨基酚较强的解热作用，达到了协同增效的目的，延长了药物作用时间，减小对胃的刺激作用。成为治疗风湿性关节炎及其他发热而引起的中等程度疼痛的常用药物。

阿司匹林　　　　对乙酰氨基酚　　　　贝诺酯

氨苄西林为广谱抗生素，但对β-内酰胺酶的稳定性差。舒巴坦是β-内酰胺酶抑制剂，本身抗菌作用微弱或无抗菌作用。将氨苄西林与舒巴坦利用拼合原理设计成具有协同作用的前药舒他西林，保持了较高的抗菌活性，既能耐酶又能耐受胃酸，经口服进入机体后分解为氨苄西林和舒巴坦，发挥作用。

氨苄西林　　　舒巴坦　　　舒他西林

二、结构修饰

（一）药物化学结构修饰的目的

1. 使药物在特定部位发挥作用

药物进入机体后，经过吸收、转运、代谢等过程，除分布于靶组织外，亦可进入其他组织中。为了提高药物的作用强度，必须提高其在作用部位的血药浓度。如果药物的分布没有选择性，那么在提高作用部位的血药浓度时，也会提高其他组织中的药物浓度，毒副作用也可能增加。

将药物进行化学结构修饰制成前体药物，改变原药的脂水分配系数、溶解度等理化性质，继而改变原药的吸收和转运，使前体药物到达靶组织后再转化为原药，发挥作用。这样既可以增强药效又可以降低药物的副作用。

酞磺胺噻唑是将磺胺噻唑分子中的氨基酰化为带游离羧基的酰胺，羧基的存在使药物的离子化程度提高，减慢了肠道吸收速率，使其在肠道中能保持较高浓度，故用于肠道感染。

磺胺噻唑　　　　酞磺胺噻唑

药物定向发挥作用的另一条途径是基于靶组织和其他组织间的生化差异。由于生化差异，不同组织的酶促作用或化学作用程度不同。前体药物在靶组织处经特定的酶促作用或化学作用转化为原药，发挥作用；而在其他组织处，此种化学转化较少，则药物对其他组织的作用也减少。这样，就能选择性地提高作用部位的血药浓度，达到增强药效，降低毒副作用的目的。

抗肿瘤药物一般毒性较大，如果缺乏选择性，那么对肿瘤组织和正常组织均有作用。设计前体药物时，可以利用肿瘤组织与正常组织的生化差异，达到选择性地作用于肿瘤组织的目的。

氮芥是一个有效的抗肿瘤药，但其选择性差，毒性大。研究发现肿瘤组织细胞中酰胺酶含量和活性高于正常组织，且 pH 值较低。利用这些特点，可以将抗肿瘤药物设计成酰胺类前药，在肿瘤组织中经特异性酰胺酶的水解释放出原药，而在其他组织中不被水解或水解较少。于是合成了一系列酰胺类氮芥化合物，其中环磷酰胺已证明是临床上常用的毒性较低的细胞毒类抗肿瘤药。它本身不具备细胞毒活性，而是通过在体内的代谢转化，药物吸收到达癌细胞组织后，被肝微粒体混合功能氧化酶水解为原药氮芥，使肿瘤细胞组织中的药物浓度高于正常细胞组织，既有利于治疗，又对正常细胞影响较少。

氮芥　　　　　　　　环磷酰胺

2. 改善药物的溶解性

药物发挥药效首先必须溶解，而许多有机酸或碱类药物在水中溶解度较低，难以制成注射剂、滴剂等水溶性的制剂。一般可以通过结构修饰，在原药分子中引入酸性基团，制成水溶性的盐类，使溶解度增大，达到制剂要求。对于不能成盐的药物还可以用更复杂的方法设计成前药改善溶解性。

甲砜霉素是化学合成的广谱抗生素，体内抗菌作用比氯霉素强，且毒性又较后者小，但水溶性差，使其剂型受到限制。在进行结构修饰时，使其先与甘氨酸成酯，然后与盐酸成盐制得前药甲砜霉素甘氨酸酯盐酸盐，其水溶性大大提高，可制成注射剂供临床使用。

R＝H　　甲砜霉素
R＝COCH$_2$NH$_2$·HCl　甲砜霉素甘氨酸酯盐酸盐

氢化可的松的水溶性较小，将其 21 位羟基酰化制成氢化可的松丁二酸单酯使水溶性增大。

氢化可的松丁二酸单酯

抗惊厥药苯妥英是一种弱酸性药物，一般是口服给药，但因为水溶性低，口服吸收较慢。在治疗癫痫大发作时需现配制成苯妥英钠注射给药。其钠盐虽易溶于水，但因易水解析出苯妥英使溶液浑浊，因此需制成粉针剂，现配现用。临床采用前药磷酸 3-羟基甲苯妥英酯二钠盐注射剂，其溶解度为苯妥英的 4500 倍。

苯妥英　　　　　　　　磷酸 3-羟基甲苯妥英酯

3. 提高药物的稳定性

化学稳定性较小的药物，口服后易受胃酸、消化道中各种酶以及肠内微生物的作用而被破坏，使药物生物活性下降。为了增加药物的生物有效性，避免药物在胃肠道的破坏，可以将药物分子中某些活泼基团，如羟基，经酯化反应保护起来。如维生素 A 醋酸酯和维生素 E 醋酸酯的化学稳定性较未成酯者均有明显增加。

维生素 A 醋酸酯　　　　　　　　维生素 E 醋酸酯

有的药物易氧化、水解，贮存过程中易失效。如维生素C具有还原性强的连二烯醇结构，在存放过程中极易受空气氧化失效。其经修饰成为苯甲酸维生素C酯，活性与维生素C相当，在空气中的稳定性提高，其水溶液也相当稳定。

4. 改善药物的吸收，提高生物利用度

药物在作用部位的浓度与药物的吸收、分布、代谢等因素有关。药物的吸收程度与其脂溶性和水溶性有密切关系，也就是说药物必须具有合适的脂水分配系数才能被机体吸收。如果水溶性很大，脂溶性过小，就会影响吸收；但水溶性亦不能过小，否则药物难以在体液中转运。通过酯化使药物成酯，是增加药物脂溶性，改善其吸收的主要手段之一。

烟酸和肌醇为预防及治疗肝炎药物，但体内吸收效果差。二者相互作用，通过酯化反应制成前药烟酸肌醇酯后，不仅在体内可转化为原来的烟酸和肌醇，各自发挥作用，而且改善了吸收性能。

烟酸　　　　肌醇　　　　烟酸肌醇酯

值得注意的是，在将药物制成酯类前体药物，改善吸收性能的同时，还要考虑其生物可逆性，即水解活化成原药的可逆性，才能达到预期的目的。如林可霉素的脂溶性差，将其2-羟基或7-羟基酯化，酰基碳链增长，脂溶性随之增大，吸收性也更好。实验结果显示7-羟基酯的吸收比2-羟基酯好，但酯酶对其水解速率慢，活性反较2-羟基酯低。

药物通过酰化修饰，亦可改善吸收。

镇痛药哌替啶在体内代谢为去甲哌替啶，再与中枢神经作用而产生镇痛作用。但去甲哌替啶呈碱性，透过血脑屏障较慢，将其乙氧甲酰化，得到乙氧甲酰去甲哌替啶，后者分子中氮原子不呈碱性，在体液中不能解离为离子，易于透过血脑屏障，吸收性能得到改善。

R＝CH₃　　哌替啶
R＝H　　　去甲哌替啶
R＝C₂H₅OCO　乙氧甲酰去甲哌替啶

5. 延长药物作用时间

药物服用后，需要经过吸收、分布、代谢和排泄等过程，这一过程的长短，因药物的种类不同而区别明显。有些药物在体内停留时间很短，为了维持有效血药浓度，必须增加给药次数。这样首先给患者服药带来不便，降低患者用药依从性；其次由于药物释放速率过快，可引起峰谷效应，即峰值时血药浓度可超过中毒浓度，谷值时又低于有效血药浓度；最后由于给药次数增多，用药总剂量增加，药物的毒副作用势必增大，增加了用药监护的难度。所以制备长效化的前药，延长药物半衰期，增加药物在组织内的停留时间，是降低药物毒副作用的方法之一。

长效化的方法主要是将药物酯化或酰胺化。药物成酯或成酰胺后，被机体吸收，在血液中酯酶或酰胺酶的作用下，缓缓水解释放出原药，延长了原药在体内的存留时间，从而使药物作用时间延长。

阿扑吗啡是用于治疗帕金森病的多巴胺受体激动剂，但作用时间短，生物有效性差；其酯化后的前药阿扑吗啡双特戊酸酯，能够在体内缓缓分解为阿扑吗啡而发挥药效，作用时间延长。

R=H	阿扑吗啡
R=H₃C-C(CH₃)₂-CO	阿扑吗啡双特戊酸酯

6. 消除药物的不良味道

有些含羟基的药物具有苦味，患者口服用药依从性差，可采用酯化和成盐的方法制备成前药，以达到消除某些药物苦味的目的。如含羟基的氯霉素经成酯修饰为氯霉素棕榈酸酯，苦味消失，便成为无味氯霉素；红霉素经修饰为红霉素琥珀酸乙酯后，其苦味可被消除。

7. 降低毒副作用

每种药物都有多方面理化作用，应用时，往往只需要其中几种作用，其余的生理效应则为副作用。对胃肠道刺激是比较常见的局部性副作用，可引起恶心、呕吐、溃疡等。降低药物副作用的主要方法是通过酯化、酰胺化或成盐制备成前药。

甾体抗炎药保泰松对胃肠道有刺激性，其烯醇式酯可使刺激性降低，在体内转化成原药而起作用。

保泰松　　　保泰松烯醇式酯

将药物制成酰胺亦是降低毒副作用的常用手段。烟酸为抗糙皮病的维生素，有刺激性，易引起皮肤发痒，面部潮红等，将其羧基通过酰胺化修饰制备成烟酰胺，降低了药物的副作用。

烟酸　　　烟酰胺

（二）药物化学结构修饰的方法

1. 成盐修饰

适用于具有酸性或碱性基团的药物。

(1) 成盐试剂的选择原则

① 盐类前体药物应有良好的生物活性，且毒副作用较小。

② 应有适当的溶解度。因药物的溶解度与其吸收、排泄均有关，有些药物为了长效可制成溶解度较低的盐类，注射剂应选择易溶解的盐类。

③ 化学稳定性要较高，吸湿性要小，因为药物吸湿后，易发生水解、氧化、分解、聚合等化学变化，导致药物变质。

④ 应有适当的pH。静脉给药时，盐溶液的pH与血液pH相差不能过大，否则对机体

可产生刺激作用。

⑤ 成盐试剂本身应不干扰机体的正常代谢、生理过程且无毒性，盐的阴或阳离子应为机体成分或经过代谢可转化为机体成分；维生素C、氨基酸常作为与碱性药物的成盐试剂，赖氨酸常作为与酸性药物的成盐试剂。

⑥ 成盐试剂应原料易得，产品易纯化，且产品收率较高，工艺操作简单。

（2）盐类药物的类型及成盐方法　具有羧基、磺酸基、磺酰氨基、酰亚氨基、烯醇基等基团的酸性药物成盐时常用的有无机阳离子和有机阳离子，如苯妥英钠、磺溴酞钠、磺胺嘧啶钠、维生素C钠，成盐后其水溶性均增大。无机阳离子主要包括钠、钾、锂、钙、锌、镁、铋和铝等，其中以钾、钠和钙盐为主；某些药物在碱性中不稳定，成盐时可采用有机酸钠盐或钾盐。有机阳离子主要包括甲氨基葡萄糖、二乙醇胺、乙二胺、胆碱、普鲁卡因、二苄乙二胺等与质子形成的阳离子。具酚羟基药物的酸性较弱，但制成碱金属盐后，其水溶液的碱性比较强，一般不宜制成盐类供临床使用，只有个别具羟基而结构又较为特殊的药物可制成酚钠盐供临床使用，如造影剂碘酞钠。

含脂肪氨基的药物碱性较强，常与无机酸成盐使用；含芳香氨基的药物碱性较弱，常制成有机酸盐；含氮杂环药物多与强无机酸成盐；具肼基或胍基的药物常制成无机酸盐；季铵碱药物碱性很强，常与强酸成盐。

与碱性药物成盐常用的无机酸为盐酸、氢溴酸、硫酸或磷酸；有机酸有乙酸、枸橼酸、酒石酸、乳酸、苯磺酸、维生素C等。一般在水或有机溶剂中与酸直接成盐。水溶性大的盐，多在有机溶剂中进行反应，如乙醇、丙酮、乙酸乙酯、石油醚等。制备盐酸盐时，如水分影响结晶，可用氯化氢气体代替盐酸。

2. 成酯修饰

分子中含羟基或羧基的药物，可选择成酯的方法进行结构修饰。常用的成酯方法有羧酸法、酰氯法、酯交换法、酸酐法。

羟基常是药效基团，也是易被代谢的基团，因此，羟基成酯修饰后常可延长药物的半衰期，增加脂溶性，提高生物利用度。如甲硝唑外用渗透性差，与丁酸进行成酯修饰后，透皮吸收能力大为改善。

R＝H　甲硝唑
R＝CO(CH$_2$)$_2$CH$_3$　甲硝唑丁酸酯

由于空间位阻作用的差异，伯醇、仲醇、叔醇的成酯活性不同，顺序为：伯醇＞仲醇＞叔醇。

具有羧基的药物酸性较强，在口服给药时，会有不良味道，并会刺激胃肠道，引起呕吐、恶心等症状。在外用给药时会刺激皮肤，或因酸性较大导致药物不易透皮吸收。羧基成酯修饰后可降低药物的极性，减少对胃肠道及皮肤的刺激，改善生物利用度。

非甾体抗炎药布洛芬口服给药时对胃肠道的刺激性较大，导致其使用受到一定的限制，通过酯化修饰成布洛芬吡啶甲酯后，刺激性减小。

R＝H　布洛芬
R＝CH$_2$-2-吡啶　布洛芬吡啶甲酯

3. 成酰胺修饰

含氨基药物常常被修饰成酰胺。成酰胺修饰后，药物的化学稳定性、组织选择性均会提高，毒副作用降低，药物作用时间延长。常用的成酰胺修饰方法有：羧酸法、酰氯法、羧酸酯法。常用的酰胺化试剂有：氨基酸、脂肪酸包括甲酸和乙酸等，芳酸包括苯甲酸、邻苯二甲酸等。

抗肿瘤抗生素丝裂霉素是生物还原烷化剂，分子中的氮丙啶基不稳定，制成乙酰丝裂霉素后亲脂性增加，稳定性和选择性大大增加。

丝裂霉素　　　　　　乙酰丝裂霉素

4. 其他修饰

有些药物分子中含有羰基，常用于结构修饰的试剂有希夫碱、缩酮、肟化物、四氢噻唑、烯醇酯等。如 5-氨基水杨酸是治疗溃疡性结肠炎的有效药物，由于对胃肠道刺激性大，不能口服，将其制成前药奥沙拉嗪（olsalazine）后对胃无刺激性，口服吸收好，在肠内经酶分解为两分子的主药 5-氨基水杨酸，发挥治疗作用。

5-氨基水杨酸　　　　　　奥沙拉嗪

有些药物分子中含有两个或两个以上可供修饰的官能团，比较好的修饰方法是将它们连接成环状化合物。如含有邻苯二酚结构特征的药物常有易氧化、易代谢、口服生物利用度差、半衰期短的缺点，可通过亚甲基将两个酚羟基连接成五元环，既可口服，又能延长作用时间。

目标检测 >>>

一、单项选择题

1. 药物分子中引入烃基、卤素原子、硫醚键等，可使药物的（　　　）。
   A. 脂溶性降低　　　　　　B. 脂溶性增高　　　　　　C. 脂溶性不变
   D. 水溶性增高　　　　　　E. 水溶性不变

2. 药物分子中引入羟基、羧基、脂氨基等，可使药物的（　　　）。
   A. 水溶性降低　　　　　　B. 脂溶性增高　　　　　　C. 脂溶性不变
   D. 水溶性增高　　　　　　E. 水溶性不变

3 一般来说，酸性药物在体内随介质 pH 增大（　　　）。
   A. 解离度增大，体内吸收率降低
   B. 解离度增大，体内吸收率升高
   C. 解离度减小，体内吸收率降低
   D. 解离度减小，体内吸收率升高

E. 解离度不变，体内吸收率不变

4. 一般来说，碱性药物在体内随介质 pH 增大（　　）。

A. 解离度增大，体内吸收率降低

B. 解离度增大，体内吸收率升高

C. 解离度减小，体内吸收率降低

D. 解离度减小，体内吸收率升高

E. 解离度不变，体内吸收率不变

5. 药物的基本结构是指（　　）。

A. 具有相同药理作用的药物的化学结构

B. 具有相同化学结构的药物

C. 具有相同药理作用的药物化学结构中的相同部分

D. 具有相同理化性质的药物化学结构中的相同部分

E. 具有相同化学组成药物化学结构

6. 在药物的基本结构中引入烃基对药物的性质影响叙述错误的是（　　）。

A. 可以改变药物的溶解度

B. 可以改变药物的解离度

C. 可以改变药物的脂水分配系数

D. 可以改变药物分子结构中的空间位阻

E. 可以增加位阻从而降低药物的稳定性

7. 在药物的基本结构中引入羧基对药物的性质影响叙述错误的是（　　）。

A. 可以增加药物的水溶性

B. 可以增强药物的解离度

C. 使药物的活性下降

D. 羧酸成酯后，可以增加脂溶性，易被抗体吸收

E. 羧酸成酯后生物活性有很大区别

二、配伍选择题

A. 生物电子等排原理

B. 前药原理

C. 脂水分配系数

D. 解离度

E. 基本结构

1. 将具有相同药理作用的药物化学结构中的相同部分称为（　　）。

2. 药物常以分子型通过生物膜，在膜内的水介质中解离成离子型，从而产生药效，因此药物需要有合适的（　　）。

3. 表示药物水溶性和脂溶性的相对大小用（　　）。

4. 为了消除药物的苦味，可以采用（　　）。

5. 在药物结构中可以通过基团的倒转、极性相似基团的电子等排体的相互替换，找到疗效更高、毒性更小的新药的方法，称为（　　）。

A. 提高药物的脂水分配系数

B. 制成酯类或较大分子盐类

C. 制成能被特异酶分解的前药
D. 药物结构中引入极性基团
E. 制成酯类
6. 利用前药原理对药物进行结构的修饰，改善药物在体内的吸收程度，可以（　　）。
7. 利用前药原理对药物进行结构的修饰，延长药物的作用时间，可以（　　）。
8. 利用前药原理对药物进行结构的修饰，提高药物的组织选择性，可以（　　）。
9. 利用前药原理对药物进行结构的修饰，改善药物在水中溶解度，可以在（　　）。
10. 利用前药原理对药物进行结构的修饰，消除药物的苦味，可以（　　）。

三、比较选择题

A. 可以采用生物电子等排原理　　　B. 可以采用前药原理
C. 两者都可以　　　　　　　　　　D. 两者都不可以

1. 为了提高药物的疗效和稳定性、降低毒性（　　）。
2. 为了找到疗效更高、毒性更小的新药（　　）。
3. 为了消除药物的苦味（　　）。
4. 为了延长药物的作用时间（　　）。
5. 为了改变药物的键合特性（　　）。

A. 脂水分配系数　　B. 解离度　　C. 两者都是　　D. 两者都不是

6. 作用于中枢神经系统的药物，需要通过血脑屏障，因此需要较大的（　　）。
7. 药物在体内产生药效需要合适的（　　）。
8. 一般来说，酸性药物随介质 pH 增大而增大的是（　　）。
9. 药物分子中引入烃基、卤素原子、硫醚键等，可增高药物的（　　）。
10. 药物的立体结构对药效的影响表现为药物的（　　）。

四、多项选择题

1. 下列对生物电子等排原理叙述正确的是（　　）。
A. 以生物电子等排体的相互替换，对药物进行结构的改造，以提高药物的疗效
B. 以生物电子等排体的相互替换，对药物进行结构的改造，以降低药物的毒副作用
C. 凡具有相似的物理性质和化学性质，又能产生相似生物活性的基团或分子都称为生物电子等排体
D. 生物电子等排体可以以任何形式相互替换，来提高药物的疗效，降低毒副作用
E. 在药物结构中可以通过基团的倒转、极性相似、范德华半径相似等进行电子等排体的相互替换，找到疗效更高、毒性更小的新药

2. 下列对前药原理的作用叙述正确的是（　　）。
A. 前药原理可以改善药物在体内的吸收
B. 前药原理可以缩短药物在体内的作用时间
C. 前药原理可以提高药物的稳定性
D. 前药原理可以消除药物的苦味
E. 前药原理可以改善药物的溶解度

五、简答题

1. 简述药物化学结构修饰的目的。
2. 药物的药效与药物的哪些理化性质有关？

第三章
中枢神经系统药物

镇静催眠药、抗癫痫药均属于作用于中枢神经系统的药物，主要是通过抑制中枢神经系统的功能状态而产生作用。镇静催眠药是指轻度抑制中枢神经、消除病人的烦躁焦虑情绪，使之恢复安静，促进和维持近似生理睡眠的药物。抗癫痫药物可抑制大脑神经的兴奋性，从而防止异常放电和控制癫痫发作。

第一节 镇静催眠药

镇静催眠药（sedative hypnotic）对中枢神经系统产生的抑制作用，依所用剂量不同可出现不同的药理作用。小剂量可缓解或消除紧张、不安、烦躁等焦虑症状，称为镇静作用；较大剂量，中枢抑制作用加强，引起近似于生理性睡眠，称为催眠作用，故统称为镇静催眠药。镇静催眠药按化学结构分为苯二氮䓬类［如地西泮（diazepam）］和非苯二氮䓬类（$GABA_A$ 受体激动剂）［如唑吡坦（zolpidem）］等。

一、苯二氮䓬类

（一）药物的发展

苯并二氮杂䓬类是 20 世纪 50 年代后期发展起来的一类镇静催眠药，其中 1,4-苯并二氮杂䓬类化合物生理活性最强，而且毒副作用较巴比妥类小，所以在临床上已成为镇静、催眠的首选药物。

最早用于临床的是氯氮䓬（chlordiazepoxide，利眠宁，librium），用于治疗失眠。氯氮䓬因其停药后不易反跳、毒性小，对呼吸循环的抑制作用较轻，不引起麻醉，对肝药酶诱导作用小，耐受性、成瘾性较轻等优点，在镇静催眠方面的应用已取代了巴比妥类药物。但该化合物味道相当苦，为了克服这一缺点，人们对氯氮䓬的结构进行改造，经研究氯氮䓬分子中二氮䓬环上的氮氧化和胺基结构不是活性的必要部分，经结构简化后得到地西泮。地西泮的活性比氯氮䓬更强，毒性更低，且合成方法更简单，由此，对地西泮的结构进行改造及对体内代谢产物进行研究，得到许多用于临床的同型化合物（表 3-1）。

表 3-1　地西泮结构改造后的药物

基本结构	药物名称	取代基			
		R_1	R_2	R_3	R_4
	地西泮（Diazepam）	CH_3	H	Cl	H
	硝西泮（Nitrazepam）	H	H	NO_2	H
	氯硝西泮（Clonazepam）	H	H	NO_2	Cl
	氟西泮（Flurazepam）	$(CH_2)_2N(C_2H_5)_2$	H	Cl	F
	奥沙西泮（Oxazepam）	H	OH	Cl	H
	替马西泮（Temazepam）	CH_3	OH	Cl	H

本类药物具有由 1 个苯环和 1 个七元亚胺内酰胺环骈合而成的苯二氮䓬类母核，成为临床上主要使用的药物结构类型之一。苯二氮䓬类镇静催眠药的作用主要是通过选择性地激动大脑皮质、边缘系统、中脑、脑干和脊髓等部位的苯二氮䓬受体，促进脑内 γ-氨基丁酸（gamma aminobutyric acid，GABA）与 GABA 受体结合，发挥中枢抑制效应。

（二）药物的构效关系

(1) 1 位 N 上引入甲基可增强活性，3 位引入羟基降低其毒性　在 3 位引入羟基可以增加分子的极性，易于与葡糖醛酸结合排出体外。奥沙西泮 3 位羟基为平伏键的稳定构象，对受体的亲和力强，故奥沙西泮右旋体的作用比左旋体强。

(2) 7 位有吸电子基团可增加活性　1,4-苯二氮䓬A 环上的取代基的性质对生物活性的影响较大。当 7 位引入吸电子基团，药物活性明显增加，吸电子能力越强则作用越强，其次序为—NO_2＞—Br＞—CF_3＞—Cl，如硝西泮和氯硝西泮活性均比地西泮强。

(3) 5 位取代基对活性的影响　5 位上的苯环取代是产生药效的重要基团之一，无苯基取代的化合物没有镇静催眠作用。5 位苯环上的 2′ 位引入吸电子基团（如—F、—Cl）则活性增强，如氟西泮活性强于地西泮。

(4) 1 位和 2 位骈入三氮唑可提高活性　在苯二氮䓬环的 1,2 位骈入三唑环，可增加药物的稳定性，提高与受体的亲和力，使活性明显增加。如艾司唑仑（estazolam）、阿普唑仑

（alprazolam）和三唑仑（triazolam）等，已成为临床常用的有效的镇静、催眠和抗焦虑药。其中阿普唑仑的镇静作用为地西泮的 25～30 倍，催眠作用为地西泮的 3 倍以上。

艾司唑仑　　　　阿普唑仑　　　　三唑仑

（5）4,5 位骈入含氧的噁唑环可增加药物的稳定性　为了减少 4,5 位开环代谢，可在 4,5 位骈入含氧的四氢噁唑环，这种并环结构可增加药物的稳定性，也提高了药物与受体的亲和力，它们的镇静催眠和抗焦虑作用明显增加。如卤沙唑仑（haloxazolam）、奥沙唑仑（oxazolam）和美沙唑仑（mexazolam）等。

奥沙唑仑　　　　卤沙唑仑　　　　美沙唑仑

苯二氮䓬类药物的构效关系表明，苯二氮䓬分子中的七元亚胺内酰胺环为活性必要基团，构效关系见图 3-1。

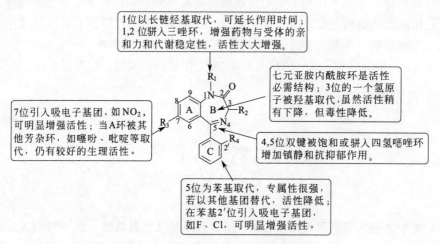

图 3-1　苯二氮䓬类药物的构效关系

地西泮　Diazepam

化学名为 1-甲基-5-苯基-7-氯-1,3-二氢-2H-1,4-苯并二氮杂䓬-2-酮，又名安定。

本品为白色或类白色结晶粉末，无臭。在丙酮或三氯甲烷中易溶，在乙醇中溶解，在水中几乎不溶。熔点为130～134℃。

本品结构中具有内酰胺键及亚胺结构，在酸性或碱性溶液中受热易水解，生成黄色的2-甲氨基-5-氯二苯甲酮和甘氨酸。水解发生在七元环的1,2位时，为不可逆性水解，是造成其失效的原因之一。口服本品后，在酸性条件下，4,5位水解开环（可逆性水解），当开环化合物进入碱性的肠道后，又闭环成原药。因此，4,5位开环不影响药物的生物利用度。

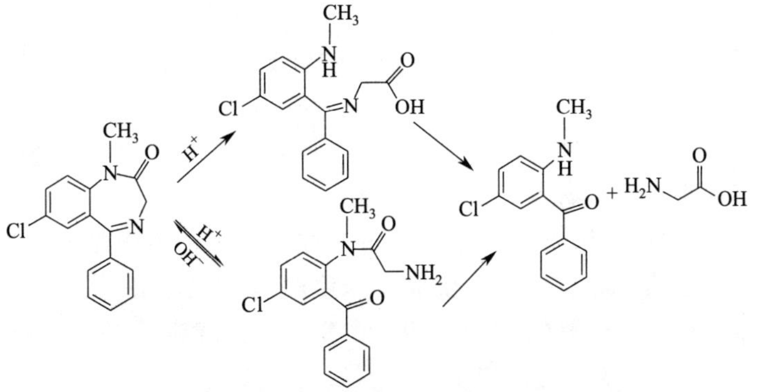

本品与碘化铋钾在酸性条件下反应生成橙红色复盐沉淀，放置后颜色渐深。

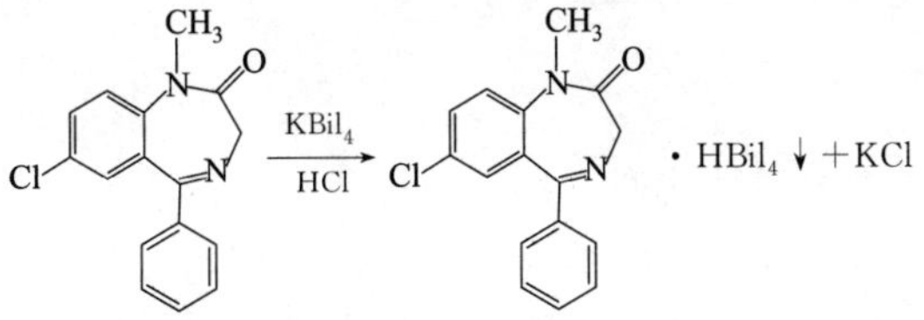

本品溶于硫酸后，在紫外光灯（365nm）下检视，显黄绿色荧光。

本品主要经肝脏代谢，代谢途径为N1位去甲基，C3位氧化，其代谢产物仍有活性，且毒性降低。形成的3-羟基化的代谢产物以与葡糖醛酸结合的形式排出体外，见图3-2。奥沙西泮即是在研究本品代谢产物中找到的新药，现已应用于临床，不良反应少，更适用于老年人和肝肾功能不良者，主要用于焦虑症和癫痫的辅助治疗。

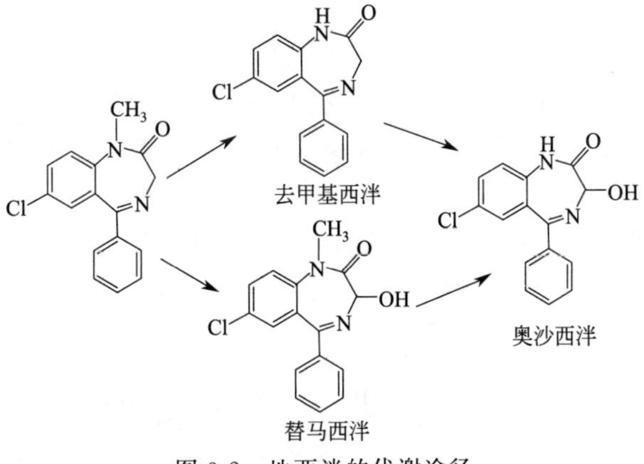

图3-2 地西泮的代谢途径

苯二氮䓬类与其受体结合，有助GABA与GABA受体结合时打开Cl^-通道，使膜反应性降低，发挥中枢抑制性的镇静催眠作用。临床用于治疗焦虑症及各种神经官能症，尤对焦虑性失眠疗效极佳。静脉注射地西泮是治疗癫痫持续状态的首选药物，也可用于治疗破伤风、小儿高热和药物中毒等原因引起的惊厥。

奥沙西泮　Oxazepam

化学名为 5-苯基-3-羟基-7-氯-1,3-二氢-2H-1,4-苯并二氮杂䓬-2-酮，又名去甲羟安定、舒宁。

本品为白色或类白色结晶性粉末，几乎无臭。在乙醇、三氯甲烷或丙酮中微溶，在乙醚中极微溶，在水中几乎不溶。熔点为 198～202℃。

本品 3 位具有手性碳原子，右旋体活性强于左旋体，目前临床应用其外消旋体。

本品在酸或碱中加热 1,2 位水解，生成 2-苯甲酰基-4-氯苯胺、乙醛酸和氨气，前者因结构含有芳伯氨基，可发生重氮化-偶合反应，产生橙红色沉淀，放置后颜色逐渐变暗。

奥沙西泮为地西泮的主要活性代谢产物，为短效苯二氮䓬类药物，与地西泮有相似的药理作用，主要以原形在肝内与葡糖醛酸结合经肾排出。该药对肝功能的影响较小，因而更适用于老年或伴有肝脏疾病的患者。临床主要用于焦虑症及焦虑症相关的失眠给予短期治疗。

艾司唑仑　Estazolam

化学名为 6-苯基-8-氯-4H-[1,2,4]-三氮唑[4,3-a][1,4]苯并二氮杂䓬，又名舒乐安定。

本品为白色或类白色的结晶性粉末，无臭。在乙酸乙酯或乙醇中略溶，在水中几乎不溶，在醋酐中易溶。熔点为 229～232℃。

唑仑类因 1,2 位骈合成杂环，对水解的稳定性增加。本品具有亚胺结构，在酸性条件下，5,6 位可发生水解开环，碱性条件下可逆性环合，对其生物利用度无影响。

本品在稀盐酸溶液中加热煮沸，生成物 2-苯甲酰基-4-氯苯胺含有芳伯氨基的结构，放冷后能发生重氮化-偶合反应。

本品主要用于抗焦虑、失眠，也用于紧张、恐惧及抗癫痫和抗惊厥。

二、非苯二氮䓬类 $GABA_A$ 受体激动剂

20世纪90年代，人们研制出特异性更好和安全性更高的新一代非苯二氮䓬类镇静催眠药，该类药物选择性地作用于苯二氮䓬ω_1受体亚型，以增加GABA的传递，调节氯离子通道，产生镇静催眠的作用。该类药物选择性高，其镇静催眠作用很强，较少发生耐受性和成瘾性。临床上常用药物有唑吡坦（zolpidem）、佐匹克隆（zopiclone）及扎来普隆（zaleplon）。

唑吡坦是咪唑并吡啶类药物，是新型催眠药，属于二类精神药品。该药为苯二氮䓬受体亚型的完全激动剂，具有较高的内在活性，口服吸收快，生物利用度为70%，半衰期约2h，具有镇静、催眠、抗惊厥、抗焦虑和肌肉松弛作用。

佐匹克隆属吡咯烷酮类化合物，本品作用迅速，与苯二氮䓬类药物相比作用更强，除具有镇静、催眠作用外，还具有抗焦虑、骨骼肌松弛和抗惊厥作用。其主要用于各种原因引起的失眠症，尤其适用于不能耐受后遗效应的患者。该药在提高睡眠质量等方面较苯二氮䓬类药物更理想，且无成瘾性和耐受性，滥用的可能性也比较小。

扎来普隆为吡唑并嘧啶类，为苯二氮䓬ω_1受体亚型的完全激动剂，副作用小，没有精神依赖性，临床上主要用于镇静、抗焦虑、抗惊厥和抗癫痫，还可用作肌肉、骨骼肌松弛剂。

唑吡坦　　佐匹克隆　　扎来普隆

酒石酸唑吡坦　Zolpidem Tartrate

化学名为 $N,N,6$-三甲基-2-(4-甲基苯基)咪唑并[1,2-a]吡啶-3-乙酰胺-L-(+)-酒石酸盐。

本品为白色或类白色结晶性粉末，无臭，略有吸湿性。饱和水溶液的pH值为4.2，脂水分配系数 $\lg P$（正丁醇/水）为2.43。

本品的固体对光和热均稳定，分子中的酰胺键在酸、碱催化下发生水解，药效会降低，水溶液在pH1.5~7.4稳定。

本品口服吸收快，在肝脏进行首关代谢，生物利用度为 70%，半衰期为 2h。其代谢以氧化为主，代谢途径如图 3-3。

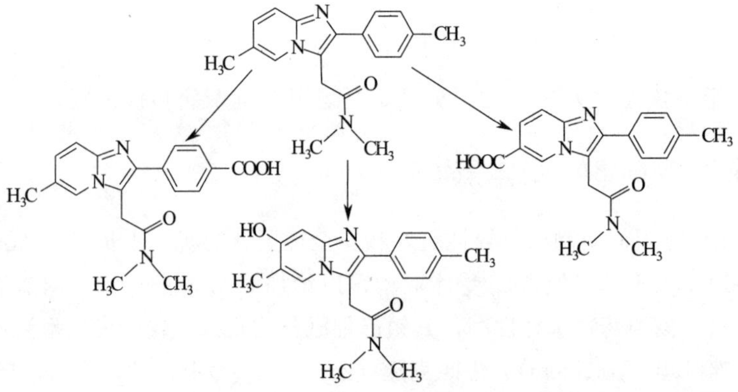

图 3-3　唑吡坦的代谢途径

本品属于二类精神药品，口服吸收快，具有镇静、催眠、抗惊厥、抗焦虑和肌肉松弛作用。小剂量时，能缩短入睡时间，延长睡眠时间，在正常治疗周期内，不易产生耐受性和成瘾性。临床主要用于各种类型失眠症的短期治疗，如偶发性、暂时性、慢性失眠症。

第二节　抗癫痫药

癫痫（epilepsy）是由多种原因引起的大脑神经元异常放电并向周围脑组织扩散，以引起短暂的中枢神经系统功能失常为特征的慢性脑部疾病。临床表现为突然发作或反复发作的运动、感觉、意识、自主神经、精神等方面的异常。

癫痫发作的类型可分为部分性发作、全身性发作和非典型发作三种类型，每一类又有不同类型。各种抗癫痫药物对各类型发作的效果不同，应用时应根据发作类型选择适当的药物或合并用药。

抗癫痫药物可抑制大脑神经的兴奋性，用于防止和控制癫痫的发作，这类药物是通过防止或减轻中枢病灶神经元的过度放电或提高正常脑组织的兴奋阈从而减弱来自病灶的兴奋扩散，或者通过调节 γ-氨基丁酸（gamma aminobutyric acid，GABA）系统，预防和控制癫痫发作。

目前临床常用的抗癫痫药物的化学类型有巴比妥类、乙内酰脲类、苯二氮䓬类、二苯并氮杂䓬类、GABA 类似物、脂肪酸类等。常见的抗癫痫药见表 3-2。

表 3-2　临床常用抗癫痫药

癫痫类型	一线药物
部分发作	卡马西平、苯妥英钠、丙戊酸钠、奥卡西平
失神	丙戊酸钠、乙琥胺
肌肉痉挛	丙戊酸钠、氯硝西泮
强直痉挛	苯妥英钠、卡马西平、丙戊酸钠
全身发作	丙戊酸钠、苯妥英钠

一、巴比妥类

（一）基本结构及衍生物

巴比妥类药物为环丙二酰脲（巴比妥酸，barbituric acid）的衍生物。巴比妥酸本身无活性，只有5位碳上的两个氢原子被烃基双取代后才有活性。巴比妥酸和巴比妥类药物的基本结构如下：

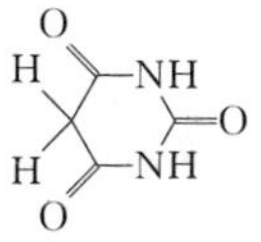

巴比妥酸 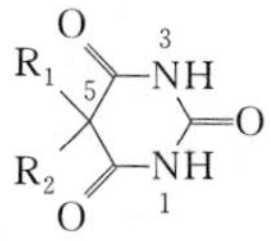　　巴比妥类药物的基本结构

根据取代基不同，其作用有强弱、快慢、长短之别。按其时效可分为四类（见表3-3）。由于巴比妥类药物的安全性远不及苯二氮䓬类，且较易出现依赖性，因此本类药物在镇静催眠方面已很少应用。

表3-3　临床常见的巴比妥类药物

作用时效	药物化学结构		作用时间/h	临床应用
长效	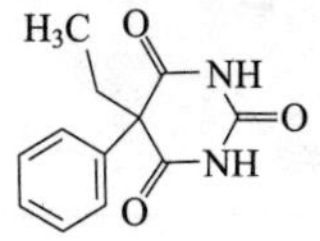 苯巴比妥 (phenobarbital)	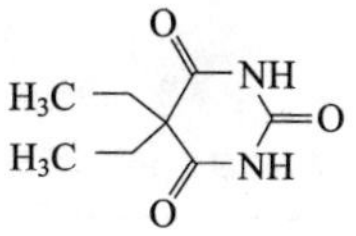 巴比妥 (barbital)	4～12	镇静、催眠、抗惊厥、抗癫痫
中效	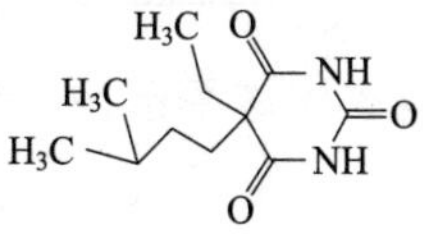 异戊巴比妥 (amobarbital)	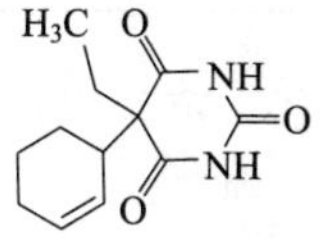 环己烯巴比妥 (cyclobarbital)	2～8	镇静、催眠、抗惊厥
短效	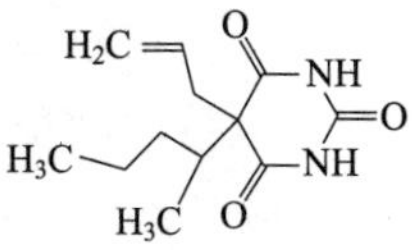 司可巴比妥 (secobarbital)	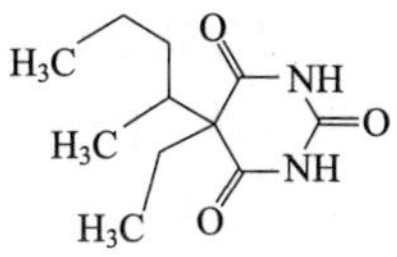 戊巴比妥 (pentobarbital)	1～4	镇静、催眠、抗惊厥
超短效	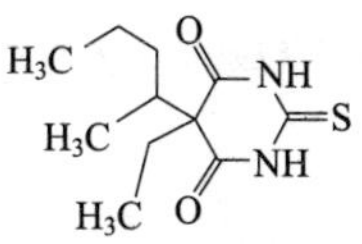 硫喷妥 (thiopental)	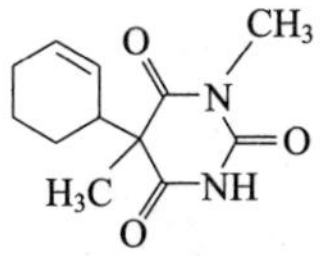 海索比妥 (hexobarbital)	0.5～1	静脉麻醉

（二）构效关系

巴比妥类药物的构效关系如图3-4。

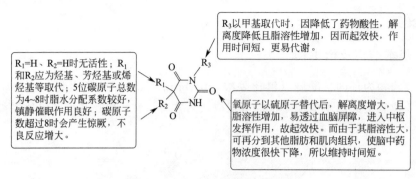

图 3-4 巴比妥类药物的构效关系

巴比妥类药物属于结构非特异性药物，其作用强弱、显效快慢、作用时间长短主要取决于药物的酸性、解离常数、脂水分配系数和代谢失活过程。

(1) 解离常数对药效的影响　药物一般以分子的形式透过生物膜，以离子的形式发挥药理作用，因此要求药物要有一定的解离度。5,5-二取代巴比妥类药物，分子中存在内酰胺-内酰亚胺互变异构，酸性较弱（pK_a 为 7～8），在生理 pH 条件下具有相当比例的分子态和离子态，从而使药物有不同的解离度，且透过细胞膜和通过血脑屏障进入脑内的药量也有差异，因此镇静催眠作用的强弱和作用快慢也表现不同。常用的巴比妥类药物的 pK_a 和未解离率见表 3-4。

表 3-4　常用的巴比妥类药物的 pK_a 和未解离率

药物名称	巴比妥	5-苯基巴比妥酸	苯巴比妥	异戊巴比妥	戊巴比妥	海索比妥
pK_a	4.12	3.75	7.40	7.9	8.0	8.4
未解离率/%	0.05	0.02	50	75.97	79.92	90.91

(2) 脂水分配系数对药效的影响　药物具有一定亲水性才能在体液中运输，具有一定的亲脂性才能透过血脑屏障，因此巴比妥类药物必须具有一定的脂水分配系数。巴比妥类药物 5 位碳上的两个取代基碳原子总数在 4～8 之间，脂水分配系数较合适，并具有良好的镇静催眠作用，大于 8 时作用下降，甚至出现惊厥；2 位碳上氧原子以硫原子取代，如硫喷妥钠，脂溶性增大，易透过血脑屏障，进入中枢发挥作用，故起效很快。但由于脂溶性大，它可再分配到其他脂肪和肌肉组织中，使脑中药物浓度下降很快，所以维持时间很短。

(3) 代谢过程对药物作用时间的影响　5 位碳上取代基的氧化反应是巴比妥类药物代谢的主要途径，当 5 位取代基为芳烃或饱和烷烃时，一般氧化为酚或醇类，由于不易被代谢而易重吸收，因而作用时间长，如长效的苯巴比妥；当 5 位碳上取代基为支链烷烃或不饱和烃时，常氧化为醇或二醇，在体内容易发生代谢而失活，因而作用时间短。根据其作用时间可分为中、短效型，如司可巴比妥、异戊巴比妥等。

苯巴比妥　Phenobarbital

化学名为 5-乙基-5-苯基-2,4,6(1H,3H,5H)-嘧啶三酮。

本品为白色有光泽的结晶性粉末，无臭，饱和水溶液呈酸性反应。本品在乙醇或乙醚中溶解，在三氯甲烷中略溶，极微溶解于水，在氢氧化钠或碳酸溶液中溶解。熔点为 174.5～178 ℃。

巴比妥类药物为环酰脲类，可发生内酰胺(酮式)-内酰亚胺(烯醇式)互变异构，形成的烯醇式结构显弱酸性（pK_a 为 7.4）。本品可溶于碳酸钠或氢氧化钠溶液中得到苯巴比妥钠，其 10% 钠盐水溶液的 pH 值为 9.5～10.5，与酸性药物接触或吸收空气中的二氧化碳，可析出苯巴比妥沉淀。

本品固体在干燥空气中稳定，其钠盐水溶液放置易水解，生成 2-苯基丁酰脲沉淀而失活。为避免水解失效，宜制成粉针剂，溶液需临用前新鲜配制。

巴比妥类药物结构中含有 —CONHCONHCO— 双缩脲结构，其钠盐水溶液可与某些重金属离子形成难溶性的盐。在碳酸钠溶液中与硝酸银试液作用，生成可溶性一银盐，加入过量的硝酸银试液生成不溶性的二银盐沉淀。

巴比妥类药物含有 —CONHCONHCO— 结构，在有机胺溶液中，可产生类似双缩脲的颜色反应。其与吡啶-硫酸铜试液作用显紫色或产生紫色沉淀。

本品分子中具有苯环，可与亚硝酸钠-硫酸试液作用，即显黄色，随即转橙红色；与甲醛-硫酸试液作用，接触界面产生玫瑰红色。可用于区别不含苯基的巴比妥类药物。

苯巴比妥可发生 5 位苯环的羟化，也可能发生开环代谢（1,6 开环或 1,2 开环），代谢物都形成葡糖醛酸或硫酸结合物排出体外。因其 5 位苯环的羟化速率慢，故显效时间长。

氧化代谢物　　　水解代谢物

苯巴比妥用于小儿高热、子痫、破伤风及药物中毒所致的惊厥；广泛用于抗癫痫或癫痫持续状态；麻醉和麻醉前给药可消除病人紧张和焦虑。

二、乙内酰脲类

巴比妥类药物结构中将—CONH—换成—NH—即得到乙内酰脲类；将乙内酰脲中的—NH—以其电子等排体—O—或—CH$_2$—取代，分别得到了噁唑烷酮类和丁二酰亚胺类；将巴比妥类2位酮基改为次甲基得到氢化嘧啶二酮类等（见表3-5）。

巴比妥类 → 乙内酰脲类 → 噁唑烷酮类 → 丁二酰亚胺类

表3-5 乙内酰脲类及其类似物

类别	药物名称	药物化学结构	临床应用
乙内酰脲类	苯妥英钠（phenytoin sodium）		癫痫大发作首选
噁唑烷酮类	三甲双酮（trimethadione）		曾广泛用于失神性小发作，由于对造血系统毒性较大，效果差，目前仅作为三线药物用于癫痫小发作的治疗
丁二酰亚胺类	乙琥胺（ethosuximide）		在丁二酰亚胺类药物中效果最好，生物利用度近100%，用于癫痫小发作首选
氢化嘧啶二酮类	扑米酮 primidone		口服胃肠道吸收较快，但慢于苯巴比妥，血浆蛋白结合率较低，约为20%，用于大发作和局限性发作，对精神运动性发作有效

乙内酰脲类药物的作用机制主要是阻断电压依赖性钠通道，减少钠内流，并可抑制突触前膜和后膜的磷酸化作用，减少兴奋性神经递质的释放，从而使神经细胞膜稳定，抑制神经元反复放电活动而达到抑制癫痫发作的疗效。近年来研究发现，乙内酰脲类药物具有增加脑内抑制性递质GABA含量的作用。

苯妥英钠 Phenytoin Sodium

本品化学名为5,5-二苯基乙内酰脲钠盐，又名大伦丁钠。

本品为白色粉末，无臭，微有吸湿性。本品在水中易溶，在乙醇中溶解，在三氯甲烷或乙醚中几乎不溶。

本品的水溶液显碱性，加酸酸化或在空气中渐渐吸收二氧化碳后，可析出不溶于水的苯妥英而显浑浊。故本品不能与酸性药物配伍，应制成粉针剂，临用前新鲜配制。

苯妥英分子中的环状酰脲结构不稳定,与碱共热可以水解开环,最后产生氨气和二苯基氨基乙酸。

苯妥英与氯化汞试剂作用后,产生白色汞盐沉淀,此沉淀在氨水中不溶,巴比妥类药物也有此反应,但所得沉淀溶于氨溶液,可供区别。

苯妥英与吡啶-硫酸铜溶液作用后,生成蓝色配合物(巴比妥类显紫色),可与巴比妥类药物进行鉴别。

本品水溶液加酸酸化后,析出白色游离的苯妥英。游离苯妥英在氨水中转变成铵盐溶解,再遇硝酸银试剂可产生白色银盐沉淀。

苯妥英钠主要在肝内代谢,发生芳环的羟基化,生成无活性的羟基苯妥英钠,与葡糖醛酸结合排出体外。20%以原形经尿排出,在碱性尿液中排泄较快。苯妥英钠本身也是肝药酶诱导剂,可使与肝药酶有关的药物代谢加速。

临床用于治疗癫痫大发作和局部性发作,精神运动发作次之,对小发作无效,反而会诱发增加发作次数,也可治疗心律失常。本品服用后无镇静作用,显效慢,需连服数日才能生效。本品尚可用于治疗三叉神经痛、坐骨神经痛等。

三、二苯并氮杂䓬类

二苯并氮杂䓬类又称亚芪胺类(iminostibenes)。卡马西平(carbamazepine)是该类药物中第一个用于临床的,因其化学结构与三环类的抗抑郁药相似,最初用于治疗三叉神经痛,后来发现有很强的抗癫痫作用,主要用于苯妥英钠等其他药物难以控制的癫痫大发作、复杂性部分性发作或其他全身性发作。在卡马西平的10位引入羰基得到奥卡西平(oxcarbazepine），这是一种前药，临床用途与卡马西平相似，该药经胃肠道吸收后，在体内迅速还原成具有活性的代谢产物 10-羟基奥卡西平而发挥作用，具有很强的抗癫痫活性，且耐受性较好。

卡马西平　　奥卡西平　　奥卡西平代谢物

卡马西平　Carbamazepine

化学名为 $5H$-二苯并$[b,f]$氮杂䓬-5-甲酰胺，又名酰胺咪嗪、卡巴咪嗪，简称 CBZ。

本品为白色或类白色结晶性粉末，具多晶型，几乎无臭。本品在三氯甲烷中易溶，在乙醇中略溶，在水或乙醚中几乎不溶。熔点为 189~193℃。

本品在干燥和室温下较稳定。片剂吸湿后药效降至原来的 1/3，原因可能是生成本品的二水合物，使片剂表面硬化，影响崩解和吸收。

本品长时间光照后，发生聚合反应，部分生成二聚体和 10,11-环氧化物，片剂表面由白色变橙色，故需避光保存。

二聚体　　　　　　　　　10,11-环氧卡马西平

本品在肝脏内代谢，生成有活性的 10,11-环氧卡马西平，此代谢产物有一定的副作用和毒性。最终代谢产物是没有活性的 10,11-二羟基卡马西平，经肾和胆汁排泄。

本品为广谱抗癫痫药，并具有镇静、抗惊厥和抑制三叉神经痛的作用。临床用于治疗癫痫大发作和综合性发作，其作用机制类似苯妥英钠，为癫痫精神运动性发作的首选药。其对三叉神经痛和咽喉神经痛的疗效优于苯妥英钠。

四、脂肪酸类

丙戊酸（valproic acid，VAP）是一类具有脂肪酸结构且不含氮原子的广谱抗癫痫药物。其作用机制为抑制 GABA 的降解或促其合成，增加脑中 GABA 的浓度，同时其体内代谢产物可明显提高脑组织的兴奋阈值，从而产生抗癫痫作用。丙戊酸钠（sodium valproate）作

为抗惊厥药物首先在临床使用。

丙戊酸的主要衍生物丙戊酰胺（valpromide）是广谱抗癫痫药，适用于癫痫大发作、肌阵挛发作和失神发作，对各型小发作效果更好。

丙戊酸　　　　　　丙戊酸钠　　　　　　丙戊酰胺

五、GABA 类似物

脑内 γ-氨基丁酸（GABA）的含量过低是癫痫发作的原因之一，设计 GABA 类似物作为 GABA 氨基转移酶的抑制剂，主要的代表药物有加巴喷丁（gabapentin），该药是人工合成的环状氨基酸，结构与 GABA 相近，能透过血脑屏障，体内不易代谢，不与血浆蛋白结合。其作用机制并不是作用于 GABA 受体，而是促使大脑中某些组织释放 GABA，使其含量增高而发挥作用。本品具有较高的脂溶性，用于全身强直性阵发性癫痫及癫痫小发作。氨己烯酸（vigabatrin）是通过不可逆抑制 GABA 氨基转移酶，提高 GABA 浓度而发挥作用。本品耐受性好，适用于治疗顽固性癫痫发作，是治疗严重癫痫患儿有效而安全的抗癫痫药。

加巴喷丁　　　　　　氨己烯酸

第三节　抗精神失常药

精神失常是由多种原因引起的以精神活动障碍为主的一类疾病，抗精神失常药是用以治疗精神疾病的一类药物。根据药物的主要适应证，抗精神失常药可分为抗精神病药、抗抑郁药、抗躁狂药及抗焦虑药等。

知识延伸 >>>

电影《美丽心灵》

电影《美丽心灵》讲述的是一个真实的故事，数学家约翰·福布斯·纳什在博弈论和微分几何学领域潜心研究，却受到了精神分裂症的困扰。纳什在妻子艾丽西亚的相助下，与疾病作斗争，经过十几年的不懈努力与坚持，于 1994 年获得诺贝尔经济学奖。

虽然有效的药物治疗是必不可少的，但要彻底治愈精神疾病，还要给予精神病人更多的爱与关怀，只有爱这剂精神上的良方才能治愈心灵上的创伤。药学工作者除了做好自己的专业本职工作之外，在日常生活中也要用爱心去关爱他人。

一、抗精神病药

精神分裂症是一类以基本个性改变，思维、情感与行为分裂，精神活动与环境的不协调为主要特征的最常见的精神病。抗精神病药主要用于精神分裂症的治疗，故也称抗精神分裂症药、强安定药。抗精神病药可在不影响意识清醒的条件下，控制患者的兴奋、躁动、幻觉及妄想等症状，适用于治疗精神分裂症、器质性精神障碍及躁狂抑郁症的躁狂期。

引起精神疾病的病因非常复杂，一般认为精神分裂症可能与多巴胺（dopamine，DA）功能亢进和 5-羟色胺（5-HT）系统功能不足有关。经典的抗精神病药物是 DA 受体阻断剂，能阻断中脑边缘系统及中脑皮层通路的 DA 受体，减低 DA 功能，从而发挥其抗精神病作用，同时也可导致运动功能障碍锥体外系的副作用。目前有一种新的假说，即谷氨酸/多巴胺假说，认为和多巴胺功能亢进一样，谷氨酸在基底神经节功能失调和纹状体谷氨酸活动不充分也与精神分裂症有关。

氯丙嗪（chlorpromazine）是第一个用于治疗精神分裂症的药物，并开创了对精神分裂症的化学治疗新领域。后经构效关系研究，以及结构改造工作，得到许多有效治疗精神病的药物。目前临床应用的抗精神病的化学药物很多，主要有吩噻嗪类（如氯丙嗪）、噻吨类（如氯普噻吨）、丁酰苯类（如氟哌啶醇）、二苯并二氮䓬类（如氯氮平）、苯甲酰胺类（如舒必利）等，以及非典型的抗精神病药等。

（一）吩噻嗪类

吩噻嗪类抗精神病药是在研究吩噻嗪类抗组胺药异丙嗪（promethazine）的构效关系时发现的，将侧链异丙基用直链的丙基替代，抗组胺作用减弱，而产生抗精神病的作用。如果 2 位以氯取代，则抗过敏作用消失，抗精神病作用增强，即成为第一个吩噻嗪类药物氯丙嗪。

吩噻嗪类抗精神病药的母环上 2 位氯原子很重要，失去氯原子则无抗精神病作用，含氯原子的苯环是该类药物抗精神病作用的重要结构特征。

1. 典型药物

盐酸氯丙嗪 Chlorpromazine Hydrochloride

化学名为 N,N-二甲基-2-氯-10H-吩噻嗪-10-丙胺盐酸盐，又名冬眠灵。

本品为白色或乳白色结晶性粉末，微臭，味极苦。本品有吸湿性，遇光渐变色，需密封、避光保存。水溶液显弱酸性，5%的水溶液 pH 值为 4~5。游离碱的 pK_a 为 9.3，易溶于水、乙醇或三氯甲烷，在乙醚或苯中不溶。熔点为 194~198℃。

本品的吩噻嗪环易被氧化，在空气中或日光照射下渐变为红色，生成醌型化合物和亚砜化合物。日光及重金属离子对氧化有催化作用，遇氧化剂则被迅速氧化破坏，氧化物如下：

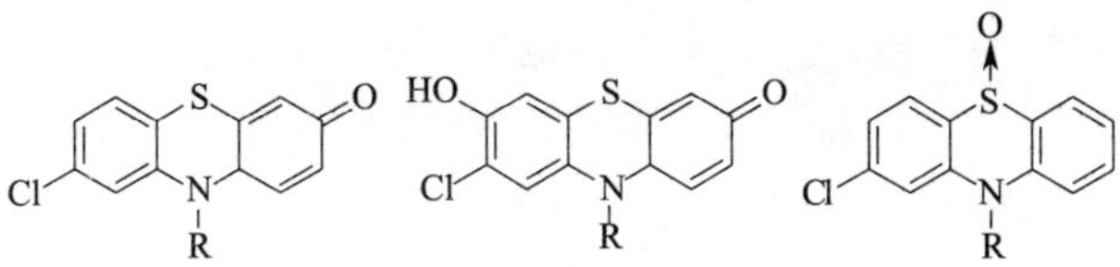

为防止氧化变色，在其注射液生产中，灌入惰性气体，调节 pH 值为 3.0~5.0，加入对氢醌、连二亚硫酸钠、亚硫酸氢钠或维生素 C 等抗氧剂，以增加其稳定性。

使用本品后，有些患者在日光强烈照射下，皮肤会产生红疹，称光毒化反应。原因是本品遇光分解生成自由基，并进一步发生各种氧化反应，自由基与体内一些蛋白质作用，发生过敏反应。因此服用后应尽量减少户外活动，避免日光照射。

本品的水溶液加硝酸后可能形成自由基或醌式结构而显红色，这是吩噻嗪类化合物的共性反应，可用于本品及此类药物的鉴别；本品与三氯化铁试剂作用后显稳定的红色。

吩噻嗪类药物在体内的代谢过程是非常复杂的，产物至少有几十种以上，代谢主要受 CYP450 酶的催化在肝脏进行。

代谢过程主要是氧化，其中 5 位 S 氧化，生成亚砜及其进一步氧化产物砜，两者均是无活性的代谢物。苯环的氧化以 7 位酚羟基为主，还有一些 3-羟氯丙嗪、8-羟氯丙嗪产物。这些羟基氧化物可进一步在体内烷基化，生成相应的甲氧基氯丙嗪与葡糖醛酸结合，或生成硫酸酯，排出体外。另一条代谢途径是 10 位 N 或侧链 N 的脱烷基化反应，前者的产物是单脱甲基氯丙嗪，后者的产物是双脱甲基氯丙嗪，这两种代谢物在体内均可以与多巴胺 D_2 受体作用，故为活性代谢物。代谢途径及产物如图 3-5。

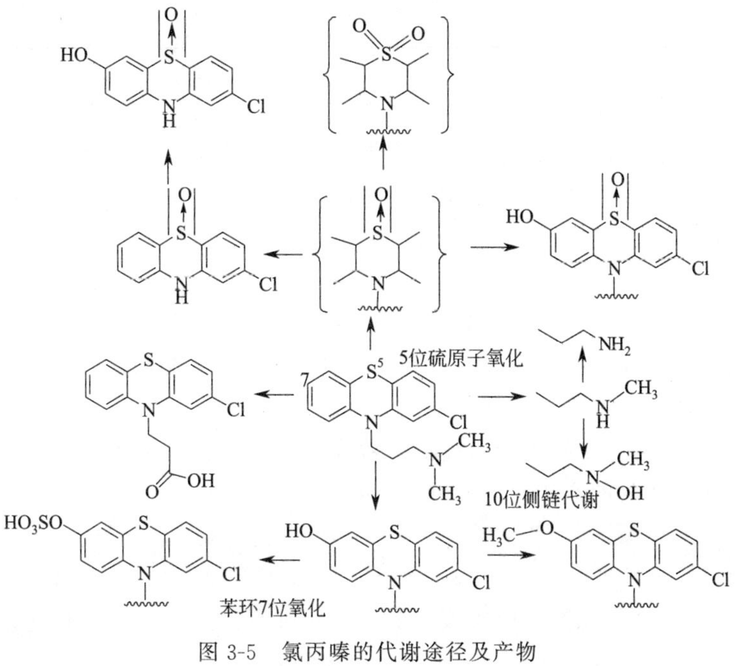

图 3-5 氯丙嗪的代谢途径及产物

本品可治疗精神分裂症和躁狂症，大剂量可用于治疗呕吐和顽固性呃逆、人工冬眠和低温麻醉。氯丙嗪配合物理降温，能使患者体温降至34℃或更低，用于低温麻醉，以利于心血管和脑部手术的进行。

2. 同类药物

氯丙嗪虽然具有较好的疗效，但其副作用也大，主要表现为锥体外系副作用，为了寻找毒副作用小、疗效好的新药，以氯丙嗪为先导化合物对其2位及10位侧链进行结构改造，得到了一系列吩噻嗪类抗精神病药物（见表3-6）。

表3-6 吩噻嗪类抗精神病药

化学结构	药物名称	X	R	作用特点
	氯丙嗪 chlorpromazine	Cl	—	治疗以兴奋为主的精神病
	乙酰丙嗪 acetylpromazine	COCH$_3$		作用弱于氯丙嗪，但毒性较低
	三氟丙嗪 triflupromazine	CF$_3$	—	作用活性为氯丙嗪的4倍
	三氟拉嗪 trifluoperazine	CF$_3$	—	作用强于氯丙嗪，且快而持久
	奋乃静 perphenazine	Cl	H	抗精神病作用是氯丙嗪的6~8倍
	氟奋乃静 fluphenazine	CF$_3$	H	作用强于奋乃静，且持久
	氟奋乃静庚酸酯 fluphenazine enanthate	CF$_3$	CO(CH$_2$)$_5$CH$_3$	作用强于氯丙嗪，肌内注射，作用时间为1~2周
	氟奋乃静癸酸酯 fluphenazine decanoate	CF$_3$	CO(CH$_2$)$_8$CH$_3$	作用强于氯丙嗪，肌内注射，作用时间为2~3周

3. 吩噻嗪类药物构效关系

① 吩噻嗪环2位引入吸电子基团，可增强活性，且抗精神病的作用强度与2位取代基的吸电子能力成正比，2位取代基对活性大小的影响为—CF$_3$＞—Cl＞—COCH$_3$＞—H＞—OH。2位上乙酰基取代可降低药物的毒性和副作用。

② 吩噻嗪母核上的10位取代基对活性的影响也很大。当10位N原子与侧链碱性氨基之间相隔三个碳原子时，活性最好，如果延长、缩短或出现分支都使活性减弱或消失。

③ 吩噻嗪环10位侧链末端的碱性基团常为叔胺，可为脂肪叔胺，如二甲氨基；也可为氮杂环，常用哌啶基或哌嗪基，且哌嗪取代的侧链作用最强。

④ 利用奋乃静侧链的醇羟基与长链脂肪酸成酯，可增加药物脂溶性，在体内水解成原药速率较慢，可延长药物的作用时间，成为长效的抗精神失常药。

（二）噻吨类

将吩噻嗪母环的10位氮原子换成碳原子，并通过双键与碱性侧链相连，得到噻吨类抗精神病药物。

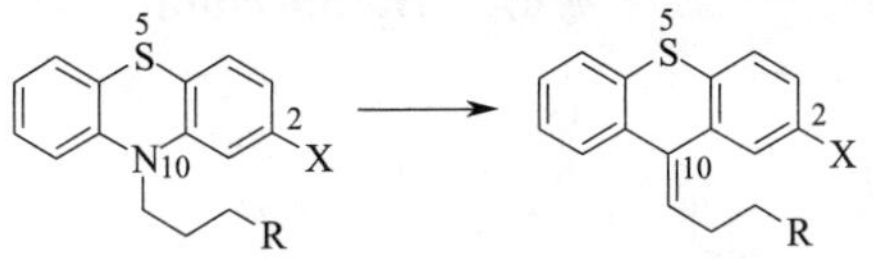

吩噻嗪的结构 → 噻吨类结构

该类药物的侧链存在双键，有顺式（Z）和反式（E）两种异构体，通常顺式异构体的活性大于反式异构体。这是因顺式异构体能与多巴胺分子重叠，并与氯丙嗪的优势构象相同。如氯普噻吨（chlorprothixene）的抗精神病活性是反式异构体的 5~7 倍，对精神分裂症和神经官能症疗效好，作用比氯丙嗪强，毒性小。临床上主要用于治疗精神分裂症、躁狂症与反应性精神病，以及伴有兴奋或情感障碍的其他精神失常。

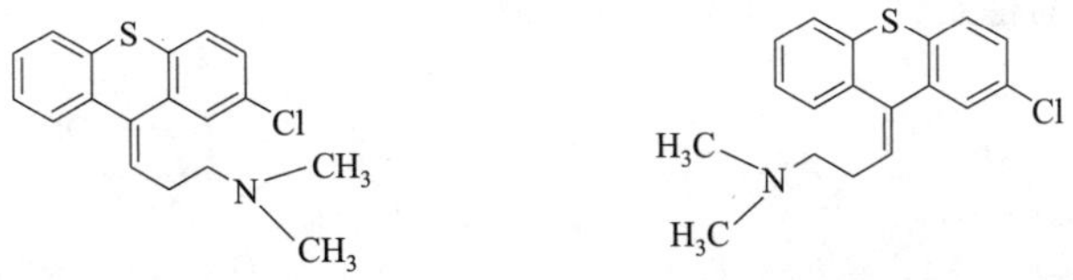

氯普噻吨(Z)　　　氯普噻吨(E)

（三）丁酰苯类

在研究中枢镇痛药哌替啶的衍生物过程中，人们发现哌替啶的哌啶环上的 N-甲基用丙酰基取代后，不仅具有一定的镇痛作用，而且具有很强的抗精神失常作用。经构效关系研究发现，将丙基延长为丁基，可使吗啡样的成瘾性消失，因此发展了有较强抗精神失常作用的丁酰苯类。该类药物的抗精神病作用一般比吩噻嗪类强，已广泛用于治疗急、慢性精神分裂症，同时还可作为抗焦虑药。

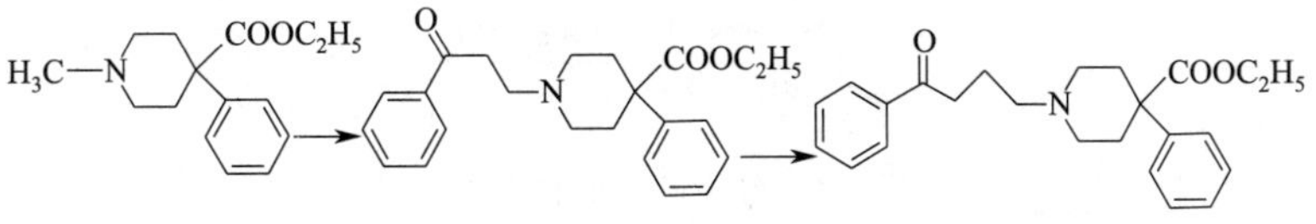

哌替啶　　　丙酰苯类似物　　　丁酰苯类似物

氟哌啶醇（haloperidol）是该类药物中最早应用于临床的代表药，研究发现当哌啶环上 4 位以 3-三氟甲基苯基取代时，得到三氟哌多（trifluperidol），且活性优于氟哌啶醇。丁酰苯类药物的锥体外系副作用较大，而替米哌隆（timiperone）抗精神病的作用强，且锥体外系或运动系统的副作用很小，但在心血管系统方面偶见血压下降或上升、心动过速或过缓、胸闷等诸多不良反应。

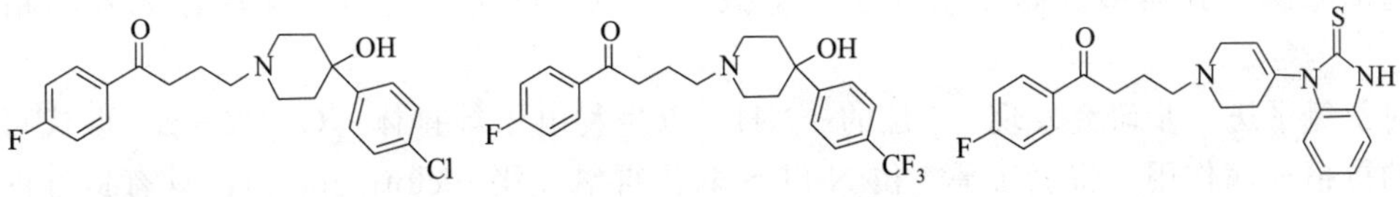

氟哌啶醇　　　三氟哌多　　　替米哌隆

氟哌啶醇　Haloperidol

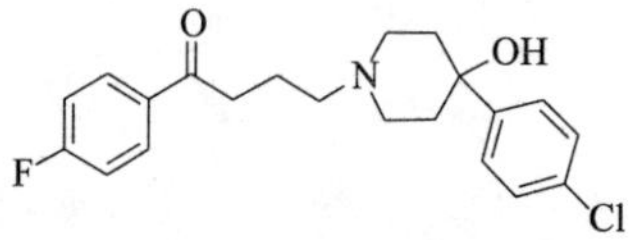

本品化学名为 1-（4-氟苯基）-4-［4-（4-氯苯基）-4-羟基-1-哌啶基］-1-丁酮。

本品为白色或类白色结晶粉末，无臭，无味，pK_a 值为 8.3。本品溶于三氯甲烷，在乙醇中略溶，在乙醚中微溶，在水中几乎不溶。熔点为 149～153℃。

本品在室温、避光条件下较稳定，但受光照后颜色加深。在 105℃干燥时，发生部分降解，易出现哌啶环上脱水产物。

本品制造片剂时，如处方中含有乳糖，氟哌啶醇会与乳糖中的杂质 5-羟甲基-2-糠醛发生加成反应，影响片剂稳定性，应避免使用乳糖。

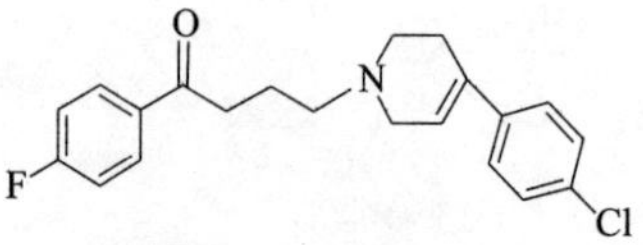

氟哌啶醇脱水产物 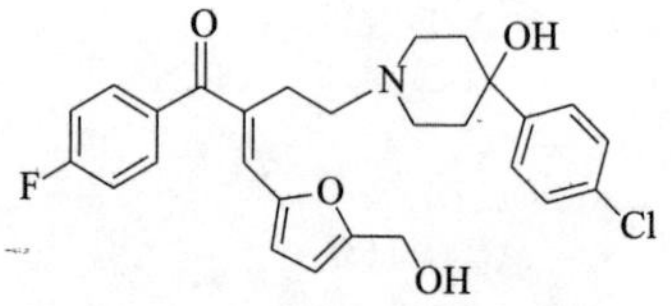　　氟哌啶醇与5-羟甲基-2-糠醛的加成产物

本品口服后，在胃肠道吸收较好，在肝脏代谢、肾脏消除，有首关代谢。代谢以氧化性 N-脱烷基反应和酮基的还原反应为主，见图 3-6。

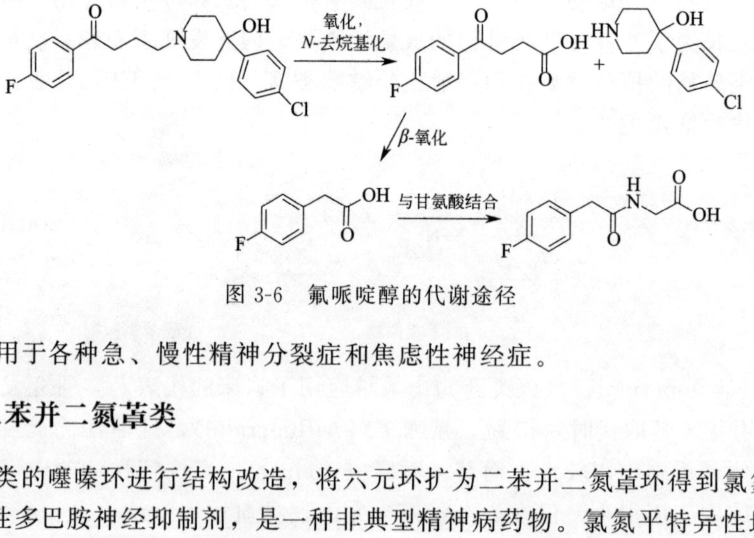

图 3-6　氟哌啶醇的代谢途径

本品临床用于各种急、慢性精神分裂症和焦虑性神经症。

（四）二苯并二氮䓬类

对吩噻嗪类的噻嗪环进行结构改造，将六元环扩为二苯并二氮䓬环得到氯氮平（clozapine），是选择性多巴胺神经抑制剂，是一种非典型精神病药物。氯氮平特异性地作用于中脑皮层的多巴胺神经元，具有较好的抗精神病作用，较少产生锥体外系副作用，基本不发生迟发性运动障碍。其典型的副作用为粒细胞减少，因而仅用于其他药物治疗无效的精神病患者。

对氯氮平进一步研究发现，5 位的—NH—以生物电子等排体—O—或—S—取代可保留相同的抗精神病作用。将氯氮平 5 位 N 以 S 取代得氯噻平（clothiapine），具有良好的抗幻觉和妄想的作用。将氯氮平 5 位 N 以 O 取代得到抗抑郁药物洛沙平（loxapine），结构与氯氮平相似，由于其与氯丙嗪、氟哌啶醇一样能阻断纹状体多巴胺受体，因而临床应用、疗效及不良反应等与氯丙嗪相似，亦可导致锥体外系反应。阿莫沙平（amoxapine）是洛沙平的 N-脱甲基代谢物，通过抑制脑内突触前膜对去甲肾上腺素的再摄取，产生较强的抗抑郁作用，临床主要用于抑郁症的治疗。

氯氮平　　氯噻平　　洛沙平　　阿莫沙平

（五）苯甲酰胺类

苯甲酰胺类药物是 20 世纪 60 年代后发展起来的一类作用强而副作用相对小的抗精神病药物。本类药物是在局部麻醉药普鲁卡因的结构改造中得到的一类含有吡咯烷基的苯甲酰衍生物，其代表药物为舒必利（sulpiride）。该药没有明显的镇静作用，适用于治疗精神分裂症及焦虑性神经官能症，也可用于止吐，止吐作用是氯丙嗪的 166 倍，并有抗抑郁作用，且很少有锥体外系副作用。

舒必利

二、抗抑郁药

抑郁症是一种慢性且反复性、影响人体健康甚至危及生命的精神性疾病，以持续情绪低落和认知功能障碍为主要临床特征，具体表现为情绪焦躁、快感缺失、睡眠障碍以及产生负罪感等。从病因上分类，常见有伴随脑器质性疾患的抑郁症、心因性抑郁症和内因性抑郁症三类，需积极进行治疗。抑郁症的发病机制与脑内去甲肾上腺素（NE）和 5-HT 浓度降低有关，通过调节脑内 NE 及 5-HT 的含量，可达到治疗效果。

抗抑郁药按作用机制可分为：去甲肾上腺素重摄取抑制剂，如三环类的代表药物为丙米嗪（imipramine）；单胺氧化酶抑制剂，代表药物为托洛沙酮（toloxatone）；5-羟色胺重摄取抑制剂，代表药物氟西汀（fluoxetine）等。

（一）去甲肾上腺素重摄取抑制剂

脑内去甲肾上腺素功能亢进可表现为躁狂，而功能低下则表现为抑郁。去甲肾上腺素重摄取抑制剂是通过抑制神经突触前端对去甲肾上腺素的重摄取，从而产生拮抗去甲肾上腺素能神经作用的药物。与抗肾上腺素药比较，二者作用相似但作用部位不同，抗肾上腺素药作用于效应器细胞的受体，而肾上腺素重摄取抑制剂作用于去甲肾上腺素能神经末梢，临床上主要用于治疗重度抑郁症、焦虑症和惊恐障碍，近年来也被用于注意力缺陷与多动障碍等治疗。

这类药物的结构特点是均有三环，并具有叔胺或仲胺侧链，从化学结构上可分为二苯并氮杂䓬类、二苯并氧氮杂䓬类及二苯并环庚二烯类。

二苯并氮杂䓬类是将吩噻嗪类药物分子中的硫原子以生物电子等排体 1，2-亚乙基（—CH₂—CH₂—）或电子等排体 1，2-亚乙烯基（—CH=CH—）取代，形成的一类抗抑郁药。如丙米嗪（imipramine）具有较强的抗抑郁作用，地昔帕明（desipramine）为丙米嗪的体内 N-脱甲基活性代谢物，也有明显的抗抑郁作用。

二苯并氧氮杂䓬类是将抗精神病药氯氮平 5 位的 N 以电子等排体 O 取代得到的一类结构，代表药物为阿莫沙平（amoxapine），是 1980 年以后发展的第二代抗抑郁药。其作用与丙米嗪类似，但副作用小，为选择性去甲肾上腺素重摄取抑制剂，具有混合的抗抑郁和精神安定作用，可用于治疗各种抑郁症。

二苯并环庚二烯类是仿照硫杂蒽类的结构类型，利用生物电子等排体原理，将二苯并氮杂䓬母核中的氮原子以碳原子取代，并通过双键与侧链相连得到的一类抗抑郁药。如阿米替林（amitriptyline）可选择性地抑制中枢突触部位对去甲肾上腺素的再摄取，在三环类抗抑郁药中镇静效应最强，可使抑郁患者情绪明显改善。它的代谢产物去甲替林（nortriptyline）抗抑郁作用比丙米嗪强，可提高患者的情绪。在阿米替林结构中引入氧原子使其三环系统不对称，得到二苯并噁嗪衍生物多塞平（doxepin），该药是异构体化合物，具有较强的抗抑郁作用，由于其镇静作用较强，常用于治疗焦虑性抑郁症。

盐酸阿米替林 Amitriptyline Hydrochloride

化学名为 N，N-二甲基-3-[10,11-二氢-5H-二苯并-[a，d]-环庚三烯-5-亚基]-1-丙胺盐酸盐。

本品为无色结晶或白色、类白色粉末；无臭或几乎无臭。在水、甲醇、乙醇或三氯甲烷中易溶，在乙醚中几乎不溶。熔点为 195～199℃。

本品具有双苯并稠环共轭体系，同时侧链含有脂肪叔胺结构，对日光敏感，易被氧化，因此需避光保存。

本品的水溶液不稳定，有报道在缓冲溶液中能分解产生降解产物。金属离子能催化本品降解，加入 0.1% 乙二胺四乙酸二钠（EDTA）可增加稳定性。此外，制成注射液时，使用的安瓿质量对制剂的稳定性亦有影响。

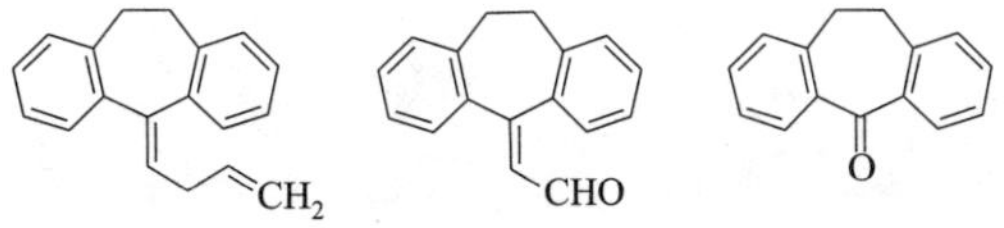

阿米替林降解产物

本品加硫酸溶解，溶液显红色；本品的水溶液显氯化物鉴别反应。

本品在肝脏代谢，由肾脏排出，约 1/3 经肠道排出。主要的代谢反应是去 N-甲基、氮氧化和羟基化，其中的去甲基代谢产物活性与阿米替林相同，且毒性低。代谢途径见图 3-7。

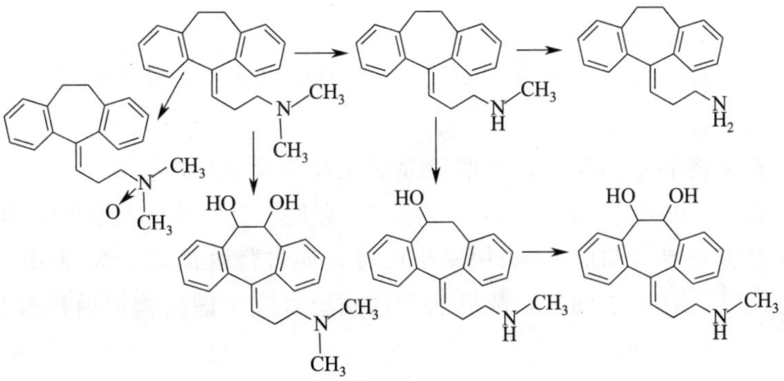

图 3-7 阿米替林的代谢途径

本品用于治疗焦虑性或激动性抑郁症，尤其是对内因性抑郁症的疗效好。

（二） 5-羟色胺重摄取抑制剂

5-羟色胺重摄取抑制剂选择性地抑制神经细胞对 5-HT 的重摄取，提高其在突触间隙中的浓度，发挥抗抑郁作用。对组胺受体、乙酰胆碱受体影响小，对肾上腺素重摄取阻滞很弱，且不阻断钠通道，故不良反应比三环类药物显著减少。

氟西汀（fluoxetine）作为选择性 5-羟色胺重摄取抑制剂的代表药物，其作用强、副作用小、患者易于耐受，在临床上应用广泛。舍曲林（sertraline）是一类新型的抗抑郁药，是强效、特异性的 5-羟色胺吸收抑制剂，比其他抗抑郁药的抑制活性强，治疗抑郁症效果显著，如果持续服用，可以预防抑郁症早期发作的复发。帕罗西汀（paroxetine）属于四环类抗抑郁药，能选择性地抑制突触对 5-HT 的重吸收，对用三环类抗抑郁药难以起效的患者有较好作用，临床上用于治疗各种类型的抑郁症、强迫性神经症及社交焦虑症。

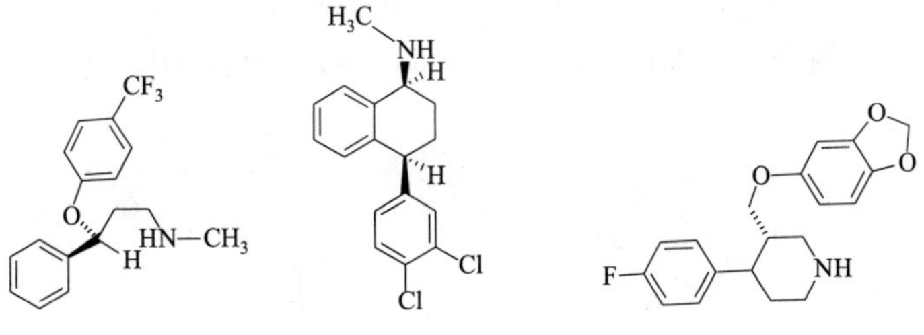

氟西汀　　　　　舍曲林　　　　　帕罗西汀

盐酸氟西汀 Fluoxetine Hydrochloride

化学名为（±）-N-甲基-3-苯基-3-(4-三氟甲基苯氧基)丙胺盐酸盐，又名百忧解。

本品为白色或类白色结晶性粉末，无臭。在甲醇或乙醇中易溶，在水或三氯甲烷中微溶，在乙醚中不溶。熔点为155～160℃。

本品含有一个手性碳原子，具有一对光学异构体，其中 S 异构体的活性较强，临床上使用外消旋体。

本品显有机氟化物的鉴别反应；水溶液显氯化物的鉴别反应。

本品口服吸收好，生物利用度可达100%，半衰期长达70h，是长效口服抗抑郁药。在胃肠道吸收，在肝脏主要代谢成 N-去甲基氟西汀，通过肾脏消除。N-去甲基氟西汀与氟西汀有相同的生理活性，且半衰期长，故肝病和肾病患者应考虑药物体内积蓄及排泄缓慢的现象，安全用药。

本品用于治疗各种抑郁性精神障碍，包括轻度或重度抑郁症、双相情感性精神障碍的抑郁症、心因性抑郁及抑郁性神经症。

（三）单胺氧化酶抑制剂

单胺氧化酶抑制剂（MAOI）通过抑制单胺氧化酶（MAO）对单胺类物质的氧化活性，使脑内 NE 和 5-HT 的水平提高，而使其代谢产物的水平降低，达到减轻或者消除由各种原因引起的单胺类物质减少或单胺氧化酶活性过高导致的疾病。苯异丙肼作为第一个抗抑郁症药物，于1957年试用于抑郁症患者并获得成功。

20世纪80年代研究发现，脑内 MAO 有 MAO-A 和 MAO-B 两种亚型。MAO-A 与 NE 和 5-HT 的代谢有关，被认为是抗抑郁药的主要靶酶，由此发展了一类新型选择性的 MAO-A 抑制剂。代表药物为托洛沙酮（toloxatone）和吗氯贝胺（moclobemide）。托洛沙酮是1985年在法国上市的一种抗抑郁药物，对 MAO-A 的抑制作用强且可逆，其口服吸收迅速，30min 即可达到需要浓度的高峰。吗氯贝胺是苯甲酰胺衍生物，是由托洛沙酮结构修饰制得，且对 MAO-A 的抑制作用比托洛沙酮更强，选择性更好。该药于1990年首先在瑞典上市，是新一代 MAO-A 抑制药物，通过可逆性抑制 MAO-A，提高脑内 NE、多巴胺和 5-HT 的水平，临床上用于治疗抑郁症，老幼均可使用，特别适用于老年患者。

托洛沙酮　　　　　　吗氯贝胺

第四节 镇痛药

镇痛药是指作用于中枢神经系统，选择性地抑制痛觉但并不影响意识，也不干扰神经冲动传导的药物。本类药物的镇痛作用强大，多用于严重创伤或烧伤等的锐痛，副作用较为严重，反复应用后易产生成瘾性、耐受性以及呼吸抑制等，一旦停药即出现戒断症状，危害极大。因此本类药物又称麻醉性（或成瘾性）镇痛药，应用受到限制，受国家颁布的《麻醉药品和精神药品管理条例》管理。

大多数镇痛药属于阿片类生物碱及其同类人工合成品，总称为阿片类药物。镇痛药根据其与阿片受体相互作用的关系，可分为阿片受体激动剂、阿片受体部分激动剂、阿片受体拮抗剂。按结构和来源又可分为吗啡生物碱、半合成和全合成的镇痛药等三大类。

一、吗啡及其衍生物

（一）吗啡

最早应用的镇痛药是阿片生物碱，系从罂粟或白花罂粟未能成熟果实的乳汁（阿片）中提取而得。吗啡（morphine）为其中的主要成分，另外还有可待因（codeine）、蒂巴因、罂粟碱等 20 余种生物碱以及三萜类和甾类等多种复杂成分。1805 年德国药师 Serturner 从阿片中分离出吗啡，1847 年确定分子式。1925 年 Gulland 和 Robinson 确定了吗啡的化学结构。1952 年 Gazte 和 Tschudi 完成了化学全合成工作，开创了吗啡类镇痛药研究的先河，为合成镇痛药的开发打下了基础。1968 年完成其绝对构型的研究，20 世纪 70 年代后，逐渐得出其作用机制。

吗啡的化学结构母核是环戊烷多氢菲，含有 A、B、C、D、E 共五个环，五个手性中心为 ($5R$, $6S$, $9R$, $13S$, $14R$)。天然存在的吗啡为左旋体。左旋吗啡在质子化状态时的构象成三维的 T 形，环 A、B 和 E 构成 T 形的垂直部分，环 C、D 为其水平部分，环 D 为椅式构象，由于 7，8 位为双键相连，环 C 呈半船式构象，6α-羟基处在平伏键。吗啡及本类药物的镇痛活性与其立体结构严格相关，右旋体（+）-吗啡已被合成，但无镇痛及其他生理活性。

吗啡　　　　　　　吗啡的立体构象

盐酸吗啡 Morphine Hydrochloride

本品化学名为 17-甲基-4,5α-环氧-7,8-二脱氢吗啡喃-3,6α-二醇盐酸盐三水合物。

本品为白色、有丝光的针状结晶或结晶性粉末；无臭、味苦；熔点为 200℃。水溶液呈左旋性，遇光易变质。本品溶于水，略溶于乙醇，几乎不溶于三氯甲烷或乙醚。

本品游离体具有酚羟基和叔胺，呈酸碱两性，临床常用其盐酸盐。

本品结构中含有酚羟基，化学性质不稳定，在光照下能被空气氧化，可生成伪吗啡（又称双吗啡）和 N-氧化吗啡，伪吗啡的毒性较大。故本品应避光，密封保存。

空气中的氧、日光、紫外线或铁离子均可促进其变色，中性或碱性条件下氧化加速。吗啡盐类的水溶液在酸性条件下稳定，故配制本品注射剂时，应调 pH3.0～4.0，加乙二胺四乙酸二钠，使用中性玻璃安瓿、充氮气驱氧、抗氧剂等措施提高其稳定性。

吗啡在酸性溶液中加热，发生脱水和分子内重排，生成阿扑吗啡。阿扑吗啡（apomorphine）对呕吐中枢有显著兴奋作用，临床上用作催吐剂。阿扑吗啡具有邻苯二酚的结构，极易被氧化，可用稀硝酸氧化成邻苯二醌而显红色，该反应可用作鉴别。

吗啡可被铁氰化钾氧化生成伪吗啡，铁氰化钾则被还原生成亚铁氰化钾；再与三氯化铁试液反应生成亚铁氰化铁而呈蓝色，可待因无此反应。

$$3K_4[Fe(CN)_6]+4FeCl_3 \Longrightarrow Fe_4[Fe(CN)_6]_3+12KCl$$

盐酸吗啡具有多种呈色反应，可用于鉴别。如盐酸吗啡水溶液遇中性三氯化铁试液呈蓝色；与甲醛硫酸试液反应呈紫堇色（Marquis 反应）；与钼硫酸试液反应呈紫色，逐渐变为蓝色，最后到绿色（Frohde 反应）。

本品肝脏首过效应明显，口服生物利用度低，仅少量通过血脑屏障，但也能产生镇痛作用，常用皮下注射的给药方式。本品在肝脏代谢，60%～70%通过 3 位或 6 位羟基与葡糖醛酸结合，10%去甲基代谢为甲基吗啡，其余的以游离状态存在，主要经肾脏排出，少量经胆汁和乳汁排出。

吗啡为阿片受体激动剂，具有镇痛、镇咳、镇静等作用，临床上主要用于剧烈疼痛及麻醉前给药，有成瘾性和呼吸抑制，应严格按照国家有关法令进行管理。

（二）吗啡的半合成衍生物

吗啡的镇痛作用强，但也容易产生镇静、欣快、呼吸抑制、恶心、呕吐等副作用，连续使用还易产生耐受性和成瘾性。20世纪30年代，人们开始对吗啡进行结构改造和修饰，主要针对其结构上的3、6、7、8、14和17位进行结构改造，得到了一系列半合成的吗啡衍生物，为构效关系研究提供了有价值的资料，也发现不少更优良的新药。

（1）3位、6位结构改造 吗啡3位酚羟基烷基化，通常导致镇痛活性降低，成瘾性也降低。可待因是吗啡的一个重要的衍生物，体内镇痛活性为吗啡的20%，体外活性仅为吗啡的0.1%。可待因为镇痛药和镇咳药，适用于中度疼痛，作为中枢麻醉性镇咳药，是临床上最有效的镇咳药之一，有轻度成瘾性。可待因在体内转化为吗啡而产生作用，研究表明，吗啡3位酚羟基是重要的活性结构。

吗啡分子中3，6位两个羟基酰化，得到海洛因（heroin），镇痛及麻醉作用与成瘾性都大于吗啡。这是由于酰化后亲脂性增强，静脉注射后更易透过血脑屏障到达中枢，经代谢转变6-乙酰吗啡，对 μ 受体激动作用强于吗啡，欣快感更强。海洛因在1874年上市后，由于更易成瘾、产生耐受性和身体依赖性而被定为禁用的毒品。

可待因　　　　海洛因

（2）6位氧化，7、8位还原结构改造 将吗啡结构中7、8位间双键氢化还原，6位醇羟基氧化成酮，得氢吗啡酮（hydromorphone），镇痛作用为吗啡8～10倍。在氢吗啡酮分子中14位引入羟基，得羟吗啡酮（oxymorphone），两者均用于临床，镇痛作用强于吗啡，但副作用也增大。将氢吗啡酮与羟吗啡酮的3位羟基甲基化，分别得到氢可酮（hydrocodone）、羟考酮（oxycodone），两者均用作镇痛药，镇痛作用弱于吗啡。

氢吗啡酮　　羟吗啡酮　　氢可酮　　羟考酮

（3）17位结构改造 N-甲基的改变对活性有较特别的影响。去 N-甲基吗啡的镇痛作用及成瘾性均降低，N-氧化物或 N-季铵盐均无镇痛作用。将吗啡的 N-CH₃ 用其他烷基、链烯烃或芳烃基取代，其中活性最强的为苯乙基吗啡，镇痛作用约为吗啡的 14 倍。

一般说来，吗啡 17 位 N-甲基换成烯丙基或小环甲基，可成为吗啡拮抗剂。如将羟吗啡酮结构中的 17 位 N-甲基换成烯丙基或环丙甲基，分别得纳洛酮（naloxone）和纳曲酮（naltrexone），结构的变化导致吗啡对受体的活性作用发生逆转，由激动剂转为拮抗剂。纳洛酮是研究阿片受体功能的重要工具药，也可作为吗啡类药物中毒的解毒剂。纳曲酮拮抗作用是纳洛酮的 2~3 倍，作用时间长，也是专一性的拮抗剂。将吗啡 17 位 N-甲基变为 N-烯丙基，可以得到烯丙吗啡（nalorphine），是阿片受体的部分激动剂，镇痛活性较弱，但具有较强的拮抗吗啡的中枢抑制作用，几乎无成瘾性，临床用于吗啡类镇痛药的解救药。

纳洛酮　　纳曲酮　　烯丙吗啡

(4) 6、14 桥和 7 位取代结构改造　　在 C 环的 C6 与 C14 之间引入一桥链乙烯基，形成一个新的稠环，可得到镇痛活性成百倍增高的高效镇痛药埃托啡（etorphine），其镇痛效力为吗啡的 2000~10000 倍，但治疗指数低，副作用大。将埃托啡的桥乙烯基氢化，得二氢埃托啡，其镇痛作用更强，副作用也小，可用于缓解癌症疼痛。进一步将二氢埃托啡中的 N-甲基换为烯丙基或环丙甲基，得到既有镇痛作用又有拮抗作用的双重作用药物，如烯丙基降依托啡，其镇痛效力比吗啡强，成瘾性低，用于癌症解痛。将桥链乙烯基氢化饱和，可增强其镇痛和拮抗作用并降低副作用。二丙诺啡（diprenorphine）为专一性拮抗剂，作用为纳洛酮的 1.5 倍。

埃托啡　　二氢埃托啡　　烯丙基降依托啡　　二丙诺啡

二、合成镇痛药物

由于天然吗啡结构复杂、全合成困难、来源有限，且以吗啡为原料进行结构改造得到的半合成衍生物，难以解决毒性大和易成瘾等问题，人们对吗啡分子进行结构简化，开发了合成镇痛药。其分子结构中不存在吗啡结构母核，按化学结构类型可分为吗啡喃类、苯并吗喃类、苯基哌啶类、氨基酮类等几大类。

（一）吗啡喃类

吗啡喃类化合物是吗啡分子中去掉呋喃环（E 环）后的衍生物。其立体构型与吗啡相似，保留了吗啡类药物的镇痛作用和副作用。

N-甲基吗啡喃镇痛作用弱,在结构中引入 3-羟基,左旋体称左啡诺(levorphanol),镇痛活性约为吗啡的 4 倍,作用可维持 8h。布托啡诺(butophanol)具有激动-拮抗双重作用(阿片 μ 受体拮抗剂,κ 受体激动剂),成瘾性低,使用安全,临床主要作为拮抗性镇痛药。

N-甲基吗啡喃   左啡诺   布托啡诺

(二)苯并吗喃类

烯丙吗啡是第一个被发现的具有镇痛作用而没有成瘾性的药物,受此启示,在具有拮抗吗啡作用的镇痛药的基础上进一步简化吗啡喃的结构,打开 C 环,仅保留 A、B、D 环,形成 6,7-苯并吗喃类。C 环裂开后在原处保留小的烃基为 C 环残基,立体构型与吗啡更相似,镇痛作用增强。

研究发现,在氮原子上引入甲基衍生物具有比吗啡更强的镇痛作用,同时大都具有拮抗性,属于双重作用药。其典型药物为喷他佐辛(pentazocine)。喷他佐辛是 μ 受体的微弱拮抗剂,κ 受体激动剂,成瘾性很小。氟痛新镇痛作用比喷他佐辛强,并具有安定和肌肉松弛作用。

喷他佐辛 Pentazocine

化学名为(2α,6α,11R)-1,2,3,4,5,6-六氢-6,11-二甲基-3-(3-甲基-2-丁烯基)-2,6-亚甲基-3-氮杂苯并辛因-8-醇。

本品为白色或微褐色粉末;无臭,味微苦。不溶于水,可溶于乙醇,易溶于三氯甲烷,略溶于乙醚,微溶于苯和乙酸乙酯,熔点为 150~155℃。

本品是第一个用于临床的非成瘾性阿片类合成镇痛药。结构中有 3 个手性碳,具有旋光性,左旋体的镇痛活性比右旋体强 20 倍,临床上用其消旋体。环上 6,11 位甲基呈顺式构型。结构中存在叔胺，可与酸成盐，临床上常用其盐酸盐；由于存在酚羟基，本品的稀硫酸溶液遇三氯化铁呈黄色；本品盐酸溶液可使高锰酸钾溶液褪色。

本品口服后自胃肠道吸收，经过肝脏首关代谢，口服生物利用度低，代谢产物及本品的葡糖苷经尿排出。

本品为阿片受体部分激动剂，作用于 κ 型受体，大剂量应用时有轻度拮抗吗啡的作用。临床上主要用于镇痛，镇痛效力为吗啡的 1/3，为哌替啶的 3 倍。本品的优点是副作用小，成瘾性小。

（三）苯基哌啶类

1939 年在研究阿托品的类似物时意外发现了第一个合成镇痛药哌替啶（pethidine），这一类药物为典型的 μ 受体激动剂，都具有苯基哌啶的结构，被称为 4-苯基哌啶类。其结构比吗啡大大简化，只保留其结构的 A 环和 D 环，可以看作是吗啡的 A、D 环类似物。

这一发现对合成镇痛药的研究起到很大的促进作用。利用生物电子等排体进一步对哌替啶进行结构修饰，在苯基和哌啶之间插入 N 原子得到第一个 4-苯氨基哌啶类药物芬太尼（fentanyl）。芬太尼是 μ 受体激动剂，为强效麻醉性的镇痛药，具有速效、亲脂性高、持效时间短等特点，成瘾性弱于吗啡，不良反应少，临床上常用于各种创伤性疼痛及平滑肌解痉引起的内脏剧痛。以芬太尼为基础开发了一系列太尼类药物。其中舒芬太尼（sufentanil）治疗指数高，安全性好，镇痛作用强度是吗啡的 600～800 倍。羟甲芬太尼（ohmefentanyl）是我国发现的一个强效镇痛剂，在芬太尼结构中哌啶环的 3 位引入甲基后，其镇痛作用显著提高，为强效镇痛药。4-苯氨基哌啶类是强效、起效快、维持时间短、临床常用于手术麻醉或辅助麻醉的一类药物。

芬太尼　　　　　舒芬太尼　　　　　羟甲太尼

盐酸哌替啶　Pethidine Hydrochloride

化学名为 1-甲基-4-苯基-4-哌啶甲酸乙酯盐酸盐，又名度冷丁。

本品为白色结晶性粉末；无臭或几乎无臭。在水或乙醇中易溶，在三氯甲烷中溶解，在乙醚中几乎不溶，$pK_a(HB^+)=8.7$。易吸湿，遇光易变质，故应密封保存。熔点为 186～

190℃。其苦味酸盐熔点为188～191℃。

本品具酯的特性，但受邻位苯基和哌啶基的空间位阻影响，使其不易水解。水溶液在pH＝4时最稳定，短时煮沸不致分解，在酸催化下易水解。

本品与甲醛硫酸试液反应，显橙红色；其乙醇溶液与三硝基苯酚的乙醇溶液反应，生成黄色结晶性沉淀，该沉淀的熔点为188～191℃。

本品与碳酸钠试液作用，析出游离碱，为油状物哌替啶，干燥后凝成黄色或淡黄色固体。

本品在肝脏代谢，主要代谢物为水解的哌替啶酸、去甲哌替啶和去甲哌替啶酸，并与葡糖醛酸结合经肾脏排出。其中去甲哌替啶的镇痛活性仅为哌替啶的一半，而惊厥作用较大。

哌替啶酸　　　　去甲哌替啶　　　　去甲哌替啶酸

本品为典型的阿片 μ 受体激动剂，镇痛作用是吗啡的1/6～1/8，具有阿托品样的解痉作用，成瘾性较吗啡弱，不良反应较少。由于起效快，因此作用时间短，常用于各种创伤性疼痛及平滑肌痉挛引起的内脏剧痛。口服有首过效应，应注射给药。

（四）氨基酮类

氨基酮类药物可以看作是只保留吗啡结构中的A环（苯环）和碱性氮原子，是将哌啶环（D环）打开的一个高度柔性分子。由于羰基极化，碳原子上带有部分正电荷，与氨基氮原子上孤对电子相互吸引，通过非共价键的相互作用可使之与哌替啶构象相似，可以看作是开环的哌啶类化合物。这类药物有美沙酮（methadone）、右丙氧酚（dextropropoxyphene）等。美沙酮镇痛作用比吗啡和哌替啶强，为 μ 受体激动剂，其作用与吗啡相当，但耐受性、成瘾性发生较慢，戒断症状轻，可用作戒毒药。对美沙酮结构进行改造得到右丙氧芬。右丙氧芬是丙氧酚的右旋体，是成瘾性很小的镇痛药，镇痛作用为吗啡的1/15，适用于由慢性病引起的疼痛。

美沙酮　　　　右丙氧芬

盐酸美沙酮　Methadone Hydrochloride

化学名为 4,4-二苯基-6-（二甲氨基）-3-庚酮盐酸盐

本品为无色结晶或白色结晶性粉末；无臭，味苦。熔点为 230～234℃。易溶于醇和三氯甲烷，在水中溶解，不溶于醚和甘油。水溶液在 20℃时 pK_a=8.25。1%水溶液 pH 为 4.5～6.5。

本品具有旋光性，其左旋体旋光度为 −145°，镇痛活性大于右旋体。临床上常用其外消旋体。

本品羰基位阻较大，因而化学反应活性显著降低，不能生成缩氨脲或肟，也不能被钠汞齐或异丙醇铝还原。

本品水溶液遇常见生物碱试剂能生成沉淀。例如与苦酮酸产生沉淀；与甲基橙试液亦可产生黄色的盐（1∶1）沉淀，加入过量氢氧化钠溶液，析出游离碱，熔点为 76℃。

本品游离碱的有机溶液在 30℃贮存时，形成美沙酮的 N-氧化物。

本品水溶液光照射部分分解，溶液变成棕色，pH 发生改变，旋光率降低。

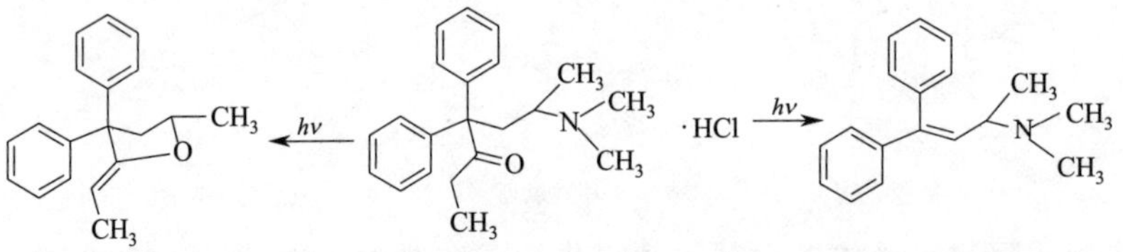

本品为阿片受体激动剂，镇痛效果比吗啡、哌替啶强，其左旋体镇痛作用比右旋体强 20 倍。本品适用于各种剧烈疼痛，并有显著镇咳作用，毒性较大，有效剂量与中毒剂量比较接近，安全度小，但成瘾性较小，临床上主要用于海洛因成瘾的戒除治疗（脱瘾疗法）。

三、镇痛药的构效关系

根据吗啡和大量半合成、全合成镇痛药物的结构分析，归纳出镇痛药具有以下共同的结构特征：①分子中具有一个平坦的芳环结构；②药物分子要有一个碱性中心（如叔氨基氮原子），能在生理条件下大部分电离出阳离子；③分子中要有哌啶或类似哌啶的空间结构，哌啶或类似哌啶的烃基部分要凸出于芳环平面前方，正好与受体凹槽相适应。见图 3-8。

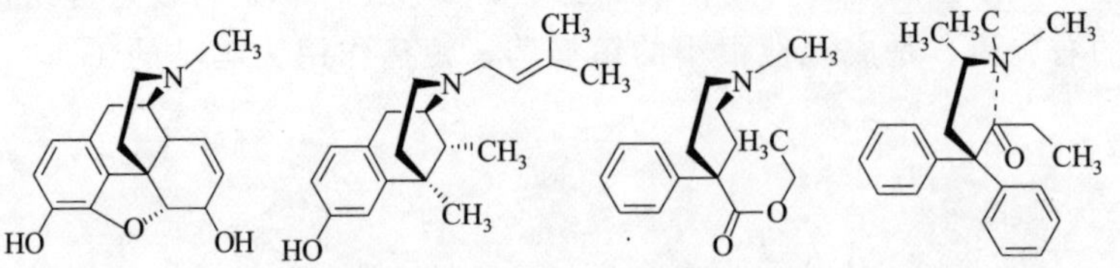

图 3-8 镇痛药的活性构象

吗啡类药物进入体内，与中枢神经系统中具有三维立体结构的阿片受体结合，才呈现出镇痛效应。根据吗啡及合成镇痛药的共同活性构象设想出互补的阿片受体模型，即吗啡类药物的三点结合模型（图 3-9），设想的受体包括三个部分：①一个适合芳环的平坦区，可与药物的平坦芳香环发生疏水相互结合；②一个阴离子部位，能与镇痛药的阳离子中心（所具有的碱性基团形成）以静电作用相结合；③一个合适的凹槽部位，能与药物的凸出部位相互适应。

阿片受体的三点模型理论对镇痛药的研究起到了促进作用，但随着新型镇痛药的发现，阿片受体三点模型理论对一些实验结果就难以完全解释。例如埃托啡镇痛活性比吗啡高几万倍，因此在阿片受体三点模型理论基础上有人提出四点结合的受体模型，就是在三点结合以外，还有两个辅助连接区域，其中一个区域为激动剂结合位置，另一个则是拮抗剂结合位

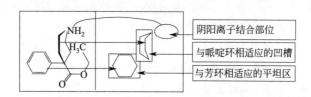

图 3-9　阿片受体的三点结合模型

置,同时也影响药物发挥作用的强弱。这种模型可解释埃托啡类高效镇痛作用机制。

现已证实脑中存在阿片受体以及各种镇痛药与受体的亲和力和镇痛强弱相关。阿片受体已被分离和克隆出来,现分为 μ、κ、δ 和 σ 四种。μ 受体镇痛活性最强,成瘾性也最强,是产生副作用的主要原因;δ 受体成瘾性小,镇痛作用也不明显;κ 受体镇痛活性介于前两者之间,但在镇痛的同时有明显的致焦虑作用,有证据表明 κ 受体对 μ 受体介导的反应有调节作用。μ 受体中的亚型 μ_1 受体为调节痛觉神经传导的高度亲和结合位点;而 μ_2 受体控制呼吸抑制作用。μ 受体的典型激动剂为吗啡、舒芬太尼等;κ 受体激动剂有喷他佐辛等;而 δ 受体的激动剂多半为肽类化合物。寻找专属性的 μ_1、κ 型受体激动剂,也有望得到高效非成瘾的镇痛药。

不同受体可兴奋产生各自的生物效应,见表 3-7。吗啡是 μ、κ、δ 三种受体的激动剂,对三个受体亚型的作用强度依次减弱。

表 3-7　阿片受体兴奋效应

受体分型	效应						
	镇痛	呼吸抑制	瞳孔	胃肠运动	平滑肌痉挛	镇静	欣快/烦躁
μ	脊椎以上水平	++	缩小	减少	++	++	欣快++
κ	脊椎水平	++	缩小	减少	++	++	欣快++
δ	脊椎水平	+	—	—	—	+	烦躁+
σ	—	—	散大	—	—	致幻	烦躁++

阿片受体的发现提示脑内可能存在着内源性镇痛物质。20 世纪 70 年代已从哺乳动物体内发现了两个脑啡肽即亮氨酸脑啡肽和甲硫氨酸脑啡肽。经结构比较发现吗啡有类似脑啡肽结构。它们在脑内分布与阿片受体的分布相似,且与阿片受体结合后可产生吗啡样作用。现已发现与吗啡作用相似的肽类物质有 20 多种,统称为内啡肽。内源性镇痛物质的发现和对其进行的研究为镇痛药的受体学说找到了物质基础,也开辟了一条寻找新药的途径。

 目标检测 >>>

一、单项选择题

1. 苯巴比妥不具有下列哪种性质（　　）。
A. 呈弱酸性　B. 溶于乙醚、乙醇　C. 有硫黄的刺激气味　D. 钠盐易水解

2. 苯巴比妥可与吡啶和硫酸铜溶液作用,生成（　　）。
A. 绿色络合物　B. 紫堇色络合物　C. 白色胶状沉淀　D. 氨气　E. 红色

3. 异戊巴比妥不具有下列哪些性质（　　）。
A. 弱酸性　B. 溶于乙醚、乙醇　C. 水解后仍有活性

D. 钠盐溶液易水解　　　　　　　E. 加入过量的硝酸银试液，可生成银盐沉淀

4. 巴比妥类药物的药效主要受什么因素影响（　　）。
A. 体内解离度　　B. 水中溶解度　　C. 官能团　　D. 立体因素

5. 巴比妥类药物的pK_a值和未解离率如下，哪个显效最快（　　）。
A. 戊巴比妥，pK_a 8.0，未解离率为79.9％
B. 丙烯巴比妥，pK_a 7.7，未解离率为66％
C. 己锁巴比妥，pK_a 8.4，未解离率为90％
D. 苯巴比妥，pK_a 7.4，未解离率为50％
E. 异戊巴比妥pK_a 7.9，未解离率为75.9％

6. 地西泮结构中不含有（　　）。
A. 二氮杂䓬环　　B. 羟基　　C. 甲基　　D. 氯　　E. 苯环

7. 盐酸氯丙嗪不具备的性质是（　　）。
A. 溶于水、乙醇或氯仿
B. 含有易氧化的吩噻嗪母核
C. 遇硝酸后显红色
D. 与三氧化铁试液作用，显蓝紫色
E. 在强烈日光照射下，发生严重的光毒化反应

8. 吩噻嗪2位上为哪个取代基时，其安定作用最强（　　）。
A. —H　　B. —Cl　　C. —COCH$_3$　　D. —CF$_3$　　E. —CH$_3$

9. 氯丙嗪的结构中不含有（　　）。
A. 吩噻嗪环　　B. 二甲氨基　　C. 二乙氨基
D. 丙胺　　E. 环上有氯取代

10. 盐酸吗啡溶液遇甲醛硫酸试液显色，是因为结构中具有（　　）。
A. 苯环　　B. 叔胺　　C. 酚羟基　　D. 碳碳双键

11. 关于盐酸吗啡，下列说法不正确的是（　　）。
A. 天然产物　　　　　　　　　　B. 白色、有丝光的结晶或结晶性粉末
C. 水溶液呈碱性　　　　　　　　D. 易氧化　　E. 有成瘾性

12. 结构上不含杂环的镇痛药是（　　）。
A. 盐酸吗啡　　B. 盐酸哌替啶　　C. 二氢埃托菲　　D. 盐酸美沙酮

13. 盐酸吗啡的注射剂中加入EDTA的主要目的是（　　）。
A. 作为抗氧剂　　B. 缓冲剂　　C. 金属离子的络合剂　　D. 测定含量

14. 关于镇痛药的结构特征说法不正确的是（　　）。
A. 分子中必须有一呈平面的芳环结构　　B. 有一碱性基团
C. 含有哌啶或能形成类似哌啶的空间结构，而烃基部分在立体构型中应突出于平面前方
D. 必须要有五个环

15. 吗啡及合成镇痛药均具镇痛活性，是因为（　　）。
A. 具有相似的疏水性　　　　　　B. 具有相似的构型
C. 具有相同的药效构象　　　　　D. 具有相似的化学结构

16. 吗啡易被氧化变色是由于分子结构中含有（　　）。

A. 醇羟基　　　B. 双键　　　　C. 醚键　　　　D. 哌啶环　　　E. 酚羟基

二、配伍选择题

A. FeCl₃ 溶液　　B. 溴水　　　C. ①NaNO₂，HCl/②β-萘酚，NaOH

1. 可用于鉴别含芳伯氨基药物的试剂是（　　）。
2. 区别吗啡和可待因可用（　　）。
3. 区别异戊巴比妥和司可巴比妥可采用（　　）。

A. 双吗啡　　　B. 阿扑吗啡　　　C. 可待因

4. 盐酸吗啡的重排产物是（　　）。
5. 盐酸吗啡的氧化产物是（　　）。
6. 吗啡的 3-甲醚衍生物是（　　）。

三、比较选择题

A. 地西泮　　　B. 奥沙西泮　　　C. 两者均有　　　D. 两者均无

1. 7 位有甲基取代的是（　　）。
2. 在 1,2 位有骈合的三唑环，生物活性明显增加的是（　　）。
3. 在酸或碱中加热水解，经重氮化后与 β-萘酚偶合，生成有色沉淀物的是（　　）。
4. 母核为 1,4 苯并二氮杂䓬环的是（　　）。
5. 3 位有羟基的是（　　）。

A. 巴比妥　　　B. 硫喷妥　　　C. 苯巴比妥　　　D. 戊巴比妥

6. 脂溶性最高，作用快而短的药物是（　　）。
7. 脂溶性最低，作用慢而长的药物是（　　）。
8. 脂溶性中等，作用持续 3～6h 的药物是（　　）。

A. 异戊巴比妥　　B. 地西泮　　C. A 和 B 都是　　D. A 和 B 都不是

9. 属于镇静催眠药的是（　　）。
10. 具二苯并氮杂䓬结构的是（　　）。
11. 可成钠盐的是（　　）。
12. 与吡啶硫酸铜显色的是（　　）。

A. 苯巴比妥　　B. 苯妥英　　C. 两者都是　　D. 两者都不是

13. 属于镇静催眠药的是（　　）。
14. 属于抗癫痫药的是（　　）。
15. 具酰脲结构的是（　　）。
16. 可成钠盐的是（　　）。
17. 钠盐易水解的是（　　）。

A. 吗啡　　　B. 哌替啶　　　C. 两者都是　　　D. 两者都不是

18. 结构中含有酚羟基的是（　　）。
19. 具有哌啶环的是（　　）。
20. 有成瘾性的是（　　）。
21. 为天然药物的是（　　）。
22. 与甲醛硫酸试液显色的是（　　）。

四、多项选择题

1. 硝西泮比地西泮作用时间长，是因为（　　）。

A. 硝西泮比地西泮稳定

B. 硝西泮的亲脂性比地西泮强

C. 硝西泮比地西泮容易在胃中水解开环而后在肠道又闭环成原药

D. 硝西泮的亲水性比地西泮强

E. 硝西泮 7 位取代基的吸电子效应比地西泮强

2. 影响苯二氮䓬类药物药效的主要因素是（　　）。

A. 当 7 位有强的吸电子基团存在，活性增加

B. 4 位是 N-氧化物时，活性增强

C. 在 1，2 位骈合三唑环，提高了与受体亲和力，生物活性明显增加

D. 1 位引入哌嗪基时，活性大大增强

E. 2 位被吸电子基氯．三氟甲基取代，其活性加强

3. 关于吗啡的叙述正确的是（　　）。

A. 具有左旋性　　B. 具有酸碱两性　　C. 有成瘾性及呼吸抑制等副作用

D. 易被氧化成毒性较大的阿扑吗啡　E. 可与苦味酸生成沉淀

4. 有酰脲结构的是（　　）。

A. 哌替啶　　　B. 美沙酮　　　C. 苯巴比妥　　　D. 苯妥英钠　　　E. 盐酸氯丙嗪

5. 苯巴比妥具有下列哪些性质（　　）。

A. 具有互变异构现象，呈弱酸性　　　　　　B. 溶于乙醚、乙醇

C. 与吡啶硫酸铜试液反应生成绿色配合物　　　D. 钠盐溶液易水解

E. 加入过量的硝酸银试液，可生成不溶性的白色沉淀

6. 盐酸氯丙嗪具备的性质有（　　）。

A. 溶于水、乙醇或氯仿　　　　　　　B. 含有易氧化的吩噻嗪母核

C. 遇硝酸后显红色，渐变为淡黄色　　　D. 与三氯化铁试液作用，显蓝紫色

E. 在强烈日光照射下，发生严重的光化毒反应

7. 下列哪些与地西泮相符（　　）。

A. 化学名为 5-苯基-3-羟基-7-氯-1，3-二氢-2H-1，4-苯并二氮杂䓬-2-酮

B. 化学结构中 7 位有吸电子基团氯原子取代

C. 遇酸或碱受热时易水解，水解在 1，2 位和 4，5 位开环

D. 体内代谢时，在胃酸中为 4，5 位开环，进入碱性肠道又闭环，不影响生物利用度

E. 与稀盐酸煮沸，放冷，加亚硝酸钠和碱性 β-萘酚试液，生成橙红色沉淀

8. 以下条件中对吗啡氧化有促进作用的是（　　）。

A. 日光　　B. 重金属离子　　C. 碱性条件　　D. 中性条件　　E. 空气中的氧

五、简答题

1. 巴比妥类药物化学结构与其催眠作用持续时间有何关系？

2. 如何用化学方法区别吗啡和可待因？

3. 合成类镇痛药按结构可以分成几类？这些药物的化学结构类型不同，但为什么都具有类似吗啡的作用？

4. 根据吗啡与可待因的结构，解释吗啡可与中性三氯化铁反应，而可待因不反应；以及可待因在浓硫酸存在下加热，又可以与三氯化铁发生显色反应的原因。

第四章
外周神经系统药物

第一节 抗过敏药

组胺（histamine）是一种内源性的生物活性物质，是由组氨酸（histidine）在组氨酸脱羧酶催化下脱羧形成，当组织中的组胺是以无活性的结合型存在于肥大细胞和嗜碱性粒细胞的颗粒中，以皮肤、支气管黏膜、肠黏膜和神经系统中含量较多。当机体受到理化刺激或发生过敏反应时，可引起这些细胞脱颗粒，导致组胺释放，与组胺受体结合而产生生物效应。

$$\underset{\text{组氨酸}}{\text{图}} \xrightarrow{\text{组氨酸脱羧酶}} \underset{\text{组胺}}{\text{图}}$$

目前已知的组胺受体有四个亚型 H_1、H_2、H_3 和 H_4，机制明确的两个亚型是 H_1 和 H_2。当组胺作用于不同的受体时，产生不同的生理效应（见表4-1），能和组胺竞争组胺受体，产生拮抗组胺作用的药物称为抗组胺药（antihistaminics）。H_1 受体拮抗剂具有抗变态反应的药理活性，临床上主要用于抗过敏、抗帕金森病、防治呕吐和眩晕、镇咳等。H_2 受体拮抗剂临床上主要用于抗溃疡。

表 4-1 组胺的类型、分布及效应

受体	分布	效应	阻断药
H_1	支气管、胃肠、子宫平滑肌	支气管平滑肌收缩可致呼吸困难；胃肠和子宫平滑肌收缩引起痉挛性腹痛	苯海拉明 异丙嗪 氯苯那敏 阿司咪唑
	皮肤血管、毛细血管	血管扩张，通透性增高，渗出增加、引起水肿	
	心房、房室结	收缩力增加，心率加快，传导变慢	
	中枢	觉醒反应，刺激神经末梢引起痛和痒	

续表

受体	分布	效应	阻断药
H₂	胃壁细胞	胃液(酸)分泌增加	西咪替丁
	血管	舒张	雷尼替丁
	心室,窦房结	收缩加强、心率变快	法莫替丁

H_1 受体兴奋时,主要作用是使支气管和肠平滑肌收缩(见图 4-1)。

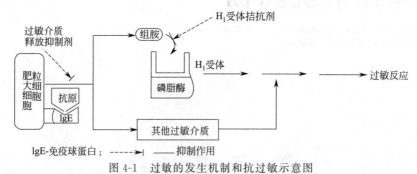

图 4-1 过敏的发生机制和抗过敏示意图

H_1 受体拮抗剂分为经典的 H_1 受体拮抗剂和非镇静 H_1 受体拮抗剂。H_1 受体拮抗剂按化学结构可以分为乙二胺类、氨基醚类、丙胺类、三环类经典的 H_1 受体拮抗剂,哌嗪类和哌啶类非镇静 H_1 受体拮抗剂。

一、经典的 H_1 受体拮抗剂

1933 年,在研究抗疟疾药物时,发现哌罗克生(piperoxan)可缓解组胺所引起的支气管痉挛。从此,组胺 H_1 受体拮抗剂的研究得到广泛关注。第一代 H_1 受体拮抗剂由于分子量小,脂溶性强,易透过血脑屏障进入中枢神经系统,产生中枢抑制和镇静的不良反应。此外,由于其对受体的选择性低,常伴有不同程度的抗肾上腺素、抗胆碱、抗 5-羟色胺、镇痛、局部麻醉等不良反应。故第一代 H_1 受体拮抗剂被称为镇静性 H_1 受体拮抗剂或经典的 H_1 受体拮抗剂。

哌罗克生

(一)乙二胺类

1942 年发现的芬苯扎胺(phenbenzamine)是第一个应用于临床的乙二胺类抗组胺药,该药活性高,毒性较低。随后利用生物电子等排原理对其进行结构改造,得到了一系列活性更强、副作用更小的药物。如在芬苯扎胺的结构中以吡啶基置换苯基,得到曲吡那敏(tripelennamine);苄胺的 C4 位引入甲氧基得到活性与曲吡那敏相当的美吡拉敏(mepyramine)等。

乙二胺类基本结构　芬苯扎胺　美吡拉敏　曲吡那敏

乙二胺类抗组胺药具有如下基本结构：式中 Ar 可为苯基、对位取代苯基或噻吩基，Ar′常为苯基或 2-吡啶基，R 及 R′常为甲基，也可环合成杂环。其抗组胺作用弱于其他结构类型，并具有中等程度的中枢镇静作用，还可引起胃肠道功能紊乱，局部外用可引起皮肤过敏。

（二）氨基醚类

在乙二胺类药物结构中，将 $ArCH_2（Ar′）N$—置换成 $Ar（Ar′）CHO$—得到氨基醚类药物。第一代氨基醚类 H_1 受体拮抗剂有明显的中枢镇静作用和抗胆碱作用，常见嗜睡、头晕、口干等不良反应，但胃肠道反应的发生率较低。部分药物在常用量时就可治疗失眠。

最早应用于临床的是苯海拉明（diphenhydramine），能竞争性阻断 H_1 受体而产生抗组胺作用，临床用于治疗荨麻疹、过敏性鼻炎和皮肤瘙痒等皮肤、黏膜过敏性疾病，但嗜睡和中枢抑制等副作用明显。为克服这个缺点，将苯海拉明与中枢兴奋药 8-氨茶碱结合成盐，得到茶苯海明（dimenhydrinate，乘晕宁），是常用的抗晕动病药物。

对于两个芳基不同的氨基醚类手性药物，其 S 构型体的活性通常高于 R 构型体。

氨基醚类基本结构　苯海拉明　茶苯海明

为减少中枢抑制的副作用，对苯海拉明进行结构改造，得到氯马斯汀（clemastine），是该类第一个非镇静性 H_1 受体拮抗剂。其结构中两个手性中心的绝对构型均为 R 构型的光学异构体，当苄基碳原子及吡咯烷环与侧链相连的碳原子为 RR 构型或 RS 构型时，活性最强；SR 构型次之，SS 构型的活性最弱。临床上用其富马酸盐治疗过敏性鼻炎及荨麻疹、湿疹等过敏性皮肤病，也可用于治疗支气管哮喘。氯马斯汀七元环类似物司他斯汀（setastine）也是非镇静性 H_1 受体拮抗剂，作用特点与其相似。

氯马斯汀　司他斯汀

（三）丙胺类

将乙二胺类结构中的—N—用—CH_2—替代，或将氨基醚类结构中的—O—去掉，得到芳丙胺类药物，该类药物的抗组胺作用较强，中枢镇静作用较弱。1944 年发现的非尼拉敏（pheniramine）是第一个用于临床的丙胺类 H_1 受体拮抗剂，对眼部过敏疾病疗效较好，虽作用较弱，但毒性也较低。在非尼拉敏的苯环上引入氯原子和溴原子分别得到氯苯那敏（chlorphenamine）和溴苯那敏（brompheniramine），两者都以马来酸盐供药物使用。此外，上述三种药物的结构中均存在手性碳原子，右旋体比左旋体活性强，毒性也比消旋体低，其中氯苯那敏的抗组胺作用强而持久，是临床常用药之一。

R=H 非尼拉敏
R=Cl 氯苯那敏
R=Br 溴苯那敏

丙胺类基本结构

对丙胺类化合物的结构改造研究中发现，在丙胺链中引入不饱和双键同样具有良好的抗组胺活性，如曲普利啶（triprolidine）。在曲普利啶吡啶环上引入亲水性的丙烯酸基，得到阿伐斯汀（acrivastine），因分子是两性离子化合物，具有相当的亲水性而不易透过血脑屏障，中枢副作用减少，故为非镇静性 H_1 受体拮抗剂。这些药物 E 型异构体活性普遍大于 Z 型。临床上主要用于治疗过敏性鼻炎、荨麻疹、花粉症、皮肤划痕症。

曲普利啶　　　　　阿伐斯汀

马来酸氯苯那敏　Chlorphenamine Maleate

化学名为 2-[对氯-α-[2-(二甲氨基)乙基]苯基]吡啶马来酸盐，又名扑尔敏。

本品为白色结晶性粉末，无臭。在水、乙醇或三氯甲烷中易溶，熔点为 131.5～135℃。本品具有升华性，升华物有特殊晶型，可区别于其他抗组胺药。

马来酸是较强的酸（K_a 为 1.2×10^{-2}），故本品水溶液显酸性，1％的水溶液 pH 为 4.0～5.0。

本品结构中有一个手性碳原子，存在一对光学异构体。其 S 构型（右旋体）的活性比消旋体约强 2 倍，R 构型（左旋体）的活性仅为消旋体的 1/90，药用为外消旋体。

结构中有叔胺结构，有叔胺特征性反应，可与枸橼酸醋酐试液在水浴上加热，即显红紫色；与苦味酸生成黄色沉淀。

马来酸含不饱和双键，具有还原性，本品在稀硫酸中马来酸与高锰酸钾反应，红色褪去。

马来酸　　　　二羟基丁二酸

氯苯那敏的吡啶结构在 pH 为 3～4 的缓冲溶液中与溴化氰试剂反应，吡啶开环，与苯胺生成橙黄色缩合物。若用 1-苯基-3-甲基-5-吡唑啉酮代替苯胺，则产生红色缩合物。

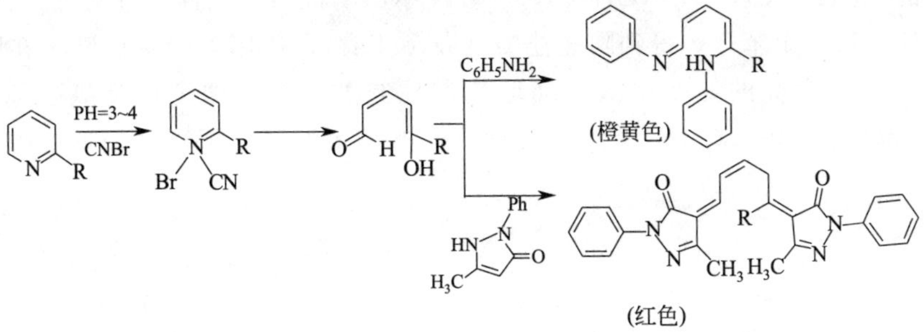

本品服用后吸收迅速而完全，因排泄缓慢，故作用持久，主要代谢产物为 N-去一甲基、N-去二甲基、N-氧化物及未知的极性代谢产物随尿液排出。

本品抗组胺作用强、用量小、副作用小，适用于小儿。临床主要用于过敏性鼻炎、荨麻疹、湿疹等皮肤过敏症及食物或药物引起的过敏性疾病。

（四）三环类

将乙二胺类、氨基醚类和丙胺类结构中的两个芳（杂）环部分通过一个或两个原子连接起来，得到三环类药物。当三环类结构通式中 X 为氮原子，Y 为硫原子时，即得到吩噻嗪为母核的三环类药物，如异丙嗪（promethazine），具有较强的抗组胺活性，用于皮肤黏膜变态反应性疾病、晕动病、恶心、呕吐、失眠等，但有明显的镇静、安定等副作用。

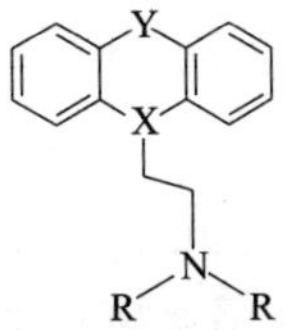

三环类基本结构

通式中的 X 为 C 原子并通过双键与碱性的侧链相连，Y 为硫原子时，得到噻吨类化合物。如氯普噻吨（chlorprothixene），由于母核有双键，故有顺式（Z 型）和反式（E 型）两种异构体。通常 Z 型以抗精神病作用为主，E 型以抗组胺作用为主。

通式中的 X 为 sp^2 杂化的碳原子，Y 为生物电子等排体—CH=CH—基置换，即得到赛庚啶（cyproheptadine），具有较强的 H_1 受体拮抗作用，并具有轻、中度的抗 5-羟色胺即抗胆碱作用。

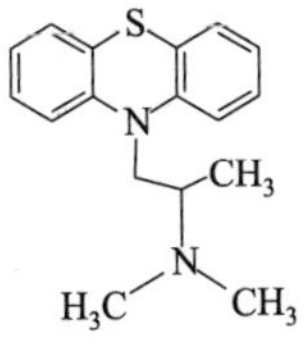

异丙嗪 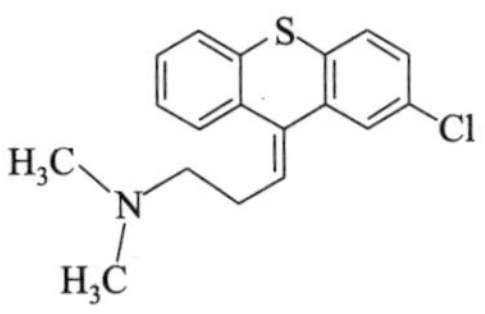　　氯普噻吨 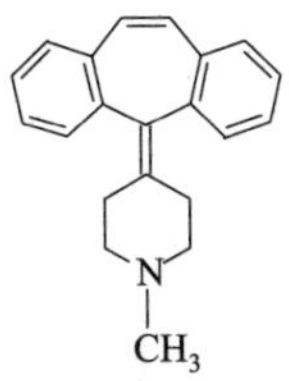　　赛庚啶

将赛庚啶的—CH=CH—换成—CH_2CO—，并用噻吩环替代靠近羰基的苯环，得到酮替芬（ketotifen），既有强大的 H_1 受体拮抗作用，还可以抑制过敏介质的释放，抗组胺作用比马来酸氯苯那敏强，且强效。临床用富马酸盐治疗和预防各类哮喘和支气管痉挛，但有较强的中枢抑制、嗜睡等不良反应。

赛庚啶的—CH=CH—用—CH₂CH₂—替代不影响抗组胺活性，且降低5-羟色胺活性，同时用吡啶环替代一个苯环，得到阿扎他啶（azatadine），作用类似赛庚啶。在阿扎他啶苯环引入氯原子，以中性的氨基甲酸乙酯取代碱性叔胺结构，即可得到氯雷他定（loratadine），其选择性地对抗外周 H_1 受体，而对中枢神经无抑制作用，属于第二代非镇静性抗组胺药。

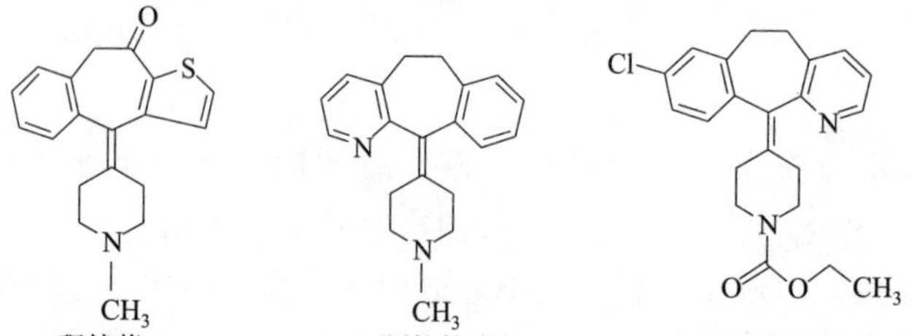

酮替芬　　　　阿扎他啶　　　　氯雷他定

盐酸赛庚啶 Cyproheptadine Hydrochloride

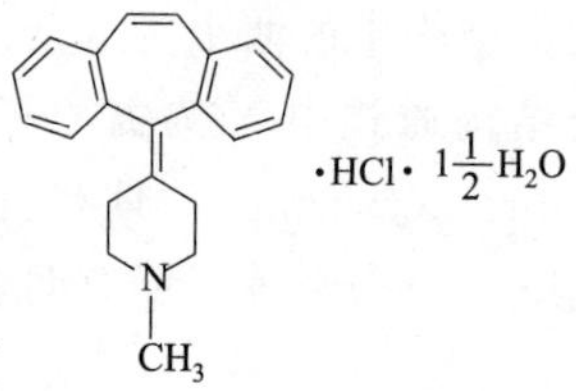

化学名为1-甲基-4-（5H-二苯并[a,d]环庚三烯-5-亚基）哌啶盐酸盐倍半水合物。

本品为白色至微黄色的结晶性粉末；几乎无臭。本品在甲醇中易溶，在三氯甲烷中溶解，在乙醇中略溶，在水中微溶，在乙醚中几乎不溶。

本品结构中含有不饱和双键，对光敏感，应避光、密封保存。本品含有1.5分子结晶水，在溶解过程中，溶液有乳化现象。

本品含有叔胺结构，遇甲醛-硫酸试液呈灰绿色；遇钒酸铵-硫酸试液呈紫棕色；遇钼酸铵-硫酸试液呈蓝绿色或绿色；本品的饱和水溶液显氯化物鉴别反应。

本品代谢因机体不同而异，在人体代谢物为芳环羟基化、N-去甲基化、杂环氧化物及葡糖醛酸苷季铵物。

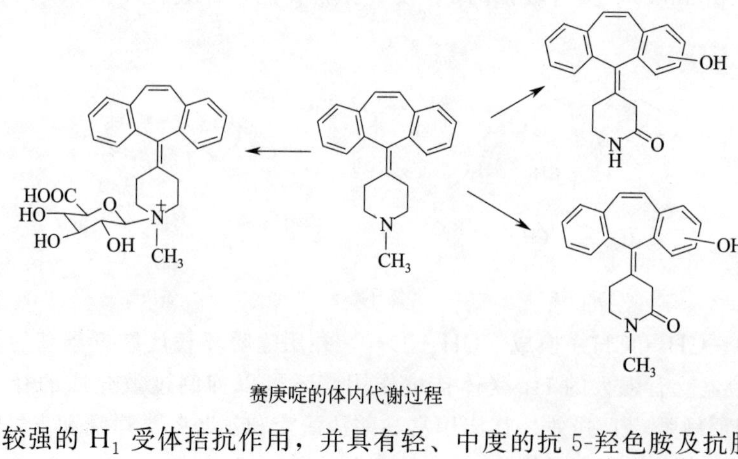

赛庚啶的体内代谢过程

本品具有较强的 H_1 受体拮抗作用，并具有轻、中度的抗5-羟色胺及抗胆碱作用；临床主要用于荨麻疹、湿疹、过敏性鼻炎、皮肤瘙痒及其他过敏性疾病。还可以抑制下丘脑饱觉中枢，可作为食欲刺激剂，用于神经性厌食，服用一定时间后可见体重增加。

二、非镇静 H_1 受体拮抗剂

经典 H_1 受体拮抗剂均含有脂溶性较强的基团，易于通过血脑屏障进入中枢，产生中枢抑制和镇静作用，呈现不同程度的局部麻醉、抗肾上腺素、拟交感、镇痛和抗 5-羟色胺等作用。此外，多数药物作用时间较短，临床应用受到一定限制。为提高药物对 H_1 受体的选择性以及限制药物进入中枢，发展了第二代非镇静性 H_1 受体拮抗剂。

（一）哌啶类非镇静 H_1 受体拮抗剂

将乙二胺类、氨基醚类、丙胺类的结构中的一个 N 形成哌啶结构，得到哌啶类药物，该类药物对外周 H_1 受体有高度选择性，是目前非镇静性 H_1 受体拮抗剂的主要类型。第一个上市的该类药物是特非那定（terfenadine），无中枢抑制作用，无抗胆碱、抗 5-羟色胺和抗肾上腺素的作用，耐受性好，安全性高，与受体结合时，解离均缓慢，故药效持久。但该药可导致各种心律失常，造成心脏毒性，因此 1998 年 FDA 批准撤销。该药在体内氧化代谢生成羧酸衍生物非索非那定（fexofenadine），仍具有较强的抗组胺活性，无中枢镇静作用，也无心脏毒性，广泛用于临床。

特非那定　　　　　　非索非那定

阿司咪唑（astemizole），曾是广泛使用的抗过敏药，该药物药效强而持久，不具有抗胆碱和局麻作用，也无中枢抑制作用。但也因心脏毒性于 1999 年被 FDA 决定从市场撤销。阿司咪唑的代谢物诺阿司咪唑（norastemizole），仍有抗组胺作用，作用强度比阿司咪唑强 40 倍，也已开发上市。

阿司咪唑　　　　　　诺阿司咪唑

目前临床上应用的哌啶类非镇静性 H_1 受体拮抗剂还有咪唑斯汀（mizolastine）和伊巴斯汀（ebastine）等。咪唑斯汀于 1998 年在欧洲首次上市，对 H_1 受体有高度特异性和选择性，具有起效快、强效和长效等特点，且无中枢镇静作用，主要用于治疗过敏性鼻炎和慢性特发性荨麻疹。伊巴斯汀是由苯海拉明和特非那定的部分结构拼合而成，作用上结合两者的优点，对 H_1 受体具有选择性阻断作用，持续时间比特非那定长。临床用于治疗各种与过敏性有关的疾病。

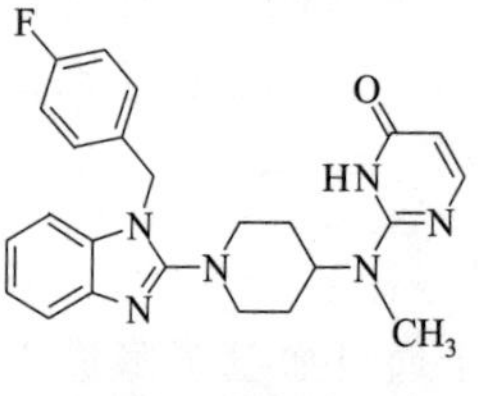

咪唑斯汀 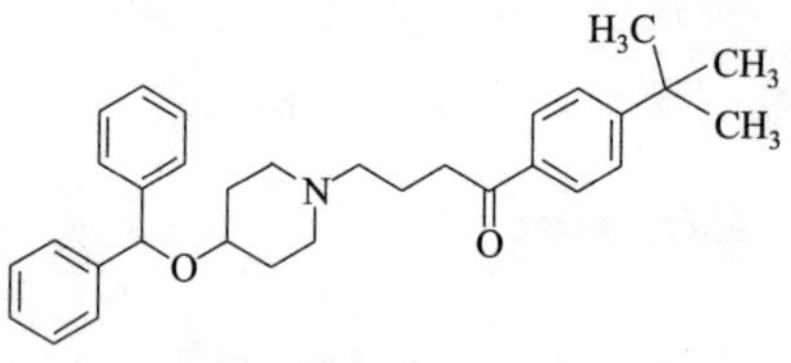　　　　　　　　　　　　伊巴斯汀

（二）哌嗪类非镇静 H_1 受体拮抗剂

将乙二胺类结构中的两个氮原子组成哌嗪环，得到活性强且作用持久的哌嗪类药物。其哌嗪环中一个氮原子上带有二苯基甲基，有时其中一个苯环对位由氯取代；另一个氮原子上取代基的变换则比较多。

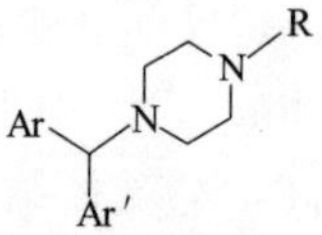

哌嗪类基本结构

西替利嗪（cetirizine）是哌嗪类抗组胺药的典型代表。该药可选择性地作用于 H_1 受体，对 M 胆碱受体和 5-羟色胺的作用极小。分子中的羧基易离子化，不易通过血脑屏障，无镇静作用，为高效、长效、低毒的非镇静性 H_1 受体拮抗剂。该药其光学纯 R-异构体左西替利嗪已于 2001 年在德国上市，临床主要用作抗过敏药。此类其他药物如美克洛嗪（meclozine）和去氯羟嗪（decloxizine），虽有一定的中枢抑制作用，除了具有较强的 H_1 受体拮抗剂作用外，还各有各的特点，如美克洛嗪还具有抗晕动作用，去氯羟嗪有平喘作用。

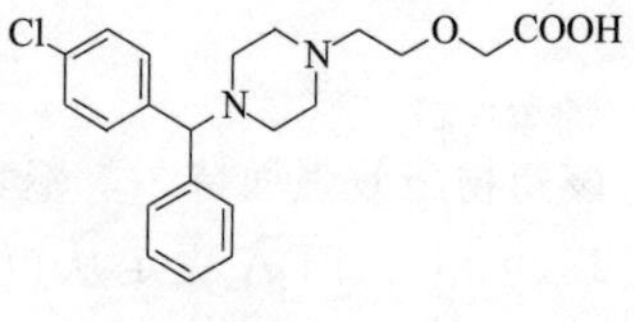

西替利嗪 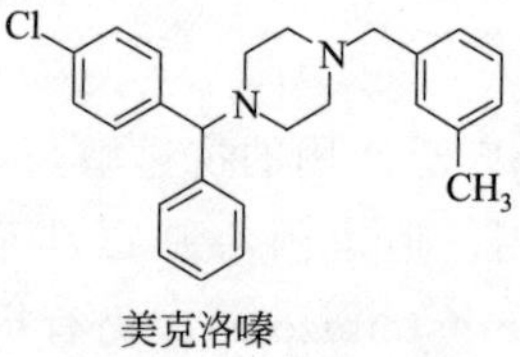　　　　　　　美克洛嗪 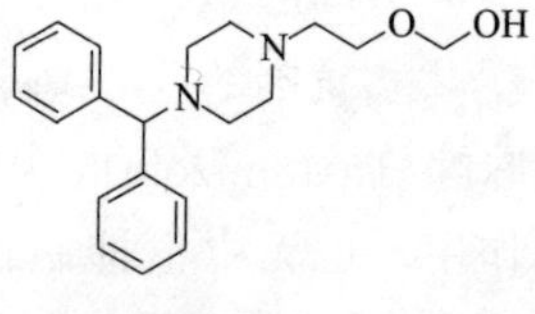　　　　　　　去氯羟嗪

（三）三环类非镇静 H_1 受体拮抗剂

氯雷他定为三环类抗组胺药，结构中哌啶环的 N 上用中性的氨基甲酸酯代替了碱性叔胺结构，此变化被认为直接导致其中枢镇静作用的降低。本品为强效、长效、选择性对抗外周 H_1 受体的非镇静抗组胺药。该药代谢产物去羧乙氧氯雷他定是地氯雷他定（desloratadine），也是 H_1 受体拮抗剂，作用持久，半衰期为 17～24h，适用于减轻过敏性鼻炎，及治疗荨麻疹和过敏性关节炎。

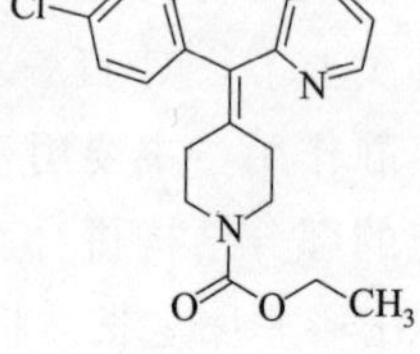

氯雷他定 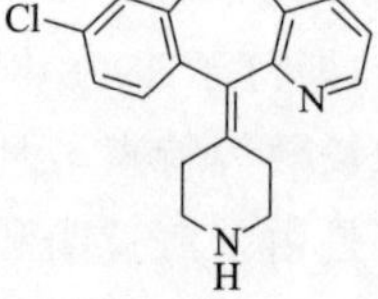　　　　　　　地氯雷他定

三、组胺 H_1 受体拮抗剂的构效关系

1. H_1 受体拮抗剂基本结构和特点可归纳于图 4-2

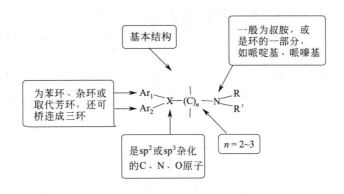

图 4-2 H_1 受体拮抗剂的构效关系

① Ar_1 为芳环、杂环或取代杂环，Ar_2 芳环上可以被甲基或卤原子取代，Ar_1 和 Ar_2 可通过一个硫原子或两个碳原子桥连成三环。Ar_1 和 Ar_2 二者不共平面时，具有最大的抗组胺活性，否则活性降低。

② X 为 N（乙二胺类）、CHO（氨基醚类）或 CH（丙胺类）等，n 一般为 2～3，通常为 2，芳环叔氮原子距离约为 0.5～0.6nm，有较好活性。

③ NRR' 一般为叔胺或环，常见的有二甲氨基、四氢吡咯基、哌啶基或哌嗪基等。

2. 药效基团的模型研究

H_1 受体拮抗剂的药效基团为叔胺及两个芳环，不同的药物 Ar_1 和 Ar_2 两个芳环的空间位置决定了药物与受体疏水区和静电吸引区相互作用时氮原子与受体形成氢键的方向，从而影响氢键键合能力，使不同药物表现出活性的差异。

四、过敏介质与抗过敏药

抗原抗体反应除使靶细胞释放组胺之外，还能释放其他过敏介质，如白三烯（leukotriene）、缓激肽（bradykinin）、血小板活化因子（PAF）等，这些体内活性物质均可引发各种过敏反应。组胺释放剂，如蛇毒、蜂毒、皂苷、右旋糖酐、氯筒箭毒等，也能促使靶细胞释放组胺。因此抑制过敏反应除拮抗 H_1 受体之外，还可以从多方面考虑。

（一）过敏介质释放抑制剂

色甘酸钠（sodium cromoglicate）可通过抑制磷酸二酯酶，使细胞内 cAMP 水平升高，抑制 Ca^{2+} 进入细胞，增加细胞膜稳定性，从而抑制颗粒膜与浆膜的融合，阻止过敏介质的释放。其主要用于哮喘的预防性治疗，能防止变态反应或运动引起的速发和迟发型哮喘反应，应用 2～3 日，能降低支气管的高反应性。也可用于过敏性鼻炎、溃疡性结肠炎及其他胃肠道过敏性疾病。曲尼司特（tranilast）的作用机制与色甘酸钠相似。这两种药物分子中均含有羧基，为酸性抗过敏药。

色甘酸钠　　　　　　　　　　　曲尼司特

酮替芬除具有 H_1 受体拮抗剂作用外，还有过敏介质阻释作用。该阻释作用通过抑制肥大细胞摄取胞外 Ca^{2+} 和抑制胞内 Ca^{2+} 的释放，避免胞内 Ca^{2+} 增加而造成的组胺释放的启动。具有此类过敏介质阻释作用的药物还有特非那定、美喹他嗪（mequitazine）等，它们的分子结构中一般具有疏水性的芳环和亲水性的氨基，为碱性抗过敏药。过敏介质释放抑制剂分子中疏水基能与肥大细胞膜磷脂的疏水区相互作用，使细胞膜的流动性降低从而稳定肥大细胞膜，减少抗原攻击肥大细胞引起的过敏介质的游离和释放。

（二）过敏介质拮抗剂

白三烯、缓激肽、血小板活化因子等过敏介质的拮抗剂也能作为抗过敏药。

扎鲁司特（zafirlukast）以天然白三烯为模型化合物，经结构衍化而得。它是有效 LTD_4 拮抗剂，亲和力约为天然配基的 2 倍，可作为轻中度哮喘的有效治疗药物。

孟鲁司特（montelukast）和普仑司特（pranlukast）为特异性 cysLT 受体拮抗剂，药理作用和临床应用与扎鲁司特相同。

扎鲁司特　　　　　　　　　　　孟鲁司特

齐留通（zileuton）的主要作用是选择性地抑制 5-LO，从而抑制 LTs 的合成，同时能抑制过敏反应引起的嗜酸性细胞向肺部的浸润。给药后可产生快速支气管扩张作用，明显降低血中嗜酸性细胞的水平，还有抗炎作用，可作为治疗哮喘的长期用药。

普仑司特　　　　　　　　　　　齐留通

抗白三烯药物可有效地用于过敏性反应。但白三烯毕竟只是构成过敏反应的过敏介质之一，应从病因出发联合使用其他药物才能全面控制疾病。

（三）钙通道阻断剂

肥大细胞内 Ca^{2+} 增加可导致过敏介质释放，Ca^{2+} 进入胞浆也可导致支气管平滑肌收缩，因此钙通道阻断剂可抑制 Ca^{2+} 内流，作为潜在的治疗过敏性疾病药物。

除 H_1 受体拮抗剂和抗过敏介质药物外，抑制过敏反应还可应用糖皮质激素抗炎症、抑制免疫和抗休克。

第二节 局部麻醉药

局部麻醉药是一类能在用药局部可逆性地阻断感觉神经冲动的发生和传导的药物。应用局部麻醉药后,可使病人在意识完全清醒而局部无痛觉的情况下进行手术。

知识延伸 >>>

局麻药的发现

药物的发现常常来自生活实践,局麻药的应用就是一个例子。远在古代,居住于秘鲁的土著人发现咀嚼古柯树叶能使人产生舒适、精力充沛、健康的感觉,他们以此作为精神享受的手段延续了数百年之久。后来,有人发现古柯树叶可使舌部麻木或完全失去知觉,便开始应用含此树叶的唾液置于身体局部进行小的手术。

19世纪末,一位年轻的科学家从古柯树叶中提纯了具有麻醉作用的生物碱,根据古柯树(coca)之名将此生物碱取名为可卡因(cocaine),第一个局麻药便这样问世了。用皮下注射可卡因的方法进行小的手术获得了成功。后来,一位名叫奥古斯特·贝尔的医生用可卡因注射到脊髓腔内,发现可获得比皮下注射更为广泛的麻醉范围,从此扩大局麻药的应用。20世纪初,人们仿照可卡因的化学结构成功地合成了普鲁卡因(procaine),并以其作用强、毒性小的优势迅速取代了可卡因而应用于临床。随后又相继合成了近20种局麻药,它们都比可卡因具有更多的优点,这样可卡因就被淘汰了。

一、局部麻醉药的结构类型

最早的局麻药是1859年从南美古柯树叶中分离出的一种生物碱,称为可卡因(cocaine,古柯碱)。由于其水溶液不稳定、毒性较强,有成瘾性等缺点,其应用受到限制,因此开始改造其结构,以寻找更好的局部麻醉药。

经过对可卡因结构的剖析和逐步简化,发现去除 N-甲基、甲氧羰基以及打开四氢吡咯环,仍保留局部麻醉作用。由此说明苯甲酸酯在可卡因的局部麻醉作用中占重要地位。于是开始集中研究苯甲酸酯类衍生物。1890年合成了局麻药苯佐卡因,但其溶解度小,不能制成注射剂,而制成盐酸盐则酸性太强,也不宜注射应用。引入酯氨基并成盐,终于在1904年合成了盐酸普鲁卡因,其作用优良,无可卡因的不良反应,临床应用至今。

可卡因   苯佐卡因

普鲁卡因的发现，开创了简化天然活性成分结构寻找新药的一条途径。对苯甲酸酯结构的研究中，发展了其他类局部麻醉药。根据化学结构类型，可将局部麻醉药分为对氨基苯甲酸酯类、酰胺类、氨基醚类、氨基酮类及氨基甲酸酯等。

（一）对氨基苯甲酸酯类

普鲁卡因的酯基不稳定，易被血清胆碱酯酶催化水解而失效，导致麻醉持续时间短。为了克服这一缺点，提高稳定性，以普鲁卡因作为先导物，对苯环、氨基侧链、碳链、羧酸酯进行变化，获得了一系列酯类局麻药。

普鲁卡因苯环上以其他基团取代时，由于空间位阻增加，使酯基的水解减慢，因而使局麻作用增强，如氯普鲁卡因（chloroprocaine）、羟普鲁卡因（hydroxyprocaine）等。氯普鲁卡因的局麻作用比普鲁卡因强 2 倍，毒性小约 1/3，穿透力强，作用迅速、持久，临床上用于浸润麻醉、硬膜外麻醉和阻滞麻醉。

氯普鲁卡因　　　　　　　羟普鲁卡因

苯环上氨基引入烷基，可以增强局部麻醉作用，如丁卡因（tetracaine）作用比普鲁卡因强约 10 倍，且穿透力强，毒性也较大，但因使用剂量比普鲁卡因小很多，故呈现出的毒副作用实际上比普鲁卡因小。丁卡因除可用于浸润麻醉、阻滞麻醉、腰麻和硬膜麻醉外，也能透过黏膜，在五官科主要用于黏膜麻醉，弥补了普鲁卡因不能用于表面麻醉的不足，与普鲁卡因一起为目前芳酸酯类中应用最为广泛的局部麻醉药。

丁卡因

改变侧链，增加位阻，使酯基不易水解，局麻作用时间延长。如徒托卡因（tutocaine）、二甲卡因（dimethocaine）等。

徒托卡因　　　　　　　二甲卡因

将乙醇胺侧链延长，活性不会降低，如布他卡因（butacaine）的局麻效力与普鲁卡因相当。将侧链中的氮原子包含在杂环中，活性也可保持不变。如哌罗卡因（piperocaine）和环美卡因（cyclomethycaine）。

布他卡因　　　　　哌罗卡因　　　　　环美卡因

羧酸酯中的—O—以其电子等排体—S—代替，则脂溶性增大，显效快，如硫卡因（thiocaine）的局麻作用较普鲁卡因强、毒性也大，可用于浸润麻醉及表面麻醉。

硫卡因

盐酸普鲁卡因　Procaine Hydrochloride

化学名为 4-氨基苯甲酸-2-（二乙氨基）乙酯盐酸盐，又名奴佛卡因。

盐酸普鲁卡因为白色结晶或结晶性粉末，无臭，味微苦而有麻痹感，熔点 154～157℃。本品易溶于水，溶于乙醇，微溶于三氯甲烷，几乎不溶于乙醚。其水溶液呈酸性，2%水溶液 pH 为 5.0～6.5。

本品分子结构具有酯键，在干燥时比较稳定，在水、酸碱、加热温度及时间等因素的影响下，易发生水解反应，生成对氨基苯甲酸、二乙氨基乙醇。在一定的条件下，对氨基苯甲酸还可进一步发生脱羧反应，生成有毒的苯胺，其水溶液最稳定的 pH 为 3.0～3.5。

本品水溶液加氢氧化钠试液后析出普鲁卡因白色沉淀，加热使酯键水解，并产生二乙氨基乙醇的蒸气，可使润湿的石蕊试纸变蓝，进而生成对氨基苯甲酸钠，加盐酸酸化后，析出不溶性对氨基苯甲酸，再加过量酸，白色沉淀又溶解，溶液变澄清。

本品结构中具有芳伯氨基，容易氧化变色，在碱性溶液中较易氧化，当 pH 大于 6.5

时，温度升高，加热时间延长则氧化变色愈显著。紫外光、空气、重金属离子均可加速本品的氧化变色，故配制盐酸普鲁卡因注射剂时，一般需要调节 pH 为 3.5～5.5 之间，并严格控制灭菌温度和时间，以 100℃ 流通蒸气灭菌 30min 为宜。

本品结构中的芳伯氨基，能发生重氮化-偶合反应，在稀盐酸中与亚硝酸钠反应生成重氮盐，再加碱性 β-萘酚试液生成猩红色偶氮染料。

本品具叔胺的结构，其水溶液能与一些生物碱沉淀剂，如氯化金试剂、碘-碘化钾试剂、碘化汞钾试剂和苦味酸试剂等反应生成沉淀。

本品在盐酸条件下能与对二甲氨基苯甲醛缩合，生成希夫碱而显黄色。

本品为常用的局部麻醉药，作用强、毒性小且无成瘾性，临床上广泛用于浸润麻醉、传导麻醉、腰麻、硬膜外麻醉等。

（二）酰胺类

由于普鲁卡因的酯基易水解而失效，用较不易水解的酰氨基取代酯基，局部麻醉药持续时间一般较长，于 1946 年发现了酰胺类局部麻醉药利多卡因（lidocaine），因其邻位两甲基使酰胺键受空间位阻的保护而不易水解。其作用较普鲁卡因强而持久。改造利多卡因的结构，获得了系列酰胺类局部麻醉药，见表 4-2。

表 4-2 临床常用的酰胺类局部麻醉药

药物名称和结构	作用特点及用途
丙胺卡因（prilocaine）	局部麻醉作用与利多卡因相似，但作用时间延长较长，毒性较小。用于硬膜外麻醉、阻滞麻醉及浸润麻醉

药物名称和结构	作用特点及用途
布比卡因(bupivacaine)	为长效局麻药,麻醉作用比利多卡因强4~5倍,作用持续时间长,较安全。临床用于局部浸润麻醉、外周神经阻滞麻醉及椎管内阻滞麻醉
罗哌卡因(ropivacaine)	麻醉效果与布比卡因相似,而毒性反应明显弱于布比卡因,皮肤镇痛时间较布比卡因长,而局部浸润麻醉作用时间较同浓度布比卡因长2~3倍
依替卡因(etidocaine)	局麻作用与布比卡因相似,起效迅速,持续时间长,主要用于浸润麻醉、神经阻滞麻醉及硬膜外麻醉

盐酸利多卡因 (Lidocaine Hydrochloride)

化学名为 N-(2,6-二甲基苯基)-2-(二乙氨基)乙酰胺盐酸盐一水合物。

本品为白色结晶性粉末;无臭,味微苦。易溶于水和乙醇中,溶于氯仿,不溶于乙醚。0.5%水溶液 pH 为 4.0~5.5。熔点为 75~79℃。

本品在空气中稳定,对酸或碱均较稳定,不易水解。这是因为本品结构中的酰氨基受邻位两个甲基的保护,造成空间位阻。如其注射剂于 115℃加热灭菌 3h 或室内放置一年半以上,水解率均在 0.1%以下。

本品因具叔胺结构,其水溶液加三硝基苯酚试液,即产生沉淀。该沉淀为利多卡因苦味酸盐,经水洗、干燥后测定,熔点为 228~232℃。

本品水溶液加硫酸铜试液和碳酸钠试液,即显蓝紫色,加氯仿振摇后放置,氯仿层显黄色;本品乙醇溶液与氯化亚钴试液振摇 2min 即显绿色,放置后,生成蓝绿色沉淀。这可能是酰氨基与金属离子络合所致。

金属配位化合物

利多卡因的局麻作用强于普鲁卡因两倍,且穿透力强。利多卡因也用于治疗心律不齐。

（三）氨基醚类、氨基酮类及氨基甲酸酯类

氨基醚类是用醚键代替局部麻醉药结构中的酯或酰氨基，使其稳定性增加，麻醉作用强而持久。如奎尼卡因（quinisocaine）、普莫卡因（pramocaine），均用作表面麻醉药，其中奎尼卡因的表面麻醉作用比可卡因强约 1000 倍，而毒性仅为可卡因的两倍。

氨基酮类药物中在临床上有应用价值的有达克罗宁（dyclonine）、法立卡因（falicaine）。

奎尼卡因　　　　　　　　普莫卡因　　　　　　　　法立卡因

盐酸达克罗宁　Dyclonine Hydrochloride

化学名为 1-（4-丁氧苯基）-3-（1-哌啶基）-1-丙酮盐酸盐。

本品为白色结晶或结晶性粉末；无臭，味微苦。熔点为 172～176℃。易溶于氯仿，可溶于乙醇，略溶于水，微溶于丙酮，几乎不溶于乙醚。

本品由于具有很强的表面麻醉作用，对黏膜穿透力强，作用快而持久，毒性较低，因此主要用于皮肤镇痛止痒及内镜检查前的黏膜麻醉。

二、局部麻醉药的构效关系

局部麻醉药结构类型较多，可概括为以下基本结构

$$Ar - \underset{I}{C} - \underset{II}{X} - (C)_n - \underset{III}{N}$$

Ⅰ为亲脂性部分：可为芳烃、芳杂环，这一部分修饰对理化性质影响大，活性顺序为：苯环 > 吡咯 > 噻吩 > 呋喃，苯环的活性最好，若苯环邻对位有给电子取代基有利于两性离子形成，活性增加；有吸电子基存在时活性下降。

Ⅱ为中间连接部分：X 可为 O、NH、CH_2 等。此部分决定药物的稳定性，X 可为 O、NH、CH_2 等，作用时间顺序为：—CH_2CO— > —CONH— > —COS— > —COO—；作用强度顺序为 —COS— > —COO— > —CH_2CO— > —CONH—；$n=2$、3 时局麻作用好，碳链增长，药效延长，但毒性增加。

Ⅲ为亲水性部分：以叔胺为好，仲胺次之，伯胺刺激性较大。也可以是吡咯烷、哌啶、吗啉等。pK_a 一般在 7.5～7.9，生理条件下为离子型。好的局麻药，分子的亲脂性与亲水性间应有适当的平衡，即应有一定的脂水分配系数。

目标检测

一、单项选择题

1. 利多卡因比普鲁卡因不易水解的主要原因是（　　）。
   A. 普鲁卡因有芳伯氨基
   B. 普鲁卡因有酯基
   C. 利多卡因无芳伯氨基
   D. 利多卡因为酰胺结构且有空间位阻的影响
2. 马来酸氯苯那敏属于组胺 H_1 受体拮抗剂的哪种结构类型（　　）。
   A. 乙二胺类　　B. 哌嗪类　　C. 丙胺类　　D. 三环类　　E. 氨基醚类
3. 盐酸普鲁卡因具有下列哪种结构，故重氮化后与碱性 β-萘酚偶合后生成猩红色偶氮染料（　　）。
   A. 苯环　　B. 伯氨基　　C. 酯基　　D. 芳伯氨基　　E. 叔氨基
4. 苯海拉明属于组胺 H_1 受体拮抗剂的哪种结构类型（　　）。
   A. 乙二胺类　　B. 哌嗪类　　C. 丙胺类　　D. 三环类　　E. 氨基醚类
5. 下列哪组试剂可将盐酸利多卡因与盐酸普鲁卡因区分开来（　　）。
   A. 苦味酸试剂
   B. 重氮化试剂
   C. $CuSO_4/Na_2CO_3$ 试液
   D. 碘试剂
6. 盐酸普鲁卡因注射液加热变黄的主要原因是（　　）。
   A. 水解
   B. 形成了聚合物
   C. 芳伯氨基被氧化
   D. 酯键水解
7. 盐酸普鲁卡因最易溶于哪种试剂（　　）。
   A. 水　　B. 酒精　　C. 氯仿　　D. 乙醚　　E. 丙酮
8. 下列哪个药物具有镇静抗晕动症作用（　　）。
   A. 盐酸赛庚啶　　B. 盐酸苯海拉明　　C. 马来酸氯苯拉敏
   D. 奥美拉唑　　E. 西咪替丁
9. 局部麻醉药的基本结构不包括以下哪一部分（　　）。
   A. 亲水部分　　B. 亲脂部分　　C. 中间连接部分　　D. 杂环部分

二、配伍选择题

A. 普鲁卡因　　B. 利多卡因　　C. 苯巴比妥　　D. 地西泮

1. 化学名为 4-氨基苯甲酸-2-二乙氨基乙酯对应药物（　　）。
2. 化学名为 7-氯-1,3-二氢-1-甲基-5-苯基-2H-1,4-苯并二氮-2-酮对应药物（　　）。
3. 化学名为 2-二乙氨基-N-（2,6-二甲基苯基）乙酰胺对应药物（　　）。
4. 化学名为 5-乙基-5-苯基嘧啶三酮对应药物（　　）。

三、比较选择题

A. 普鲁卡因　　B. 利多卡因　　C. 两者都是　　D. 两者都不是

1. 局部麻醉药（　　）。
2. 抗心律失常药（　　）。
3. 具有碱性（　　）。
4. 具水解性（　　）。

5. 易溶于水（　　）。
6. 对光敏感（　　）。
7. 与甲醛硫酸试液显色（　　）。
8. 可与对二甲氨基苯甲醛缩合（　　）。
9. 可用苦味酸盐沉淀的不同熔点鉴别（　　）。
10. 比较难于水解（　　）。
11. 具有含氮杂环（　　）。

四、多项选择题

1. 有关局部麻醉药的说法正确的是（　　）。
A. 芳环的邻对位有给电子性基团取代时作用增强
B. 酯类药物比酰胺类作用强
C. 酯类药物比酰胺类作用时间长
D. 亲水部分以叔胺为最合适

2. 下列叙述与苯海拉明相符的是（　　）。
A. 为 H_1 受体拮抗剂
B. 属于乙二胺类抗组胺药
C. 纯品对光稳定，水解生成二苯甲醇，冷却生成白色蜡状固体，在水中溶解度减小
D. 有醚键，对碱稳定，在酸中水解生成二苯甲醇
E. 有叔胺结构，可与多种生物碱试剂反应

3. 下列叙述中，与马来酸氯苯那敏相符的是（　　）。
A. 马来酸盐　　B. 又名扑尔敏　　C. H_2 受体拮抗剂
D. 含有叔胺结构　　　　　　E. 有手性碳，临床用外消旋体

4. 有关盐酸利多卡因的说法正确的是（　　）。
A. 本品为白色结晶性粉末　　　　B. 水中易溶
C. 本品水溶液与苦味酸试液作用，即产生沉淀　　　D. 本品易水解

五、简答题

1. 经典 H_1 受体拮抗剂有何突出不良反应？为什么？第二代 H_1 受体拮抗剂如何克服这一缺点？
2. 根据普鲁卡因的结构，说明其有关稳定性方面的性质。
3. 为什么《中国药典》规定盐酸普鲁卡因注射液须检查对氨基苯甲酸的含量？简述其检查原理。
4. 简述利多卡因结构与稳定性的关系。

第五章 心血管系统药物

随着人们生活水平的提高，人均寿命的延长，心血管疾病已成为常见病，严重危害着人类的身体健康。目前，心血管疾病是全世界导致死亡的首位疾病。药物是防止心血管疾病综合措施中极其重要的组成部分，主要作用于心脏或血管系统，通过不同的作用机制来调节心脏血液的总输出量，或改变循环系统各部分的血液分配，从而改善和恢复心脏和血管的功能。该类药物根据治疗疾病的类型可分为抗心绞痛药、抗心律失常药、抗高血压药、调血脂药、强心药等。

第一节 调血脂药

血脂是血浆中所含的脂类，包括胆固醇（CH）、甘油三酯（TG）、磷脂（PL）和游离脂肪酸（FFA）等。胆固醇又分为胆固醇酯（CE）和游离胆固醇（FC），两者相加为总胆固醇（TC）。血脂与载脂蛋白（Apo）结合形成各种可溶性的脂蛋白溶于血浆，并进行转运和代谢。血浆中的脂蛋白可分为乳糜微粒（CM）、极低密度脂蛋白（VLDL）、中密度脂蛋白（IDL）、低密度脂蛋白（LDL）和高密度脂蛋白（HDL）等。各种脂蛋白在血浆中有基本恒定的浓度以维持相互间的平衡。

如果血脂升高、脂代谢紊乱、血脂及分解产物逐渐沉积在血管壁上，呈现不同程度的内膜增厚、纤维组织增生、形成脂质条纹及斑块，使得动脉壁弹性减弱，管腔变窄或阻塞，斑块阻塞血流，形成靶器官供血不足，易于破裂而造成出血，即发生动脉粥样硬化。血浆中VLDL、LDL 及 APO B 浓度高出正常，或 HDL、APO A 浓度低于正常，均可促进动脉粥样硬化的形成与发展。因此控制高脂血症是防治和预防动脉粥样硬化和冠心病的重要方法，故调血脂药也称抗动脉粥样硬化药。这类药物主要是通过减少体内胆固醇的吸收、防止和减少脂的合成、促进脂质的代谢等途径产生降血脂的作用。

常用的调血脂药可分为羟甲基戊二酰辅酶 A 还原酶抑制剂、苯氧乙酸类和烟酸类。

一、苯氧乙酸类

（一）苯氧乙酸类简介

胆固醇在体内的生物合成是以乙酸为起始原料，因而可设计大量乙酸衍生物，寻找可干扰胆固醇合成的药物。其中通过对乙酸类衍生物的筛选，得到主要降低三酰甘油的药物，并且也具有一定的降胆固醇作用。最早应用的苯氧乙酸类药物为氯贝丁酯（clofibrate），虽其调血脂作用可靠，但不良反应多而严重。长期服用后因胆结石造成的死亡率已超过使用氯贝丁酯后改善冠心病的死亡率，因此临床现已少用。新型药物疗效好，毒性低，常用药有吉非罗齐（gemfibrozil）、非诺贝特（fenofibrate）等。常见苯氧乙酸类降血脂药见表 5-1。

表 5-1 常见苯氧乙酸类降血脂药

药物名称	药物结构	作用特点及用途
氯贝丁酯		1. 苯氧乙酸类； 2. 前体药物，用于高脂蛋白血症和高甘油三酯血症，主要降低极低密度脂蛋白(VLDL)
非诺贝特		1. 苯氧乙酸类； 2. 前药，在体内代谢生成非诺贝特酸起作用，与氯贝丁酯结构的区别是增加苯甲酰和甲基； 3. 降低 TG、VLDL 及 LDL，同时提高 HDL，口服生物利用度达 90％以上，且耐受性好，副反应小，对各种类型的高脂血症均有效
吉非罗齐		1. 非卤代的苯氧戊酸衍生物，说明对位取代基氯不是必需的； 2. 显著降低甘油三酯和总胆固醇，主要降低 VLDL，而对 LDL 影响较少，还可提高 HDL； 3. 用于治疗高脂血症

（二）苯氧乙酸类构效关系

苯氧乙酸类基本结构

该类药物的结构可分为芳基和脂肪酸两部分，构效关系如下。

① 分子中羧基或易水解的烷氧羰基是活性的必要基团，能与羟甲戊二酰还原酶和乙酰辅酶 A 羧化酶相互作用。

② 脂肪酸部分的季碳原子不是必要结构，只有一个烷基取代基，也有降血脂作用。

③ 结构上的芳环部分保证了一定亲脂性，并能与蛋白质链某部分互补，增加芳环有使活性增加的趋势。

④ 芳环对位取代基的存在可以减慢芳环羟基化代谢，有时取代基的位置不一定是对位，但对位取代基为环烷基时，能增强对乙酰辅酶 A 羧化酶的抑制作用，从而抑制脂肪酸的合成。

⑤ 在 α 位碳原子上再引入其他芳基或芳氧基取代的化合物，能显著降低甘油三酯的

水平。

⑥ 以硫代替芳环与羧基之间的氧可以提高其降血脂活性。

(三) 苯氧乙酸类作用特点

苯氧乙酸类降血脂药通过增强脂蛋白脂酶活性,减少脂肪酸从脂肪组织进入肝脏合成 TG 和 VLDL,同时促进 TG 代谢,加速 VLDL 分解,故可降低血浆 TG、VLDL 水平。此外,本类药物可促进 HDL 合成并减慢其清除,从而升高 HDL。研究表明,此类药物可能通过激活过氧化酶增殖的活化受体和改变基因表达而发挥作用。

本类药物主要用于以 TG、VLDL 升高为主的高脂蛋白血症,对 HDL 下降的轻度高胆固醇血症也有较好疗效。

二、羟甲戊二酰辅酶 A 还原酶抑制剂

(一) 他汀类药物的作用机制

3-羟基-3-甲基戊二酰辅酶 A (HMG-CoA) 还原酶是肝细胞合成胆固醇过程中的限速酶,能催化 HMG-CoA 还原为甲羟戊酸 (MVA),这是胆固醇合成的关键步骤,抑制 HMG-CoA 还原酶则可有效降低肝脏胆固醇的水平。

(二) 他汀类药物的分类

HMG-CoA 还原酶抑制药有洛伐他汀 (lovastatin)、普伐他汀 (pravastatin)、辛伐他汀 (simvastatin)、氟伐他汀 (fluvastatin)、阿托伐他汀 (atorvastatin) 等,统称为他汀类,为新型调血脂药。常见他汀类降血脂药物见表 5-2。

表 5-2 常见他汀类降血脂药物

药物名称	药物结构	作用特点及用途
辛伐他汀		1. 是洛伐他汀侧链的甲基化衍生物,半合成化合物,为前药。 2. 临床应用同洛伐他汀,具有长效、强效特点。长期服用可有效调血脂,同时显著延缓动脉粥样硬化病变进展和病情恶化,减少心脏事件和不稳定心绞痛的发生
普伐他汀		1. 洛伐他汀内酯环开环,萘 3 位甲基以羟基取代,为半合成化合物,非前药。 2. 亲水性更好,不通过血脑屏障,对中枢神经系统无影响,肝脏选择性更好。 3. 适用于原发性及继发性高胆固醇血症

药物名称	药物结构	作用特点及用途
氟伐他汀		1. 属于苯并吲哚类化合物,全合成的他汀类,非前药。 2. 能直接抑制 HMG-CoA 还原酶,明显降低血清总胆固醇、LDL 和血清 TG,其体内的羟基化代谢物仍有抑酶的活性。 3. 与考来烯胺配伍使用使本品的降胆固醇作用加强
阿托伐他汀		1. 属于多取代吡咯衍生物,全合成的他汀类,非前药。 2. 能有效降低血浆中总胆固醇、低密度脂蛋白胆固醇,以及载脂蛋白 B 和三酰甘油水平。其体内的羟基化代谢物仍有抑酶的活性。 3. 适用于原发性高胆固醇血症

(三)他汀类药物的构效关系

1. A 环或 B 环

① 3,5-二羟基羧酸是产生酶抑制活性的必要基团,含有内酯的化合物须经水解才能起效,是前体药物。

② 3,5-二羟基的绝对构型必须与洛伐他汀中 3,5-二羟基的构型一致。

③ 改变 C_5 位与环系之间两个碳的距离会使活性减弱或消失。

④ 在 C_6 位、C_7 位间引入双键会使活性增加或减弱。当结构中环系环为 A 或某些杂环时,6 位和 7 位间为非双键结构对活性有利;当为其他环系时,6 位和 7 位间引入双键结构对活性有利。

2. 环 A 部分

① 十氢化萘环与酶活性部位结合是必须的,若以环己烷基取代,则活性是其 1/10000。

② 酯侧链的立体化学对活性影响不大,若酯转换为醚则活性降低。

③ 在 2 位引入甲基可增加活性。

④ 当 R_1 为 β-羟基时可增加亲水性,对某些细胞显专属性。

3. 环 B 部分

① W、X、Y 可以为碳或氮,n 为 0 或 1。

② 4-氟苯基与中心芳环不能共平面。

③ 当 R 为芳烃时比 R 为烷烃时的亲脂性和抑制活性高。

（四）他汀类药物的用途及副作用

他汀类药物主要用于高胆固醇血症。本类药能明显降低血浆 TC 和 LDL，对 TG 作用较弱，可轻度升高 HDL。他汀类药物不良反应少而轻，偶可出现肌病，极少数发展为横纹肌溶解症。横纹肌溶解是一种罕见的骨骼肌衰弱，严重者导致死亡。因此用药期间应定期监测肝功能，有肌痛者检测肌酸激酶（CK），必要时停药。孕妇及有活动性肝病者禁用。

洛伐他汀　Lovastatin

本品化学名为（S）-2-甲基丁酸（$4R,6R$）-6-[2-[（$1S,2S,6R,8S,8\alpha R$）-1,2,6,7,8,8α-六氢-8-羟基-2,6-二甲基-1-奈基]乙基]四氢-4-羟基-2H-吡喃-2-酮-8-酯。

本品为白色或类白色结晶或结晶性粉末；无臭、无味，略有吸湿性。本品在三氯甲烷中易溶，在丙酮中溶解，在乙醇、乙酸乙酯或乙腈中略溶，在水中不溶。

本品分子结构中六元内酯环上的羟基可被空气氧化，生成二酮吡喃衍生物。本品水溶液，特别是在酸、碱催化下，其内酯环能迅速水解。故本品的贮存应注意防潮、密封。

本品为无活性的前药，其在体内水解产生的代谢产物 β-羟基酸，为 3-羟基-3-甲基戊二酰辅酶 A 结构类似物。3-羟基-3-甲基戊二酰辅酶 A 还原酶不能有效地辨别 β-羟基酸与 3-羟基-3-甲基戊二酰辅酶 A，致使羟基酸占据还原酶的活性中心，而使还原酶失去对 3-羟基-3-甲基戊二酰辅酶 A 还原反应的催化作用，胆固醇生物合成的过程由此受到限制，故能有效地降低血浆中的胆固醇。

本品的主要代谢物除开环的羟基衍生物外，还有其 3-羟基、3-亚甲基、3-羟基甲基衍生物，这些代谢物的活性均比洛伐他汀略低（图 5-1）。

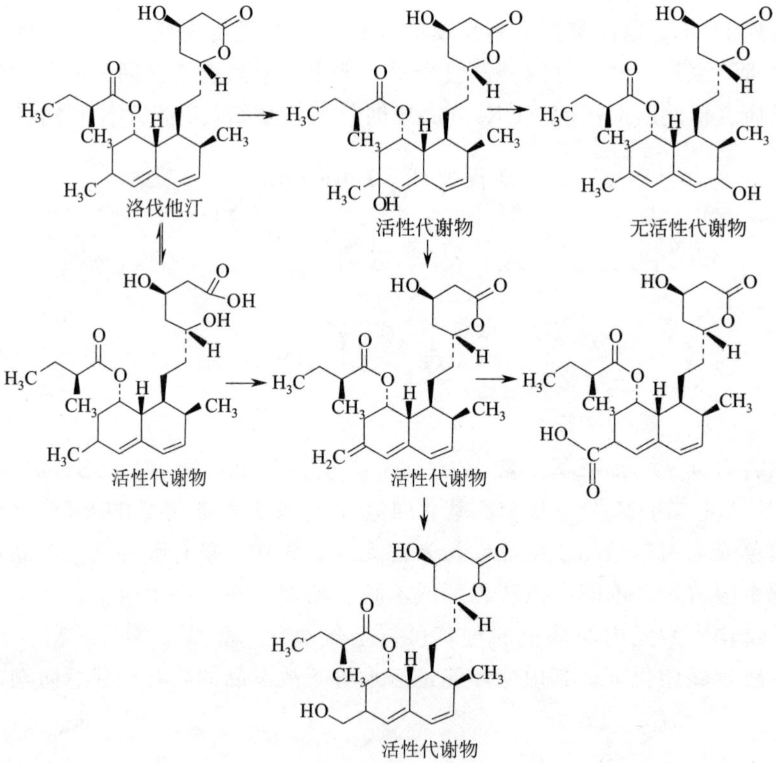

图 5-1　洛伐他汀的体内代谢

本品能降低血液中的总胆固醇含量，也能降低 LDL、VLDL 的水平，能提高血浆中的 HDL。临床主要用于原发性高胆固醇血症和冠心病的治疗。

三、烟酸类

烟酸（nicotinic acid）是一种 B 族维生素，临床上用于治疗糙皮病及类似维生素缺乏症。20 世纪 50 年代发现烟酸能降低血浆 TG、VLDL、LDL，升高血浆 HDL，其降血脂作用与维生素无关。常见不良反应有皮肤潮红、瘙痒；胃黏膜刺激症状如恶心、呕吐等，主要原因与结构中的羧基有关，因此常制成酯类供药物使用。烟酸酯类衍生物是前药，在体内水解为游离的酸而发挥作用，如烟酸肌醇酯（inositol nicotinate）、烟酸戊四醇酯（niceritrol）等。

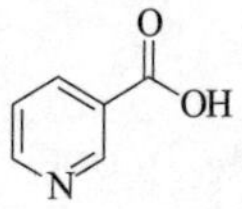

烟酸

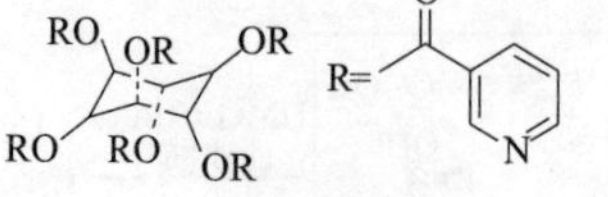

烟酸肌醇

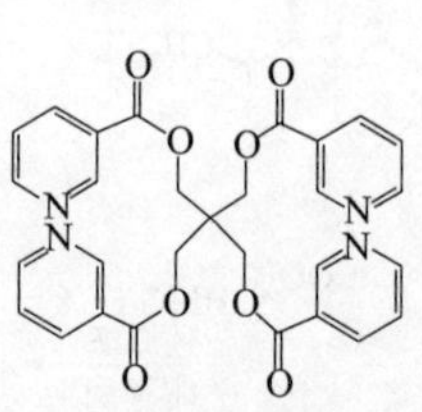

烟酸戊四醇酯

> **知识延伸**
>
> **科技创新是"重磅炸弹"药物研制的核心**
>
> "重磅炸弹"药物(年销售额超过10亿美元的药物)能够取得市场成功是与多种因素有关的,总结阿托伐他汀钙(立普妥)、依那西普(恩利)等"重磅炸弹"药物取得成功的原因,可以归纳为以下几点。
>
> "重磅炸弹"药物能够畅销的首要条件是针对某一疾病具有良好的治疗作用且副作用小,能够得到处方医生和患者的认可,是治疗某一疾病的标准治疗药物。
>
> 阿托伐他汀钙上市之前,已经有辛伐他汀(舒降之)等数个品种上市,但由于阿托伐他汀钙在临床试验阶段就表现出了巨大优势,10mg 阿托伐他汀钙与80mg 初始剂量辛伐他汀具有同等的效果,而且临床风险更小。其不仅能够降低低密度脂蛋白胆固醇,还能显著减少心脏病患者致命性心脏病的发作,冠心病患者接受阿托伐他汀钙80mg 治疗,可以预防心脏事件、脑卒中和心血管问题。其显著的疗效和安全性带动了市场份额的快速增长。2004年,阿托伐他汀钙成为全球首个销售额突破百亿美元的药物,在专利保护期内成为医药史上首个销售额超千亿美元的药物。硫酸氢氯吡格雷(波立维)对血小板具有极好的特异性,药效明确、毒副作用小,可作为经典用药阿司匹林的合适替代药,故波立维上市后很快就获得市场的好评。直到今日,在脑卒中预防等方面仍未被后续的其他 ADP 受体拮抗剂超越,其销量节节攀升。
>
> 著名跨国制药企业研发实力雄厚,每年都投入占销售额17%左右的资金进行研发,聚集了一大批有实力的新药研究与开发人才,他们是开展新药创新研究的重要保障。正因为有一大批创新性领军人才,在不断从事新药研发和各项探索性工作,才能培育出"重磅炸弹"药物。他们的创新性高,通常为原创性产品、新的化学实体、具有新颖的作用靶点或作用机制,在治疗某一疾病方面具有里程碑式的发展和进步。
>
> 一个或一批重要靶点的发现和确认,产生一批"重磅炸弹"药物。20世纪头孢类药物、替丁类药物、普利类药物、沙坦类药物、拉唑类药物、他汀类药物,到21世纪替尼类药物、治疗性抗体药物等,均是由不同时期医学基础研究深入和新靶点、新机制的阐明所带动的药物发现的重大突破。

第二节 抗心绞痛药

心绞痛是冠状动脉粥样硬化性心脏病(冠心病)的常见症状,是冠状动脉供血不足致心肌急剧性、暂时性缺血与缺氧综合征。心肌供氧与耗氧严重失衡是引发心绞痛的病理基础,因此治疗心绞痛的主要途径是通过降低心肌耗氧和增加心肌供氧,恢复氧的供需平衡而发挥治疗作用。

临床上常用于治疗心绞痛的药物可分为硝酸酯及亚硝酸酯类药、钙离子通道阻滞药和β受体阻断药。这里重点介绍硝酸酯及亚硝酸酯类药。

硝酸酯及亚硝酸酯类药是最先用于临床的抗心绞痛药物。这类药物首先和细胞中的巯基（—SH）形成不稳定的亚硝基化合物，进而分解成不稳定的NO分子，在体内释放外源性的NO分子。NO可激活鸟苷酸环化酶（GC），增加细胞内cGMP的含量，从而激活cGMP依赖性蛋白激酶，降低细胞内Ca^{2+}而松弛血管平滑肌，扩张静脉血管，减少回心血量，缩小心室容积，降低心肌耗氧量，从而缓解心绞痛症状，用于各型心绞痛。因此该类药物又称NO供体药物，是临床上治疗心绞痛的主要药物。见图5-2。

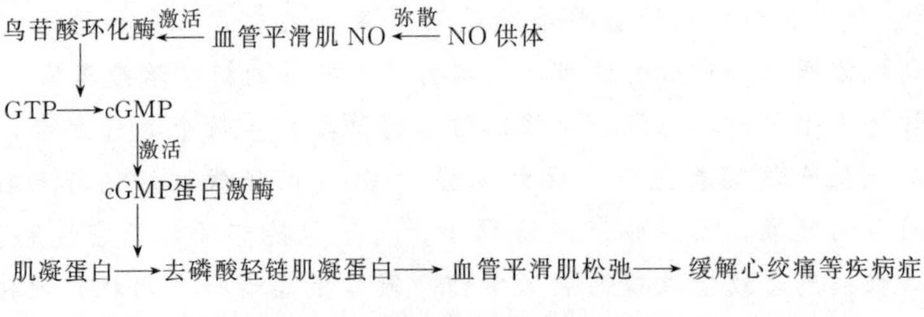

图 5-2　NO 供体药物的作用机制

硝酸酯类的代表药物有硝酸甘油（nitroglycerin）、硝酸异山梨酯（isosorbide dinitrate）、单硝酸异山梨酯（isosorbide mononitrate）和丁四硝酯（erythrityl tetranitrate）等。亚硝酸异戊酯属于亚硝酸类，由于作用时间短，不良反应多，现已少用。

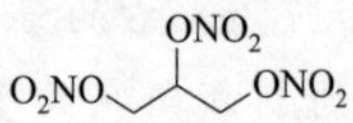

硝酸甘油 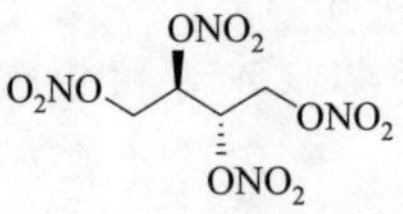　　丁四硝酯 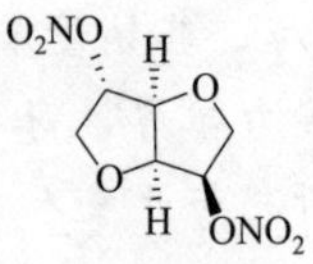　　硝酸异山梨酯 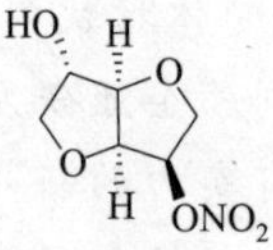　　单硝酸异山梨酯

酸酯和亚硝酸酯类药物易经皮肤或黏膜吸收，口服吸收较好，但因肝脏首过效应大部分被代谢，因此血药浓度极低。其药代动力学特点是吸收快、起效快。本类药物在肝脏被谷胱甘肽、有机硝酸酯类还原酶降解，脱去硝基成为硝酸盐而失效，并与葡糖酸结合，主要经肾脏排泄，其次为胆汁排泄。

使用硝酸酯类及亚硝酸酯类药物时，头痛是常见的不良反应，偶见口干、恶心、面部潮红、头晕、低血压、皮肤过敏等。

硝酸甘油　Nitroglycerin

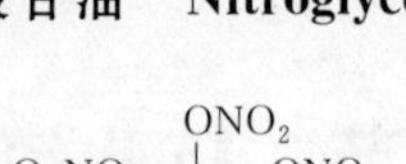

本品化学名为1,2,3-丙三醇三硝酸酯，又名三硝酸甘油酯。

本品为浅黄色、无臭、带甜味的油状液体，沸点为145℃，在低温条件下可凝固成为固体。本品可溶于乙醇，混溶于热乙醇、丙酮、乙醚、冰醋酸、乙酸乙酯，略溶于水。

本品具有挥发性，也能吸收水分子成塑胶状。本品在遇热或撞击下易发生爆炸。为了便于运输与贮存，一般配制成10%乙醇溶液的形式保存。

本品在中性和弱酸性条件下相对稳定，但在碱性条件下水解迅速，如与KOH或NaOH试液并加热，可水解生成甘油，再与硫酸氢钾作用，生成具有恶臭的丙烯醛气体，此反应可用于本品的定性鉴别。

$$\underset{O_2NO}{\overset{ONO_2}{\diagup}}\overset{ONO_2}{\diagdown} \xrightarrow[\Delta]{KOH} \underset{HO}{\diagup}\overset{OH}{\diagdown}OH \xrightarrow[\Delta]{KHSO_4} \diagup\!\!\!\diagdown\!\!\!= O \uparrow$$

本品临床可用于各型心绞痛的防治,也可作为扩血管药治疗充血性心力衰竭,起效快,作用时间短,连续服用易产生耐药性,由于口服首过消除率高,所以需舌下含服。

本品常见不良反应有搏动性头痛、面红、直立性低血压等。

硝酸异山梨酯　Isosorbide Dinitrate

本品又名消心痛。

本品为白色结晶性粉末,无臭。熔点为 68~72℃。在丙酮或三氯甲烷中易溶,略溶于乙醇,微溶于水。

本品在强热或撞击下会发生爆炸;本品在酸、碱溶液中,容易水解,在 100℃ 0.1mol/L 盐酸中加热 1h,分解 25%,在 100℃ 0.1mol/L 氢氧化钠溶液中加热 1h,分解 45%,生成脱水山梨醇及亚硝酸。

本品加新制的 20% 儿茶酚溶液摇匀,再加硫酸,水解生成亚硝酸,可使儿茶酚生成对亚硝基儿茶酚,在硫酸溶液中变成对醌型肟式,再与过量儿茶酚反应,缩合成暗绿色的靛酚类化合物。

本品有扩张血管平滑肌的作用,效果比硝酸甘油更显著,且维持时间长。本品口服生物利用度极低,仅 3%,大多数在胃肠道、肝脏被破坏,故口服需加大剂量,一般口服 30min 见效,持续约 5h,舌下含服后约 10min 见效,持续 1h。

本品用于心绞痛的急性发作,也可用于充血性心力衰竭。常见的不良反应为头晕、面部潮红、灼热、恶心等,长期服用也可产生耐受性,与其他硝酸酯类有交叉耐药性。

第三节　抗心律失常药

心律失常是心动频率和节律异常,其临床表现为心动过缓或心动过速,影响心脏泵血功能,严重者可危及生命。抗心律失常药主要是通过影响心肌细胞 Na^+、Ca^{2+} 或 K^+ 等离子转运,纠正电生理异常而发挥作用。心律失常可分为缓慢型和快速型,缓慢型心律失常常用阿托品或异丙肾上腺素治疗,而抗心律失常药特指用于治疗快速型心律失常的药物。

抗心律失常药物按其药理作用机制分为四大类:Ⅰ类,钠通道阻滞剂,还可以进一步分为Ⅰa、Ⅰb、Ⅰc三类；Ⅱ类，β受体阻滞剂；Ⅲ类，延长动作电位时程的药物，通常指钾离子通道阻滞剂；Ⅳ类，钙通道阻滞剂。抗心律失常药物的分类，见表5-3。

表5-3　抗心律失常药物的分类

类别		药物的名称	作用
Ⅰ类钠通道阻滞药	Ⅰa类	奎尼丁、普鲁卡因胺	适度阻滞钠通道
	Ⅰb类	美西律、利多卡因	轻度阻滞钠通道
	Ⅰc类	普罗帕酮、氟卡尼	明显阻滞钠通道
Ⅱ类　β受体阻断剂		普萘洛尔	抑制交感神经的活性
Ⅲ类　钾离子通道阻滞剂		胺碘酮、溴苄胺	抑制K^+外流,延长有效不应期和动作电位时程
Ⅳ类　钙通道阻滞剂		维拉帕米、地尔硫䓬	抑制Ca^{2+}内流

一、钠通道阻滞药

钠离子通道阻滞药主要是抑制Na^+内流，抑制心肌细胞动作电位振幅以及超辐射幅度，减慢传导，延长有效不应期，因而有良好的抗心律失常的作用。钠离子通道阻滞药根据对通道的选择性以及特性不同，又被分为Ⅰa、Ⅰb、Ⅰc三种类型。钠通道阻滞药见表5-4。

表5-4　常见的钠通道阻滞药

分类	药物名称	药物的结构	作用特点及用途
Ⅰa类	奎尼丁（quinidine）		抗疟药奎宁（Quinine）的非对映异构体，可用于治疗心房颤动、阵发性心动过速和心房扑动，大剂量服用可发生蓄积而中毒。由于不良反应较多，一般常在其他药物治疗无效时使用
	普鲁卡因胺（procainamide）		局麻药普鲁卡因的电子等排体酰胺型的衍生物，后来发现其抗心律失常作用效果与奎尼丁相似，且口服或注射均较安全，现仅推荐用于危及生命的室性心律失常
Ⅰb类	美西律（mexiletine）		主要用于各种心律失常，如过早搏动、心动过速，尤其适用于心肌梗死、洋地黄中毒引起或心脏手术引起者
	利多卡因（lidocaine）		主要用于急、慢性心律失常,尤其适用于心肌梗死、洋地黄中毒引起的心律失常，兼有局麻作用
	妥卡尼（tocainide）		用于治疗室性早搏，口服有效
Ⅰc类	氟卡尼（flecainide）		治疗早搏和室上性心动过速有良好的疗效和耐受性
	普罗帕酮（propafenone）		对心肌传导细胞有局麻作用和膜稳定作用，还有一定的β受体阻滞活性和钙拮抗剂活性，适用于室上性和室性心律失常

盐酸美西律　Mexiletine Hydrochloride

本品化学名为(±)-1-(2,6-二甲基苯氧基)-2-丙胺盐酸盐。

本品临床常用其盐酸盐，为白色或类白色结晶性粉末；几乎无臭，味苦，易溶于水或乙醇，几乎不溶于乙醚。熔点为 200～204℃。

本品的化学结构与利多卡因相似，以醚键代替了利多卡因的酰胺键，因此稳定性更好。本品具有烃胺结构，水溶液加碘试液生成棕红色复盐沉淀，此反应可用于本品的定性鉴别。

本品口服吸收几乎100%，在肝脏代谢较慢，代谢物主要经肾脏排出。本品在酸性中排泄加快，而在碱性的尿中，因其解离度降低，易被肾小管重吸收。正常人的 pH 由 5 增至 8 时，其血药浓度显著升高，服用药时需经常测定尿液 pH，并注意与影响尿液 pH 的药物合用时的相互作用。

本品用于治疗室性心律失常，特别对心肌梗死后急性室性心律失常以及洋地黄中毒引起的心律失常有效。

二、钾通道阻滞药

钾通道阻滞药又称延长动作电位时程药。主要是通过降低心肌细胞 K^+ 电导，抑制 K^+ 外流，延长动作电位时程，从而恢复窦性心律，使心律恢复正常。主要的代表药物为胺碘酮(amiodarone)，为广谱抗心律失常药，可用于各种室上性和室性心律失常。

盐酸胺碘酮　Amiodarone Hydrochloride

本品又名安律酮。

本品临床常用其盐酸盐，为白色或淡黄色结晶性粉末；无臭、无味。易溶于氯仿、甲醇，溶于乙醇，微溶于丙酮、四氯化碳，几乎不溶于水。熔点 156～158℃，熔融时分解。

本品固态时在常温、避光、密封条件下贮存稳定，其水溶液则可发生不同程度的降解，有机溶液的稳定性比水溶液好。

本品的乙醇溶液可与 2,4-二硝基苯肼的高氯酸溶液反应，生成黄色的胺碘酮 2,4-二硝基苯腙。

本品为碘化合物，加硫酸微热、分解、氧化产生紫色碘蒸气，可作为本品的鉴别。

本品口服吸收慢，生物利用度不高，起效慢，半衰期长。分布广泛，可蓄积在多种器官和组织内，主要代谢物为 N-去乙基胺碘酮，具有相似的电生理活性，可以延长动作电位时程和有效不应期。

本品的结构与甲状腺相似，含有碘原子，可影响甲状腺素代谢。

本品为广谱抗心律失常药，可用于各种室上性和室性心律失常，长期服用有皮肤色素沉积、甲状腺功能紊乱等副作用。

第四节　抗高血压药

抗高血压药又称为降压药，可降低血压、减少脑出血或心肾功能丧失发生率，从而减少死亡率并延长寿命。根据病因，高血压分为原发性及继发性两类。原发性高血压，在临床上占 90%，其病因尚未完全清楚；10% 的患者有因可查，叫继发性的高血压。目前认为高血压主要与交感神经功能紊乱、血浆肾素水平升高及血管内皮舒张因子或收缩因子等的变化密切相关。抗高血压药主要用于原发性高血压的治疗。

抗高血压药主要是通过作用于不同靶器官，包括心脏（心肌）、血管（内皮细胞、平滑肌细胞）以及肾脏，使外周血管阻力、心排出量或血容量降低，从而发挥降压作用。根据药物作用机制可将抗高血压药物分成以下几类。

① 利尿药：氢氯噻嗪等。

② 交感神经抑制药：a. 中枢性降压药，可乐定、莫索尼定等；b. 神经节阻断药，樟磺咪芬等；c. 去甲肾上腺素能神经末梢阻滞药，利血平、胍乙啶等；d. 肾上腺素受体阻断药：β受体阻断剂（普萘洛尔、拉贝洛尔）、α受体阻断剂（哌唑嗪）等。

③ 肾素-血管紧张素-醛固酮系统抑制药：a. 血管紧张素Ⅰ转化酶（ACE）抑制药，卡托普利等；b. 血管紧张素Ⅱ（AngⅡ）受体阻断药，氯沙坦等；c. 肾素抑制药，雷米克林等。

④ 钙通道阻滞药：硝苯地平等。

⑤ 血管扩张药：a. 血管平滑肌松弛药，肼曲嗪等；b. 钾通道开放药，米诺地尔等。

上述药物中，利尿药、肾上腺素受体阻断药、钙通道阻滞药、ACEI 和血管紧张素Ⅱ受体阻断药是国际高血压学会推荐的一线降压药，其他降压药较少单独使用，但在复方制剂中仍常用。

一、肾素-血管紧张素系统抑制药

肾素-血管紧张素系统（RAS）是参与心血管功能调节的重要内分泌系统。该系统不仅存在于血液循环的激素系统，起到旁分泌和自分泌的作用，也存在于心脏、肾脏、血管、脑等组织中,在调节心血管系统正常功能及高血压、心肌肥厚等病理过程中具有重要作用。

血管紧张素原在肾素的作用下转化成血管紧张素Ⅰ(AngⅠ),AngⅠ再经血管紧张素Ⅰ转化酶(ACE)作用,转化为血管紧张素Ⅱ(AngⅡ)。AngⅡ激动有关部位 AngⅡ 受体致血压升高。AngⅡ升压主要机制是收缩血管并促进去甲肾上腺素(NA)释放使外周阻力增高;促进醛固酮分泌,导致水钠潴留,血容量增大。此外,AngⅡ还具有生长激素样作用,促进心肌肥厚、血管增生及动脉粥样硬化等病理过程。由上述可知,干扰 RAS 不仅可产生降压作用,还可预防和逆转心脏、血管等靶器官损害。本类药临床常用的有血管紧张素Ⅰ转化酶抑制药(ACEI)和 AngⅡ 受体阻断药(ARB)。见图 5-3。

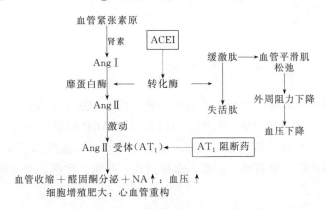

图 5-3 肾素-血管紧张素系统及其抑制药作用环节

(一)血管紧张素Ⅰ转化酶抑制剂

根据化学组成可将 ACE 抑制剂分为三类:含巯基的 ACE 抑制剂、含二羧酸的 ACE 抑制剂和含磷酸的 ACE 抑制剂。卡托普利(captopril)是血管紧张素转化酶的抑制剂,也是第一个可以口服的 ACEI。

1. 典型药物

卡托普利　Captopril

本品化学名为 1-[(2S)-2-甲基-3-巯基-丙酰基]-L-脯氨酸,又名巯甲丙脯酸。

本品为白色结晶或结晶性粉末。熔点 104~110℃,有类似蒜的气味,味咸。易溶于甲醇、乙醇或三氯甲烷,略溶于水。

本品结构中有两个手性碳,手性中心都是 S 构型。

本品具有酸性,其羧酸的 pK_{a1} 为 3.7,巯基显弱酸性 pK_{a2} 为 9.8。

本品见光或在水溶液中,可发生自动氧化生成二硫化合物。卡托普利的氧化反应受 pH 值、金属离子、本身的浓度影响。故应加入金属离子络合剂或抗氧剂延缓氧化并且在生产、贮存过程中尽量避免接触或带入金属离子。本品水溶液在 pH<3.5、浓度较高时稳定。在强烈的条件下,酰胺也可水解。

二硫半胱卡托普利二聚物

本品结构中含—SH 基团,能与亚硝酸作用生成亚硝酸硫醇酯,呈红色;在碘化钾溶液和硫酸溶液中,可被碘酸钾氧化的二硫化合物,可用于含量测定。

本品适用于各型高血压以及心力衰竭与心肌梗死后的心功能不全等。

本类药物主要副作用是引起干咳,其产生原因是发挥 ACE 抑制的同时也阻断了缓激肽的降解,增加呼吸道平滑肌分泌前列腺素、慢反应物质以及神经激肽 A 等刺激咽喉-气道的 C 受体所致。其他不良反应可能有血压过低、血钾过高、咳嗽、皮疹、味觉障碍、头痛、头晕、恶心、呕吐等。

2. 同类药物

卡托普利结构中的巯基是产生皮疹和味觉障碍的原因,并且巯基易氧化形成二硫化合物而缩短作用时间。因此在设计药物中以羧基或磷酰基替换巯基可使其克服缺点,如依那普利(enalapril)、赖诺普利(lisinopril)、雷米普利(ramipril)、福辛普利(fosinopril)等,均为不含巯基的强效血管紧张素转换酶抑制剂。血管紧张素 I 转化酶抑制剂见表 5-5。

表 5-5　血管紧张素 I 转化酶抑制剂

药物名称	药物结构	结构特点及用途
依那普利		1. 为含二羧基的 ACE 抑制剂,长效可口服; 2. 是依那普利拉的乙酯,是其前体药物,在体内水解代谢为依那普利拉发挥作用; 3. 有 3 个手性中心,均为 S 构型; 4. 可用于高血压及充血性心力衰竭的治疗; 5. 主要不良反应:咳嗽、蛋白尿、皮疹、口腔烧灼感等,与一般 ACEI 相同
赖诺普利		1. 为含有碱性的赖氨酸,为依那普利的赖氨酸衍生物; 2. 具有两个没有被酯化的羧基,二羧酸酯类 ACE 抑制剂属于非前药; 3. 降压作用缓慢而持久,适用于高血压以及充血性心力衰竭
雷米普利		1. 二羧酸类 ACE 抑制剂,酯键体内水解后仍具有活性,为前药; 2. 长效,对组织 ACE 的抑制力较强;半衰期长达 110h,最大降压作用出现在口服 4~8h; 3. 用于抗高血压

药物名称	药物结构	结构特点及用途
福辛普利		1. 含磷酰基的 ACE 抑制剂； 2. 体内代谢生成福辛普利拉而发挥作用，为前药； 3. 对肝功能不佳者，在肾代谢，如肾功能损伤，则在肝代谢，无蓄积毒性； 4. 长效、强效，作用较卡托普利强 2～3 倍，用于抗高血压

3. 构效关系

ACEI 类药物的构效关系，如图 5-4。

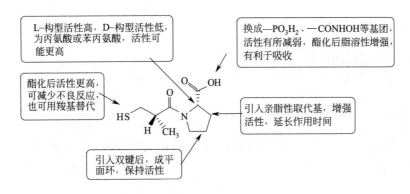

图 5-4 ACEI 类药物的构效关系

构效关系研究表明，本类药物结构中—COOH 换成—CONHOH 等基团，活性有所减弱，酯化后脂溶性增强，有利于吸收。结构中的吡啶环以 L-构型活性高，D-构型活性低，若为丙氨酸或苯丙氨酸活性可能更高。吡啶环上引入亲脂性取代基，可增强活性，延长作用时间；引入双键后成平面环，可保持活性。分子中的巯基酯化后活性更高，为减少不良反应也可用—COOH 替代—SH。

（二）AngⅡ受体拮抗剂

AngⅡ受体分两型即 AT_1 亚型和 AT_2 亚型。其中 AT_1 亚型主要分布于心、脑、血管和肾脏等部位，参与心肌和平滑肌收缩，调节醛固酮分泌引起升压及心血管重构作用，AT_2 受体功能尚未完全阐明。目前的 AngⅡ受体拮抗剂主要是阻断 AT_1 受体与 AngⅡ配体结合，起到抗高血压的作用。由于对缓激肽系统无影响，没有 ACEI 的血管神经性水肿、咳嗽等不良反应。

氯沙坦（losartan）是第一个结构改造得到的联苯四氮唑类化合物，该药物对各种组织中的 AT_1 受体有较高的亲和力和选择性，能特异性地阻断 AT_1 受体，而对肾上腺素受体、阿片受体、M 胆碱受体、多巴胺受体等均无作用。因此，氯沙坦的成功问世，为开发新一代抗高血压药物提供了一条新的路子，并相继上市了多个沙坦类抗高血压药物。如缬沙坦（valsartan）、替米沙坦（telmisartan）、坎地沙坦酯（candesartan cilexetil）等。AngⅡ受体拮抗剂见表 5-6。

表 5-6　AngⅡ受体拮抗剂

药物名称	药物结构	结构特点及用途
缬沙坦	(结构图)	1. 第一不含咪唑的 AT_1 受体拮抗剂； 2. 酰胺与氯沙坦的咪唑 N 成电子等排体，与受体形成氢键； 3. 起效快，作用强，维持时间持续 24h； 4. 用于各类轻、中度高血压，尤其适合 ACE 抑制剂不耐受者
替米沙坦	(结构图)	1. 第一个分子中不含四氮唑基的 AT_1 受体拮抗剂； 2. 降压较平稳、持久、安全且不出现干咳副作用； 3. 用于原发性高血压的治疗
坎地沙坦酯	(结构图)	1. 含有苯并咪唑环的 AT_1 受体拮抗剂； 2. 是前药，在体内迅速并完全地代谢成活性化合物坎地沙坦； 3. 用于治疗原发性高血压

氯沙坦　Losartan

本品又名洛沙坦，为淡黄色结晶，熔点为 183.5～184.5℃。

本品为联苯四氮唑类化合物的衍生物，是第一个临床口服有效的非肽类强效选择性竞争 AT_1 受体阻断药。

本品结构中四氮唑上的氢具有中等强度的酸性，pK_a 为 5～6，可制成钾盐药用。

本品口服吸收良好，不受食物影响，蛋白结合率约为 99%，几乎不透过血脑屏障，在肝脏代谢成活性代谢物 5-羧酸衍生物。其原药与活性代谢物共同选择性地阻断 AngⅡ 与 AT_1 受体的结合，产生降压作用。该药和其代谢物经肝脏和肾脏排泄。

活性代谢物

临床主要用于高血压和充血性心力衰竭。本品尚能促进尿酸排泄，明显降低血浆尿酸水平。

二、钙通道阻滞药

钙通道阻滞药又称钙拮抗剂，主要是通过选择性地阻滞细胞膜生物通道水平上的钙通道,抑制细胞外 Ca^{2+} 内流,降低细胞内 Ca^{2+} 浓度及其利用率,从而导致心肌收缩力减弱、心率减慢。同时小动脉血管平滑肌松弛,通过血管扩张降低外周阻力,减轻心脏负荷和减少心肌耗氧量。故钙通道阻滞剂是一类重要的心血管药物,不仅广泛用于治疗高血压,也常用于治疗各型心绞痛,还可以用作心律失常药物。

钙通道阻滞药根据化学结构可分为1,4-二氢吡啶类如硝苯地平(nifedipine)、苯烷胺类如维拉帕米(verapamil)、苯并硫氮杂䓬类如地尔硫䓬(diltiazem)和其他类钙通道阻滞剂。

(一) 1,4-二氢吡啶类钙通道阻滞剂

1,4-二氢吡啶类钙通道阻滞剂是20世纪60年代后期开发的一类新结构类型药物,临床上常用于治疗高血压。1,4-二氢吡啶类药物有硝苯地平(nifedipine)、氨氯地平(amlodipine)、尼群地平(nitrendipine)、尼莫地平(nimodipine)、非洛地平(felodipine)等,如表5-7。

表5-7 常见1,4-二氢吡啶类钙通道阻滞剂

药物名称	药物结构	结构特点及用途
氨氯地平		1. 4位为手性碳,两个光学异构体,药用外消旋体;或左旋体; 2. 2位甲基被氨乙氧基取代; 3. 生物利用度接近100%,不受食物影响,半衰期长,为长效钙通道阻滞剂; 4. 用于治疗高血压和缺血性心脏病,是目前心绞痛及高血压等心血管疾病治疗的首选
尼莫地平		1. 4位为手性碳,药用外消旋体; 2. 进入体内后能透过血脑屏障,作用于脑血管平滑肌,选择性扩张脑血管,增加脑血流量; 3. 防治蛛网膜下出血后脑血管痉挛所致的缺血性神经障碍、高血压和偏头痛等
尼群地平		1. 4位为手性碳,药用外消旋体; 2. 对血管(尤其是冠状动脉)选择性强,降低心肌耗氧量,具有保护缺血性心肌的作用; 3. 用于治疗高血压及充血性心力衰竭
非洛地平		1. 选择性扩张小动脉,对静脉无作用; 2. 不影响肾小球滤过率和肌酐廓清率,不影响肾血流量,有排钠利尿作用; 3. 不影响心脏功能(收缩、负荷、心率等),可用于治疗高血压、缺血性心脏病及心力衰竭

硝苯地平 Nifedipine

本品化学名为 2,6-二甲基-4-(2-硝基苯基)-1,4-二氢-3,5-吡啶二甲酸二甲酯，又名硝苯啶、心痛定。

本品为黄色结晶性粉末，无臭，无味，熔点为 171～175℃，无吸湿性，易溶于丙酮、三氯甲烷，略溶于乙醇，几乎不溶于水。

本品在光照和氧化剂存在下分别生成两种降解氧化产物。其中在光照下分子内部发生光化学歧化反应，降解为硝基苯吡啶衍生物及亚硝基化合物，其中亚硝基化合物有毒，故本品生产、贮存及使用都应注意避光。

取本品少许，加丙酮溶解，加 20％氢氧化钠溶液几滴，振摇，溶液显橙红色，可用于本品的定性鉴别。

本品口服吸收良好，1～2h 达到血药浓度最大峰值，有效时间持续 12h。在肝脏代谢体内代谢物均无活性，80％经肾脏排泄。

本品具有强烈的血管扩张作用，特别适用于冠状动脉痉挛所致的心绞痛。临床用于预防和治疗冠心病，也适用于患有呼吸道阻塞性疾病的心绞痛病人。同时它扩张小动脉，外周阻力下降，降压作用迅速而确切，对心脑血管有保护作用，广泛用于各种程度的高血压治疗，对伴有心力衰竭的高血压患者也有效。硝苯地平现已制成如渗透泵片剂及缓释制剂。

1. 二氢吡啶类药物的特点

1,4-二氢吡啶类是一类特异性高、作用很强的药物，具有很强的扩血管作用，在整体条件下不抑制心脏，较适用于冠状动脉痉挛、高血压、心肌梗死等，可与受体阻断剂和强心苷合用。硝苯地平后开发的钙离子阻滞剂主要有以下特点：①对血管有更高的选择性；②针对某些特定部位的血管系统（如冠状血管、脑血管），以增加这些部位的血流量；③降压平稳和减少交感激活的副作用；④增强其抗动脉粥样硬化作用。

常见的一般不良反应有面红、头痛、眩晕、恶心及便秘等。严重不良反应有低血压、心动过缓和房室传导阻滞以及心功能抑制等。

2. 1,4-二氢吡啶构效关系

对二氢吡啶类构效关系研究表明，1,4-二氢吡啶环是必需结构。

① N1 位氢不得取代，若将 1,4 二氢吡啶氧化为吡啶环，作用减弱，甚至作用消失。
② 2,6 位取代基应为烷烃（以甲基为主），但氨氯地平例外（$R_1=CH_2OCH_2CH_2NH_2$）。
③ 3,5 位羧酸酯基优于其他基团，且两个酯基不同者优于相同者，可容纳较大基团。若为其他吸电子基团，则拮抗活性减弱，甚至可能表现为激动活性。

④ 4 位主要影响作用强度，以取代苯基为宜，且苯环的邻、间位（吸电子基）取代增强活性，对位取代则活性降低或消失。

⑤ 若 C4 位为小的非平面烷基或环烷基，则活性大为减弱；当 R_2 和 R_3 不同时，C4 位的碳原子将成为手性碳，且 S 构型体活性较强。苯环平面垂直于二氢吡啶环平面，活性较强。

（二）苯烷胺类钙通道阻滞剂

盐酸维拉帕米　Verapamil Hydrochloride

本品又名异搏定、戊脉安。

本品盐酸盐化学稳定性良好，不管在加热、光化学降解条件，还是酸、碱水溶液，均能不变。然而维拉帕米的甲醇溶液，经紫外线照射 2h 后，降解 50%。

本品分子中有一个手性碳，有 R(+) 和 S(-) 两种对映异构体，其中 R(+) 异构体使冠状动脉血流量增加用于治疗心绞痛，而 S(-) 则是室上性心动过速患者的首选，供药用为外消旋体。

本品能抑制心肌及房室传导，并能选择性扩张冠状动脉，增加冠状动脉流量。临床用于治疗阵发性室上性心动过速，也可用于冠心病、心绞痛，尤其是变异性心绞痛的治疗。

（三）苯并硫氮䓬类钙通道阻滞剂

苯并硫氮䓬类钙通道阻滞剂的典型药物是地尔硫䓬，该类药物对冠状动脉和侧支循环具有较强的扩张作用，使冠状动脉血流增加和血压下降，也有减缓心率的作用。长期服用对心血管意外的发生有效，无耐药性或明显副作用发生。

盐酸地尔硫䓬　Diltiazem Hydrochloride

本品又名硫氮䓬酮、合心爽、恬乐心。

本品为白色或类白色的结晶或结晶性粉末，无臭，极易溶于水、甲醇、三氯甲烷，不溶于乙醚。熔点为 207~212℃，熔融时分解，有旋光性，比旋光度为 +115°~+120°。

本品取一定量，加盐酸后，加一定量的硫氰酸铵试液、2.8% 的硝酸钴溶液与三氯甲烷，充分振摇，静置，三氯甲烷层显蓝色，可用于本品的鉴别。

本品结构中含有 2 个手性碳，具有 4 个光学异构体。有反式 D-、L- 及顺式 D-、L- 四种立体异构体。构效关系研究表明，顺式 D- 异构体活性最高。冠状动脉扩张作用对顺式 D- 异构体具立体选择性,临床仅用其顺式 D-异构体。

本品是一具有高选择性的钙通道阻滞剂,具有扩张血管,特别是对大的冠状动脉和侧支循环有较强的扩张作用,使冠状动脉血流量增加和血压下降。可减轻心脏工作负荷及减少心肌耗氧量,解除冠状痉挛,也有缓解心律失常的作用。临床上主要治疗包括变异性心绞痛在内的各种缺血性心脏病及室上性心律失常等。

(四) 其他类钙通道阻滞剂

其他类型钙通道阻滞药对钙通道的阻滞作用较弱,同时还能阻滞钠、钾通道。该类药物主要有桂利嗪 (cinnarizine)、氟桂利嗪 (flunarizine) 等,都是二苯基哌嗪的衍生物,主要作用于脑细胞和脑血管,能减轻缺血性脑缺氧引起的脑损伤、脑水肿和代谢异常,也能增加脑血流量,解除脑血管痉挛。

桂利嗪　　　　氟桂利嗪

三、β 受体阻断剂

β 受体阻断剂是通过阻断心脏 β 受体,使心率减慢、心肌收缩力减弱、心输出量减少、心肌耗氧量下降,适用于各种程度的高血压。对心输出量及肾素活性偏高者疗效较好,也适合于伴心绞痛、偏头痛的患者。

(一) β 受体拮抗剂

β 受体存在 $β_1$ 和 $β_2$ 两种亚型,$β_1$ 受体存在于心脏,兴奋 $β_1$ 引起心输出量增加,$β_2$ 受体分布于血管和支气管平滑肌,兴奋 $β_2$ 引起血管和支气管平滑肌舒张。在同一器官可同时存在不同亚型,如心房以 $β_1$ 受体为主,但同时含有 $1/4β_2$ 受体。在人的肺组织 $β_1$ 与 $β_2$ 受体之比为 3∶7。

根据药物对 $β_1$ 和 $β_2$ 受体选择性的差异,可将 β 受体阻断剂分为非选择性 β 受体拮抗剂、选择性 $β_1$ 受体拮抗剂和非典型的 β 受体拮抗剂。常见药物见表5-8。其按化学结构可分为苯乙醇胺类和芳氧丙醇胺类两种类型,结构通式如下。

芳氧丙醇胺类　　　　苯乙醇胺类

1. 非选择性 β 受体拮抗剂

非选择性 β 受体拮抗剂的特点是,同一剂量对 $β_1$ 和 $β_2$ 受体产生相似程度的拮抗作用。普萘洛尔是在对异丙肾上腺素的构效关系研究中发现的第一个几乎无内在拟交感活性、也未发现有致癌倾向的非选择性 β 受体拮抗剂。因此,该药成为后来研究 β 受体拮抗剂的模式药物。为克服该药生物利用度差的缺点,对其进行结构修饰得到一系列非选择性 β 受体拮抗剂。如普萘洛尔 (propranolol)、吲哚洛尔 (prindolol)、艾司洛尔 (esmolol) 等。

表 5-8 常见的 β 受体拮抗剂

分类	药物名称	药物的结构	作用特点及用途
非选择性 β 受体拮抗剂	艾司洛尔	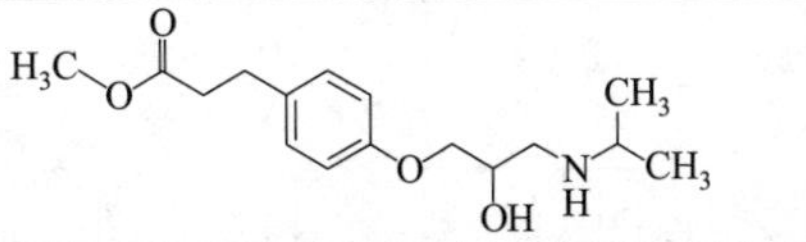	芳基母核由萘环变为苯环,属于芳氧丙醇胺类,且结构中含有易水解的酯键,因此血浆半衰期为 7～8min,是超短效的 β 受体拮抗剂。用于室性心律失常、急性心肌局部缺血
	吲哚洛尔	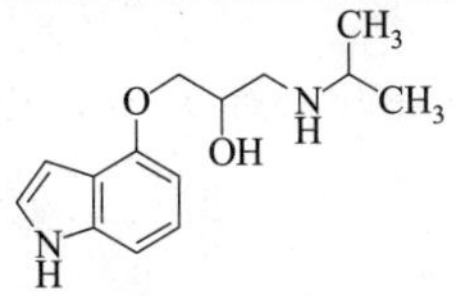	萘环被吲哚环取代,属于芳氧丙醇胺类,长效 β 受体拮抗剂,每周服药 1～2 次可有效降低血压
选择性 β_1 受体拮抗剂	阿替洛尔	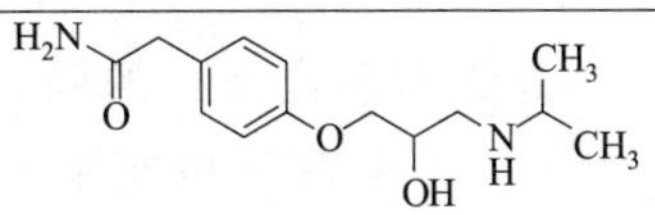	4-胺取代苯氧丙醇胺类,对血管和支气管的作用小,对心脏的 β_1 受体有较强的选择性,主要用于高血压、心绞痛、心律失常
	比索洛尔	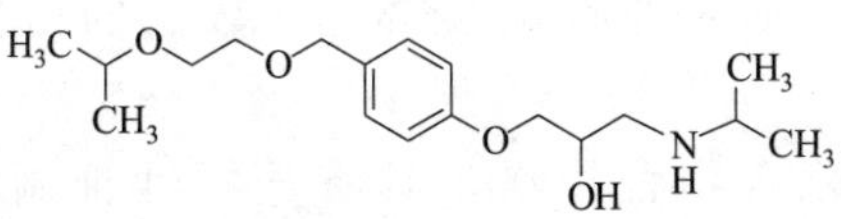	4-醚基取代苯氧丙醇胺类,特异性最高的 β_1 受体拮抗剂之一,强效、长效,因为对一线 β 受体抑制较轻,特别适合用于治疗糖尿病患者的高血压
非典型的 β 受体拮抗剂	拉贝洛尔	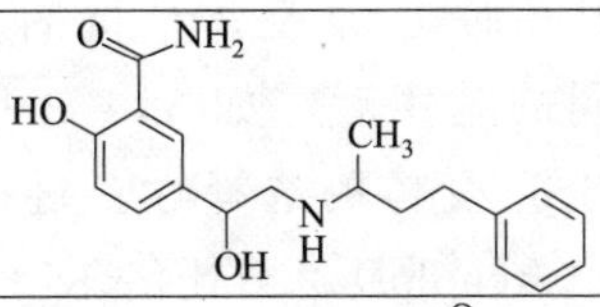	属于苯乙醇胺类,氮原子上有苯烷基取代基,母核是水杨酰胺,它对 α_1 和 β 受体均有阻滞作用,对突触前 α_2 受体无作用,是一个兼有血管扩张作用的 β 受体阻滞剂。用于中度高血压和心律失常
	卡维地洛	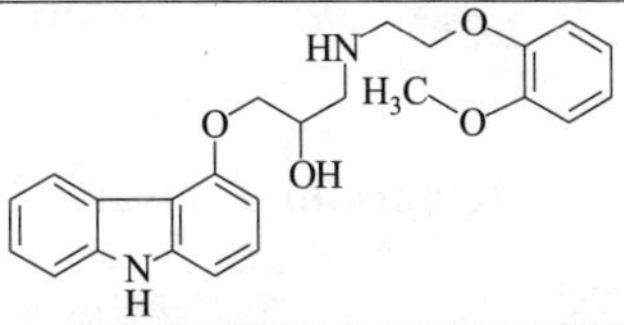	属于芳氧丙醇胺类,β 受体拮抗,兼有 α 受体拮抗和 β_2 受体激动作用。用于高血压、不稳定型心绞痛外,还可用于治疗充血性心力衰竭

盐酸普萘洛尔 Propranolol Hydrochloride

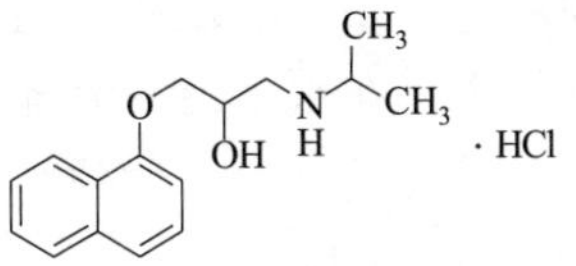

本品化学名为 1-异丙氨基-3-(1-萘氧基)-2-丙醇盐酸盐。

本品为白色或类白色的结晶性粉末;无臭,味微甜后苦;在水或乙醇中溶解,在三氯甲烷中微溶。熔点为 162～165℃。

本品具有 1 个手性碳,S-构型的左旋体活性强于 R-构型的右旋体,药用品为外消旋体。

本品对热较稳定,对酸、光不稳定,在酸性溶液中,侧链氧化分解。本品水溶液与硅钨酸试液反应产生淡红色沉淀。另外,其水溶液显氯化物的鉴别反应。

本品在体内代谢生成 α-萘酚,再与葡糖醛酸结合排出,亦可经侧链氧化生成羧酸衍生物,如图 5-5。

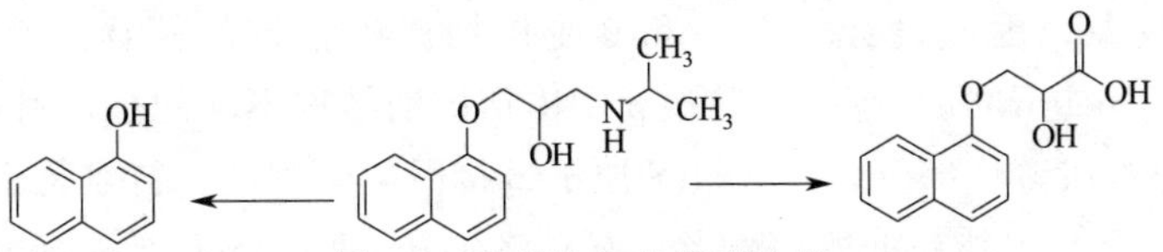

图 5-5 普萘洛尔的代谢途径

合成反应中未反应完的 α-萘酚为主要杂质并影响成品质量,可利用其溶于氢氧化钠而除去;利用萘酚与对重氮苯磺酸盐反应显橙红色,进行杂质检查。

$$\text{(α-naphthol)} + \text{(diazonium-SO}_3\text{H)} \longrightarrow \text{(azo coupling product)}$$

临床上可用于治疗高血压、冠心病、心绞痛、心律失常;也可用于治疗甲状腺功能亢进。支气管哮喘患者忌用本品。

2. 选择性 β_1 受体拮抗剂

非选择 β 受体拮抗剂在临床用于治疗心律失常和高血压的同时,因选择性差,可收缩支气管引起痉挛,并延缓低血糖的恢复,使哮喘患者和糖尿病患者用药受到一定限制,故选用特异性拮抗心脏 β_1 受体,而对外周 β_2 受体作用较弱的药物,可减少上述副作用。

自从发现 4-取代苯氧丙醇胺类化合物普拉洛尔具有选择性抑制心脏兴奋作用后,以此为启示,设计开发许多 4-取代苯氧丙醇胺类 β_1 受体拮抗剂。进一步研究发现,在侧链氮原子上引入异丙基、特丁基等不同的基团后,如 3,4-二甲氧基苯乙基,苯环的取代基无论在哪一个位置,药物都呈现出 β_1 受体的选择性。进而合成了较多的具有较强选择性的 β_1 受体拮抗剂。如阿替洛尔(atenolol)、美托洛尔(metoprolol)、比索洛尔(bisoprolol)等。

酒石酸美托洛尔　Metoprolol Tartrate

本品化学名为(±)-1-异丙氨基-3-[4-(2-甲氧乙基)苯氧基]-2-丙醇 L-酒石酸盐。

本品为白色或类白色的结晶性粉末;在水中极易溶解,在乙醇或三氯甲烷中易溶,在无水乙醇中略溶,在丙酮中极微溶解。熔点为 120~124℃。结构中虽有手性,但常用其消旋体,酒石酸为右旋,比旋光度为 +6.5°~+10.5°。

本药干燥品化学性质稳定,10% 水溶液在 pH 为 6.2~6.5 条件下,室温可贮藏数年,或在 50℃下贮藏 3 个月,均不发生物理化学上的变化。

本品有还原性,加水溶解后,加硝酸银试液过量,即生成白色沉淀,滴加氨试液恰使沉淀溶解后,将试管置水浴中加热,银即游离并附在管的内壁成银镜。可用于治疗窦性心动过速及某些室上性心律失常、高血压、冠心病、心绞痛等。

3. 非经典 β 受体拮抗剂

临床发现,用 α 和 β 受体拮抗剂对降压有协同作用,减少了外周血管阻力增高致使肢端循环发生障碍的现象,因此设计了对 α 和 β 受体均产生拮抗的药物。如拉贝洛尔(labetalol)、塞利洛尔(celiprolol)等。与其他 β 受体拮抗剂结构不同的是,阿罗洛尔(arotinolol)的噻唑和噻吩构成芳环部分,再通过 S 原子链接丙醇胺侧链,特点是不影响糖、脂肪代谢,适用于高血压合并肥胖和糖尿病患者。奈必洛尔(nebivolol)是选择性 β_1 受体拮抗剂,

不拮抗 $α_1$ 受体，通过增加 NO 的利用来介导外周血管舒张，具有更好的血流动力学特性、良好代谢特性和抗氧化特性。

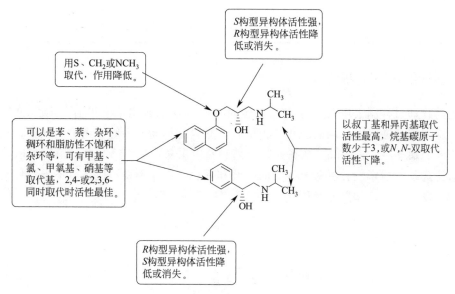

阿罗洛尔　　　　　　　　奈必洛尔

（二）β 受体拮抗剂构效关系

β 受体拮抗剂构效关系如图 5-6 所示。

图 5-6　β 受体拮抗剂构效关系

四、中枢性降压药

中枢性降压药是通过选择性地激动位于延髓孤束核次级神经元 $α_2$ 受体和位于延髓腹外侧网状结构的 I_1-咪唑啉受体，抑制交感神经中枢的传出冲动，使外周血管扩张而降压。第二代中枢性降压药利美尼定和莫索尼定等，对 I_1-咪唑啉受体的亲和力远大于 $α_2$ 受体，因此，口干、嗜睡等不良反应较第一代大为减轻。

此类药物包括可乐定（clonidine）、甲基多巴（methydopa）、莫索尼定（moxonidine）、利美尼定（rilmenidine）等。常见中枢性降压药见表 5-9。

表 5-9　常见中枢性降压药

药物名称	药物结构	作用特点及用途
可乐定		1. 对 $α_2$ 受体和 I_1-咪唑啉受体具有作用，对胆碱受体、多巴胺受体有亲和作用，选择性小，有明显的中枢副作用； 2. 以亚胺型及氨基型的互变异构体存在，以亚胺型结构为主； 3. 主要用于高血压，还可以治疗偏头痛、痛经及吗啡类品的成瘾戒断治疗

药物名称	药物结构	作用特点及用途
甲基多巴	(结构式：HO-HO-苯环-CH₂-C(CH₃)(NH₂)-COOH)	1. 作用于 $α_2$ 受体，降压同时产生明显中枢镇静、精神抑郁等副作用； 2. α-甲基化衍生物，含有邻苯二酚结构，易发生氧化； 3. 用于治疗中度高血压，特别是适用于肾功能不良的高血压患者
莫索尼定	(结构式)	1. 选择性作用于 I_1-咪唑啉受体，对 $α_2$ 受体作用弱，故无显著镇静作用及反跳现象； 2. 适用于治疗轻、中度高血压
利美尼定	(结构式)	1. 用于轻、中度原发性高血压； 2. 副作用少而轻微，偶有口干、乏力

五、交感神经末梢阻断药

该类药物通过抑制去甲肾上腺素能神经对神经递质的再摄取和贮存，导致神经递质耗竭，肾上腺素能传递受阻，从而阻止了去甲肾上腺素能神经对心脏、血管的调节，从而产生降压作用。利血平（reserpine）从提取物分离和鉴定出来，作为第一个从植物提取出的有效的抗高血压药物，能影响去甲肾上腺素的贮藏和释放，但因不良反应多，不推荐作为一线用药，仅用于复方制剂，如复方降压片。

利血平 Reserpine

(利血平结构式)

利血平为棱柱形结晶，略溶于水，易溶于三氯甲烷、二氯甲烷、冰乙酸，溶于甲醇、乙醇、乙醚等。该药具有旋光性，具有碱性，pK_b 为 6.6。

利血平在光和热的影响下，在 C3 位上将发生差向异构化现象，生成异利血平，为无效异构体。

本品水溶液都比较稳定，pH 为 3 时最稳定。但在酸性、碱性条件下，两个酯键水解，生成利血平酸，活性下降。

(反应式：利血平 —碱→ 利血平酸)

本品在光或酸催化下，利血平氧化脱氢，首先生成 3,4-二去氢利血平，为具有黄绿荧光的黄色物质，进一步氧化生成 3,4,5,6-四去氢利血平，有蓝色荧光，再进一步氧化会生成荧光的褐色和黄色聚合物，故利血平需避光保存。

3,4-二去氢利血平　　　　　　　　3,4,5,6-四去氢利血平

本品用于治疗早期轻度的高血压，作用缓慢、温和而持久。对病情严重患者，需要肼屈嗪、双氢氯噻嗪等合用，以增加疗效。本品有安定作用，故对老年和有精神病症状的患者尤为适合，不良反应为鼻塞、嗜睡和腹泻等。

目标检测

一、单项选择题

1. 盐酸普萘洛尔成品中的主要杂质 α-萘酚，常用（　　）检查。
   A. 三氯化铁　　　　B. 硝酸银　　　　C. 甲醛硫酸
   D. 对重氮苯磺酸盐　E. 水合茚三酮

2. 属于 β 受体拮抗剂的是（　　）。
   A. 胺碘酮　　　　　B. 普罗帕酮　　　C. 维拉帕米
   D. 异丙肾上腺素　　E. 倍他洛尔

3. 下列关于维拉帕米的说法正确的是（　　）。
   A. 具有三苯哌嗪结构　　　　　　　B. 二氢吡啶母核，能选择性扩张脑血管
   C. 含有苯并硫氮杂䓬结构　　　　　D. 芳烷基胺结构

4. 下列关于硝苯地平的说法正确的是（　　）。
   A. 具有三苯哌嗪结构　　　　　　　B. 二氢吡啶母核，能选择性扩张脑血管
   C. 含有苯并硫氮杂䓬结构　　　　　D. 芳烷基胺结构

5. 下列关于地尔硫䓬的说法正确的是（　　）。
   A. 具有三苯哌嗪结构　　　　　　　B. 二氢吡啶母核，能选择性扩张脑血管
   C. 含有苯并硫氮杂䓬结构　　　　　D. 芳烷基胺结构

6. 下列关于桂利嗪的说法正确的是（　　）。
   A. 具有三苯哌嗪结构　　　　　　　B. 二氢吡啶母核，能选择性扩张脑血管
   C. 含有苯并硫氮杂䓬结构　　　　　D. 芳烷基胺结构

7. 下列关于调血脂药物的说法正确的是（　　）。
   A. 吉非贝齐　　　　B. 硝酸甘油　　　C. 硝苯地平
   D. 卡托普利　　　　E. 普萘洛尔

8. 属于 HMG-CoA 还原酶抑制剂的药物是（　　）。
   A. 烟酸　　　B. 考来烯胺　　C. 洛伐他汀　　D. 非诺贝特

9. 利血平遇钼酸钠-硫酸试液显黄色，约 5min 后转为蓝色，这是由于其具有（　　）。
   A. 酯类结构　　B. 叔胺结构　　C. 吲哚环　　D. 仲胺生物碱

10. 为黄色结晶性粉末的是（　　）。

A. 洛伐他汀　　　　B. 硝酸甘油　　　　C. 硝苯地平　　　　D. 卡托普利

11. 下列药物具巯基的是（　　）。

A. 洛伐他汀　　　　B. 硝酸甘油　　　　C. 硝苯地平　　　　D. 卡托普利

12. 利血平不具有下列哪些理化性质（　　）。

A. 具有旋光性

B. 光和酸催化下可导致氧化脱氢

C. 在光和热的影响下，C3 位发生差向异构化反应

D. 无论是酸性条件还是碱性条件，均易发生酯键水解

E. 最稳定的水溶液 pH 值为 10

13. 氨氯地平是下列药物类型中的哪一种（　　）。

A. NO 供体药物　　　　　　　　　B. 钙拮抗剂类

C. 钙敏化剂　　　　　　　　　　　D. HMG-CoA 还原酶抑制剂

14. 地尔硫草的母核结构为（　　）。

A. 1,4-苯并二氮䓬　　　　B. 1,5-苯并二氮䓬　　　　C. 1,4-苯并硫氮杂䓬

D. 1，5-苯并硫氮杂䓬　　　E. 二苯并硫氮杂䓬

15. 属于钠通道阻滞剂的是（　　）。

A. 胺碘酮　　　　　　　　B. 普罗帕酮　　　　　　　C. 维拉帕米

D. 异丙肾上腺素　　　　　E. 倍他洛尔

16. 属于钙通道阻滞剂的是（　　）。

A. 胺碘酮　　　　　　　　B. 普罗帕酮　　　　　　　C. 维拉帕米

D. 异丙肾上腺素　　　　　E. 倍他洛尔

17. 属于钾通道阻滞剂的是（　　）。

A. 胺碘酮　　　　　　　　B. 普罗帕酮　　　　　　　C. 维拉帕米

D. 异丙肾上腺素　　　　　E. 倍他洛尔

二、配伍选择题

A. 维拉帕米　　　B. 硝苯地平　　　C. 利血平　　　D. 地尔硫草

1. 下列药物中，苯并硫氮草类钙离子通道拮抗剂为（　　）。
2. 下列药物中，1,4-二氢吡啶类钙离子通道拮抗剂为（　　）。
3. 下列药物中，芳烷基胺类钙离子通道拮抗剂为（　　）。
4. 下列药物中，二苯基哌嗪类钙离子通道拮抗剂为（　　）。

A. β-受体　　　　　　　　　　　　B. 血管紧张素Ⅱ受体

C. 血管紧张素转化酶　　　　　　　D. 钙离子通道

E. 羟甲戊二酰辅酶 A 还原酶

5. 硝苯地平的作用靶点是（　　）。
6. 普萘洛尔的作用靶点是（　　）。
7. 氯沙坦的作用靶点是（　　）。
8. 洛伐他汀的作用靶点是（　　）。
9. 卡托普利的作用靶点是（　　）。

三、比较选择题

A. 硝酸甘油　　　B. 硝苯地平　　　C. 两者均是　　　D. 两者均不是

1. 具硝基（   ）。
2. 具水解性（   ）。
3. 具爆炸性（   ）。
4. 遇光极不稳定，易发生光歧化作用（   ）。

四、多项选择题

1. 有关利血平的说法正确的是（   ）。
   A. 利血平是一种生物碱　　　　　　　B. 利血平具有吲哚的显色反应
   C. 利血平在光照条件下稳定　　　　　D. 利血平可以水解
2. 与普萘洛尔的叙述相符的是（   ）。
   A. 属于β受体拮抗剂　　　　　　　　B. 属于α受体拮抗剂
   C. 结构中含有异丙氨基丙醇　　　　　D. 结构中含有萘环
3. 下列哪些性质与卡托普利相符（   ）。
   A. 化学结构中含有两个手性中心
   B. 化学结构中含有巯基，有还原性，遇光在水溶液中可发生自动氧化生成二硫化合物
   C. 为抗心律失常药
   D. 为血管紧张素转化酶抑制剂，用于治疗高血压
   E. 有类似蒜的特臭，在水中可溶解
4. 与硝苯地平的结构特点相符的是（   ）。
   A. 含有手性中心　　B. 含有邻硝基苯　　C. 含有二氢吡啶环　　D. 含有双酯结构

五．简答题

1. 以普萘洛尔为例，分析芳氧丙醇类β-受体阻滞剂的结构特点及构效关系。
2. 简述钙通道阻滞剂的概念及其分类。
3. 洛伐他汀为何被称为前药？说明其代谢物的结构特点。

第六章
抗溃疡药

消化性溃疡是指胃肠道黏膜被胃酸和胃蛋白酶等自身消化而发生的溃疡，好发于胃、十二指肠。目前认为其病因主要是由于胃及十二指肠黏膜的损伤因子与保护因子失衡。损伤因子如胃酸、胃蛋白酶活性增强，加重对黏膜的侵袭。另外，幽门螺杆菌感染也是消化性溃疡形成的主要病因之一。保护因子如黏液、碳酸氢盐屏障、黏膜屏障、黏膜血流、上皮的再生能力以及前列腺素等的功能减弱为溃疡的形成创造了条件。

临床上抗溃疡药主要通过抑制损伤因子和增强保护因子而发挥作用。抗溃疡药根据其作用机制可分为中和过量胃酸、抑制胃酸分泌、增强胃黏膜的屏障功能以及对抗幽门螺杆菌而发挥作用等几种类型。

> **知识延伸 >>>**
>
> ### 幽门螺杆菌的发现
>
> 2005年，巴里·马歇尔（Barry J. Marshall，澳大利亚）、罗宾·沃伦（J. Robin Warren，澳大利亚），发现了幽门螺杆菌以及该细菌对消化性溃疡的致病机制。
>
> 1979年，病理学医生巴里·马歇尔在慢性胃炎患者的胃窦黏膜组织切片上观察到一种弯曲状细菌，并且发现这种细菌邻近的胃黏膜总是有炎症存在，因而意识到这种细菌和慢性胃炎可能有密切关系。1981年，消化科临床医生罗宾·沃伦与巴里·马歇尔合作，他们以100例接受胃镜检查及活检的胃病患者为对象进行研究，证明这种细菌的存在确实与胃炎相关。此外他们还发现，这种细菌还存在于所有十二指肠溃疡患者、大多数胃溃疡患者和约一半胃癌患者的胃黏膜中。
>
> 经过多次失败之后，1982年4月，巴里·马歇尔终于从胃黏膜活检样本中成功培养和分离出了这种细菌。为了进一步证实这种细菌就是导致胃炎的罪魁祸首。面对一些质疑，他们首先在小猪身上做试验，但试验失败了，于是巴里·马歇尔喝下含有这种细菌的培养液，果然诱发了胃部炎症，而他又通过抗生素得以治愈。这个实验结果发表后，科学界开始认同他们的观点。
>
> 幽门螺杆菌与沙眼衣原体和疟原虫传播途径等发现有类似之处，属于原始性发现。
>
> 对我们的启示：看到一种病后，必须仔细地观察才能判定致病因素与致病途径。

胃壁细胞上分布有 M_1 受体、促胃泌素受体和组胺 H_2 受体,当被相应递质乙酰胆碱、胃泌素、组胺激动时,通过第二信使(cMAP、Ca^{2+})传导,激活胃壁细胞上的 H^+/K^+-ATP 酶(又称质子泵、H^+ 泵),通过 H^+ 与 K^+ 交换,将 H^+ 从胃壁细胞转运到胃腔,并与 Cl^- 结合形成胃酸。抑制胃酸分泌药通过阻断这些受体和抑制质子泵使胃酸分泌减少,产生治疗消化性溃疡的作用。抑制胃酸分泌药物作用部位见图 6-1。

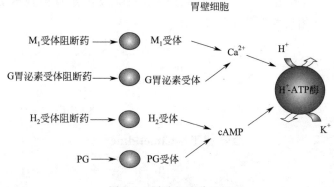

图 6-1 胃壁细胞分泌过程

抗溃疡药物包括以下几类:①抗酸药是一类碱性药物,如氢氧化铝、碳酸氢钠等。②抑制胃酸分泌药还可分为 H_2 受体拮抗剂,如西咪替丁等;胃泌素受体拮抗剂,如丙谷安;M 受体拮抗剂,如哌仑西平;质子泵抑制剂,如奥美拉唑。③胃黏膜保护药,如米索前列醇、枸橼酸铋钾等。④抗幽门螺杆菌药,如替硝唑、甲硝唑、阿莫西林等抗菌药。其中,在临床上最常用的是质子泵抑制剂和 H_2 受体拮抗剂。

第一节 组胺 H_2 受体拮抗剂

组胺 H_2 受体拮抗剂能选择性地与 H_2 受体结合,使胃酸分泌减少,从而减少胃酸对胃部和十二指肠的刺激,临床上主要用于治疗消化性溃疡。

组胺可以刺激胃酸的分泌,因此对组胺结构进行改造以寻找拮抗剂,研发了一系列不同结构类型的疗效更好的 H_2 受体拮抗剂。按化学结构分为咪唑类、呋喃类、噻唑类、哌啶甲苯类。

组胺

一、咪唑类

西咪替丁(cimetidine)是通过合理药物设计的方法得到的第一个 H_2 受体拮抗剂。它是基于甲硫咪脲(burimamide)结构改造而来,用胍基取代甲硫咪脲上的硫脲基,在胍基的亚氨基氮上引入吸电子的氰基以降低胍基的碱性，得到的咪唑类药物。

甲硫咪脲　　　　西咪替丁

在西咪替丁的结构基础上，以炔丙基取代胍基上的甲基得到依汀替丁（etintidine，又名丙炔替丁），作用比西咪替丁强。用亲脂性的胞嘧啶取代氰胍得到奥美替丁（oxmetidine），其脂溶性高，作用比西咪替丁强15倍。

依汀替丁　　　　奥美替丁

西咪替丁　Cimetidine

本品化学名为1-甲基-2-氰基-3-[2-[[(5-甲基咪唑-4-基)甲基]硫代]乙基]胍，又名甲氰咪胍、泰胃美。

本品为白色或类白色结晶性粉末；几乎无臭。在甲醇中易溶，在乙醇中溶解，在异丙醇中略溶，在水中微溶；在稀盐酸中易溶。熔点为140~146℃。

本品结构中有咪唑环，饱和水溶性显弱碱性，故与盐酸成盐后易溶于水。

本品对湿、热稳定，在室温、干燥密封状态下，5年内不分解。在过量稀盐酸中，氰基缓慢水解先生成氨甲酰基，加热后进一步水解生成胍类化合物。

本品加氨试液与硫酸铜试液后生成蓝灰色沉淀；再加过量的氨试液，沉淀溶解。可与一般的胍类化合物相区别；本品结构中有硫原子，经灼烧产生的硫化氢气体能使湿润的醋酸铅试纸显黑色。

本品能抑制各种刺激引起的胃酸分泌，也可防止应激状态下胃黏膜出血和胃黏多糖成分减少。临床上主要用于治疗十二指肠溃疡、胃溃疡、上消化道出血、反流性食管炎，预防溃疡复发等。本品停药后复发率高，需维持治疗。

本品不良反应较多。如有轻度的抗雄性激素副作用，长期使用或用药量较大时导致男性乳腺发育和阳痿，妇女溢乳，还可引起精神紊乱等，停药后可消失。

本品为细胞色素P450酶的抑制剂，与口服抗凝药（华法林）、解热镇痛药和镇静催眠药（地西泮）合用时，会影响以上药物的代谢速率，需注意联用用药。

二、呋喃类

将西咪替丁结构中的咪唑环替换成呋喃环，在环上引入二甲氨基甲基以保持碱性，将侧链末端的氰基亚氨（═N—CN）替换为硝基甲叉基（═C—NO$_2$），得到呋喃类药物雷尼替丁（ranitidine），1983年上市，是第二个上市的组胺H$_2$受体拮抗剂，作用比西咪替丁强，且具有速效和长效的特点，副作用小。

盐酸雷尼替丁　Ranitidine Hydrochloride

化学名 N'-甲基-N-[2-[[[5-[（二甲氨基）甲基]-2-呋喃基]甲基]硫基]乙基]-2-硝基-1,1-乙烯二胺盐酸盐，又名甲硝呋胍、呋喃硝胺。

本品为类白色至淡黄色结晶性粉末；有异臭；极易潮解，吸湿后颜色变深。本品在水或甲醇中易溶，在乙醇中略溶，在丙酮中几乎不溶。熔点为137～143℃。

本品在室温干燥条件下稳定，保存3年含量不下降。

本品也具有含硫化合物的鉴别反应，即灼烧产生的硫化氢气体能使湿润的醋酸铅试纸显黑色；本品的饱和水溶液显氯化物的鉴别反应。

本品是竞争性的H$_2$受体拮抗剂，抑制胃酸分泌的强度为西咪替丁的4～10倍，副作用较西咪替丁小，无抗雄性激素作用。与CYP450的亲和力比西咪替丁弱，不影响地西泮、华法林等的代谢过程。

临床上主要用于胃溃疡及十二指肠溃疡、术后溃疡、反流性食管炎和卓-艾氏综合征等。停药后也可出现复发，但复发率低于西咪替丁。

三、噻唑类

将西咪替丁结构中的甲基咪唑环替换成胍基噻唑环，侧链末端的氰基胍基替换为氨磺酰脒基，得到噻唑类药物法莫替丁（famotidine）。其作用比西咪替丁强30～100倍、比雷尼替丁强6～10倍，无抗雄激素作用，不影响肝药酶代谢，与其他药物相互作用小，还能增加胃黏膜的血流，加强防御机制，提高止血效果。这是目前选择性最好、作用最强的组胺H$_2$受体拮抗剂。同类药物还有尼扎替丁（nizatidine），结构与雷尼替丁相似，将雷尼替丁的呋喃环替换成噻唑环，作用比雷尼替丁强3～4倍，亲脂性好，口服后生物利用度大于90%。

法莫替丁　　　　　　尼扎替丁

四、哌啶甲苯类

哌啶甲苯类新型H$_2$受体拮抗剂，该类药物有哌啶甲苯结构。用哌啶甲苯取代西咪替丁结构中甲基咪唑环，以含氧四原子链取代含硫四原子链，将胍基结构改为酰胺得到罗沙替丁（roxatidine），是哌啶甲苯醚类的代表药，一种长效组胺H$_2$受体拮抗剂，作用比西咪替丁强4～6倍，生物利用度达90%以上。在罗沙替丁分子中引入三氮唑，得到兰替丁（lamtidine），其抑制胃酸分泌作用比雷尼替丁强8倍，作用持续时间达24h，但其慢性毒性较大。

罗沙替丁　　兰替丁

五、组胺 H_2 受体拮抗剂的构效关系

H_2 受体拮抗剂的构效关系研究中发现，H_2 受体拮抗剂的结构由三部分组成，碱性或碱性基团取代芳杂环通过四原子链与含氮的平面极性基团组成。

芳环基团　四原子链　含氮平面基团

① 第一部分：碱性芳杂环或碱性基团取代的芳杂环为活性必需。芳杂环可以是碱性的咪唑，或碱性基团取代的呋喃、噻唑等，可形成阳离子，与受体上阴离子部位结合；芳环上碱性取代基有胍基、二甲氨亚甲基、哌啶甲基等。胍基可通过氢键或形成阳离子面增强药物与受体的亲和力，使抑酸活性增加。

② 第二部分：易曲绕的四原子链，2 位以硫原子为好，可增加链的柔性。四原子链上有支链或增加链的长度，活性降低或消失，以含氧四原子链或芳环连接保持活性。

③ 第三部分：平面极性基团。在生理 pH 条件下，可部分离子化的平面极性基团通过氢键与受体结合。平面极性基团一般为胍基、脒基、乙烯二胺，吸电子取代基为氰基、硝基、氨磺酰基等，可降低极性基团的碱性；药物的亲脂性与活性有关。胍基等基团极性大，使药物难以通过生物膜被吸收，引入疏水性基团，可增加脂溶性，改善吸收，增加疗效。

第二节　质子泵抑制剂

H^+/K^+-ATP 酶分布于胃壁细胞表层，具有排出 H^+、Cl^-，重吸收 K^+ 的作用，表现为向胃腔直接分泌浓度很高的胃酸。质子泵抑制剂（priton pump inhibitor，PPI）又称 H^+/K^+-ATP 酶抑制药。通过与 H^+/K^+-ATP 酶结合，抑制 H^+ 与 K^+ 的交换，使 H^+ 不能从胃壁细胞泵入胃腔，从而抑制基础胃酸分泌。同时也可以抑制组胺、五肽胃泌素、M 受体激动药等刺激引起的胃酸分泌，疗效确切，不良反应小，应用广泛。

H^+/K^+-ATP 酶仅分布于胃壁细胞表面，质子泵抑制剂直接作用于分泌胃酸的最后共同通道的 H^+/K^+-ATP 酶，与兴奋胃酸分泌的途径无关，而 H_2 受体、M 受体不但存在于胃壁细胞，还存在于其他组织。因此，质子泵抑制剂有作用专一、选择性高、副作用小等

优点。

一、典型药物

奥美拉唑　Omeprazole

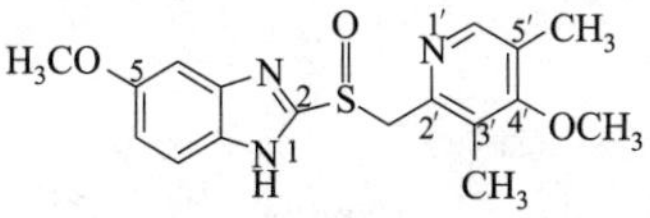

本品化学名为 5-甲氧基-2-[[(4-甲氧基-3,5-二甲基-2-吡啶基)甲基]亚硫酰基]-1H-苯并咪唑。

本品为白色或类白色结晶性粉末，无臭，易溶于二氯甲烷，略溶于甲醇或乙醇，在丙酮中微溶，不溶于水，在 0.1mol/L 氢氧化钠溶液中溶解。熔点为 156℃。

本品不稳定，遇光易变色，需避光保存。因亚砜基上的硫原子有手性，具光学活性，药用其外消旋体，其 $S(-)$ 型异构体，埃索美拉唑现用于临床。

本品具有弱碱性和弱酸性，在水溶液中不稳定，在强酸性水溶液中很快分解，故制为肠溶胶囊。

奥美拉唑分子结构中含有吡啶环，故有叔胺的特征性反应，与生物碱沉淀剂生成沉淀。

本品在体外无活性，进入胃壁细胞后，在氢离子的影响下首先转化成螺环中间体，很快形成两种活性形式次磺酸和次磺酰胺。活性转化物与 H^+/K^+-ATP 酶上的巯基作用，形成二硫键的共价结合物，抑制 H^+/K^+-ATP 酶的活性，从而起到减少胃酸分泌的作用。见图 6-2。

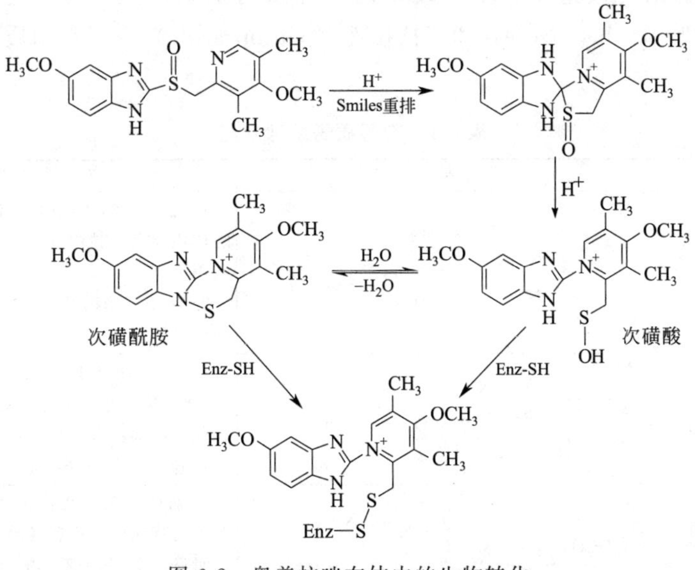

图 6-2　奥美拉唑在体内的生物转化

奥美拉唑为第一代质子泵抑制药。口服后在十二指肠吸收，可选择性地浓缩在胃壁细胞的酸性环境中，通过抑制胃壁细胞膜上的质子泵，抑制各种原因引起的胃酸分泌，在壁细胞中可存留 24h。因此，抑酸作用强而持久，同时还能减少胃蛋白酶的分泌，还有抗幽门螺杆菌作用。

本品 $t_{1/2}$ 为 0.5~1h，在体内经 CYP450 代谢。其 R-异构体主要由 CYP2C19 代谢为苯并咪唑环 6 位羟化物和两个甲氧基的去甲基化无活性代谢物，且代谢速率快。S-异构体主要由 CYP3A4 代谢为砜，且代谢速率慢，血药浓度高而持久，药物之间相互作用小，$t_{1/2}$ 可以延长 2h 以上。因此，S-异构体的埃索奥美拉唑药效比奥美拉唑强而持久。见图 6-3。

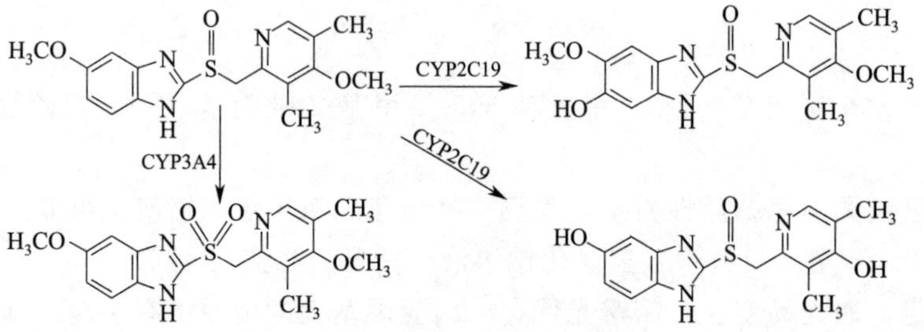

图 6-3 奥美拉唑的代谢途径

临床用于治疗胃溃疡及十二指肠溃疡、反流性食管炎、卓-艾综合征等，对溃疡面的愈合快且治愈率高。有头痛、头晕、口干、恶心、腹胀等副作用，偶有皮疹、外周神经炎、血清转氨酶升高或胆红素增高等。长期应用可致胃内细菌滋生。

二、同类药物

H^+/K^+-ATP 酶抑制剂的基本结构由吡啶环、甲基亚磺酰基和苯并咪唑三个部分组成。因此在该类药物的结构改造中，主要改变两个环系的不同取代基得到兰索拉唑（lansoprazole）、雷贝拉唑（rabeprazole）和泮托拉唑（pantoprazole）等，常用质子泵抑制药比较见表 6-1。

表 6-1 常用质子泵抑制药

药物名称	药物结构	作用特点及用途
兰索拉唑（lansoprazole）	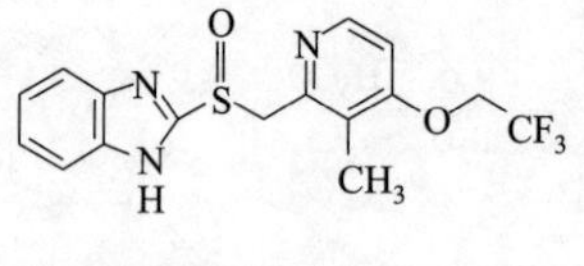	1. 吡啶环的 4 位引入含氟的烷氧基，抑制胃酸作用比奥美拉唑强 2~10 倍，起效更快，生物利用度高。 2. 用于胃溃疡及十二指肠溃疡、胃-食管反流性疾病等
雷贝拉唑（rabeprazole）	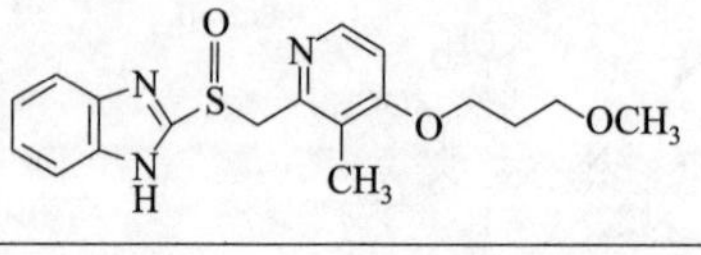	1. 口服 1h 发挥药效，2~4h 内血药浓度最大，比奥美拉唑抑酸作用更快、更强、更持久，还有抗幽门螺杆菌的作用。 2. 临床疗效优于其他质子泵抑制剂
泮托拉唑（pantoprazole）	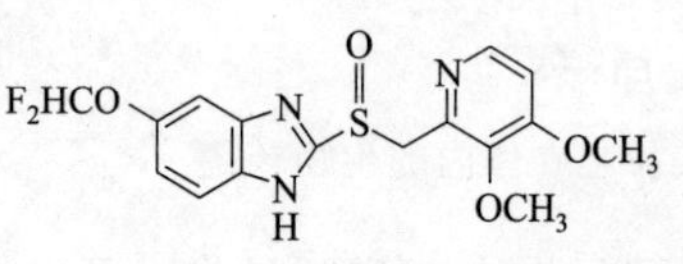	1. 对质子泵有更高的选择性，稳定性更强，老人及肾功能不良患者服用后药动学与正常人无明显改变，几乎不影响其他药物代谢。 2. 用于胃溃疡及十二指肠溃疡、胃-食管反流性疾病、卓-艾综合征等

该类药物与 H^+/K^+-ATP 酶以共价二硫键结合，产生不可逆的抑制。长期使用可引起胃酸缺乏，会诱发胃窦反馈机制而致高胃泌素血症，可能在胃体中引起内分泌细胞的增生而

形成类癌。故该类药物在临床上不宜长期连续使用。

三、质子泵抑制剂的构效关系

不可逆的质子泵抑制剂的结构由吡啶环、甲亚酰基及芳环并咪唑环三部分组成。环上取代基的不同影响药物的解离度和药代动力学性质。构效关系见图 6-4。

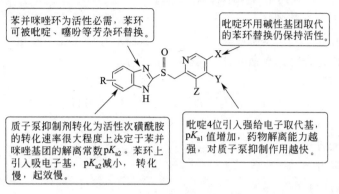

图 6-4 质子泵抑制剂的构效关系

知识延伸 >>>

"重磅炸弹"级药物西咪替丁、雷尼替丁、奥美拉唑

全球第一个"重磅炸弹"级药物是 20 世纪 80 年代英国史克公司生产的西咪替丁（泰胃美）。这是基于当时科学家对于身体内广泛存在的组胺刺激胃酸过度分泌，进而导致胃溃疡发生的原理的研究，在经过医学家与化学家构成的团队对无数化合物进行的漫长试验后，终于诞生为一种抗溃疡的药物。

史克公司研发了全球第一个 H_2 受体拮抗剂西咪替丁（泰胃美），抑制胃酸分泌，是治疗胃溃疡疾病的一个划时代进步，从而推动了相同机制的一批药物成为"重磅炸弹"药物。1986 年葛兰素公司研发的雷尼替丁（善胃得）首次超过西咪替丁，荣获世界最畅销药品的桂冠，直至 1995 年销售额超过 37 亿美元，雄踞首位"重磅炸弹"药物地位。1998 年阿斯利康开发的质子泵抑制剂奥美拉唑（洛赛克）创造了"重磅炸弹"药物新纪录，年销售额逼近 40 亿美元，此后连续 3 年保持首位，年销售额突破 60 亿美元。

目标检测 >>>

一、单项选择题

1. 以下哪个药属于质子泵的抑制剂（　　）。
   A. 奥美拉唑　　　　B. 呋喃丙胺　　　　C. 西咪替丁　　　　D. 阿托品
2. 抗溃疡药雷尼替丁含有的环状结构是（　　）。

A. 咪唑环　　　　　　B. 呋喃环　　　　　　C. 噻唑环　　　　　　D. 吡咯环

3. 抗溃疡药西咪替丁含有的环状结构是（　　）。

A. 咪唑环　　　　　　B. 呋喃环　　　　　　C. 噻唑环　　　　　　D. 吡咯环

4. 西咪替丁主要用于治疗（　　）。

A. 十二指肠球部溃疡　　B. 过敏性皮炎　　　　C. 结膜炎　　　　　　D. 麻疹

5. 奥美拉唑与下列叙述中哪项不符（　　）。

A. 结构中含有苯并咪唑环　　　　　　　　B. 结构中含有亚磺酰基

C. 结构中含有 3,5-二甲基吡啶基　　　　　D. 在酸催化下经重排而显示生物活性

E. 本身为碱性化合物，在强酸性水溶液中很快分解

二、比较选择题

A. 西咪替汀　　　　　B. 奥美拉唑　　　　　C. 二者皆有　　　　　D. 二者皆无

1. H_1 受体拮抗剂（　　）

2. 质子泵拮抗剂（　　）

3. 不宜长期服用（　　）

4. H_2 受体拮抗剂（　　）

三、多项选择题

1. 属于 H_2 受体拮抗剂的有（　　）。

A. 西咪替丁　　　　　B. 奥美拉唑　　　　　C. 西沙必利　　　　　D. 法莫替丁

2. 雷尼替丁具有下列哪些性质（　　）。

A. 为 H_2 受体拮抗剂　　　　　　　　　B. 结构中含有呋喃环

C. 为反式体，顺式体无活性　　　　　　　D. 具有速效和长效的特点

E. 本身为无活性的前药，经 H^+ 催化重排为活性物质

3. 抗溃疡药法莫替丁含有下列哪些结构部分（　　）。

A. 呋喃环　　　　　　B. 咪唑环　　　　　　C. 噻唑环

D. 硝基　　　　　　　E. 氨磺酰基

4. 下面哪些性质与奥美拉唑符合（　　）。

A. 为无活性的前药，在体内经酸催化重排为活性物质

B. 为两性化合物，易溶于碱液，在强酸性水溶液中很快分解

C. 用于治疗消化道溃疡

D. 为 H_2 受体拮抗剂

E. 分子中含有亚磺酰基和苯并咪唑的结构

四．简答题

1. 为什么质子泵抑制剂抑制胃酸分泌的作用强，而且选择性好？

2. 常用的抗溃疡药物有哪些类型，各举一例，并说明其作用机制。

第七章
解热镇痛药和非甾体抗炎药

解热镇痛及非甾体抗炎药（NSAIDs），是一类兼有解热、镇痛及抗炎作用，主要用于退热、缓解慢性疼痛和抗炎、抗风湿的药物。其中有些药物更多的是用于退热和止痛，故称为解热镇痛药。

炎症机制的研究发现，在多种机制产生的致炎物质中，一种机制与花生四烯酸（AA）的代谢过程有关。当机体受到刺激后，细胞膜磷脂经磷酸酯酶水解 AA，AA 再经两条途径氧化成不同的代谢物。代谢途径之一是在环氧酶（COX）催化下氧化代谢成前列腺素（PG）和血栓素（TX）两大类物质。前列腺素存在于体内各组织中，生物活性广泛而复杂，其中 PGE_2、PGI_2 和 PGD_2 能扩张血管增加通透性，并能增强其他炎症介质的致炎作用，促进炎症发展；PGE_2 还是目前已知的最强的致热物质之一，可引起体温升高。AA 的代谢途径之二是在 5-脂氧酶（LOX）催化下生成 5-氢过氧化二十碳四烯酸（5-HPETE），再经一系列代谢过程生成白三烯类物质（LTs）。其中 LTC_4、LTD_4 和 LTE_4 是过敏性慢反应物质的主要成分，能增加血管的通透性，促进血浆渗出而导致水肿；LTB_4 会引起炎症部位白细胞的聚集，加重炎症症状。花生四烯酸在体内的代谢过程如图 7-1 所示。

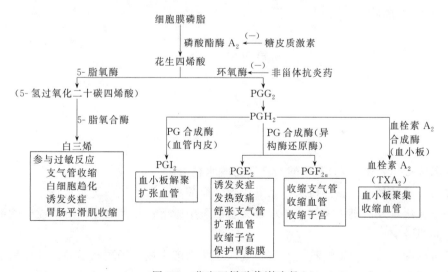

图 7-1 花生四烯酸代谢途径

解热镇痛药及非甾体抗炎药的作用机制是通过抑制环氧酶，阻断前列腺素的生物合成，进而达到解热、镇痛、抗炎抗风湿作用。

第一节 解热镇痛药

解热镇痛药是一类能使发热病人的体温降至正常水平，并能缓解疼痛的药物。镇痛作用主要在外周，表现为对慢性钝痛有良好的缓解作用，如对牙痛、头痛、神经痛、肌肉痛、关节痛、月经痛等，但对创伤性剧痛或内脏痉挛绞痛无效。这类药物大多数能减轻风湿病和痛风疼痛的症状，除乙酰苯胺类药物外均有一定抗炎作用，本类药物不易产生耐受性和成瘾性。

解热镇痛药按化学结构可分为水杨酸类、乙酰苯胺类及吡唑酮类。

一、水杨酸类

水杨酸及其盐类均有较强的解热镇痛和抗炎、抗风湿等作用。1830年从柳树树皮中提取到水杨苷，经水解、氧化得到水杨酸。1875年巴斯发现水杨酸钠具有解热镇痛和抗风湿作用，但对胃肠刺激性较大。1898年德国化学家霍夫曼将水杨酸的羟基乙酰化得到乙酰水杨酸（阿司匹林，aspirin），并发现乙酰水杨酸的解热镇痛作用比水杨酸钠强，但胃肠道反应却大大降低。可用于风湿性关节炎及其他发热所引起的疼痛，特别适合于老人和儿童。

（一）典型药物

阿司匹林　Aspirin

化学名为2-（乙酰氧基）苯甲酸，又名乙酰水杨酸。

本品为白色结晶或结晶性粉末；无臭或微带醋酸臭；遇湿气即缓缓水解。本品在乙醇中易溶，在三氯甲烷或乙醚中溶解，在水或无水乙醚中微溶；在氢氧化钠溶液或碳酸钠溶液中溶解，但同时分解。

本品有酚酯结构，稳定性较差，遇湿气即缓缓水解生成水杨酸和醋酸。其原因是结构中酚羟基的氧与苯环共轭，降低了酯羰基碳的电子云密度，有利于OH^-的进攻。

本品水解产物水杨酸较易氧化，在空气中渐变为淡黄色、红棕色至深棕色。水溶液变化更大，其原因是结构中酚羟基被氧化成一系列醌型有色物质。在光照、温度、微量重金属离子（铜、铁）等因素下均可加速氧化反应。

本品结构中无游离的酚羟基，不直接与三氯化铁试液发生显色反应，但其水溶液经加热或长时间放置，会水解生成水杨酸，水杨酸遇三氯化铁试液呈紫堇色。

本品的碳酸钠溶液，煮沸放冷后，与稀硫酸反应，析出白色沉淀，并发生醋酸的臭气。

本品的制备以水杨酸为原料，乙酸酐为酰化剂，在浓硫酸催化下，进行乙酰化反应即得。

本品在合成过程中，可能有未反应的水杨酸，或因产品贮存不当引起水解产生水杨酸。故《中国药典》规定检查本品中的游离水杨酸可用铁盐的呈紫堇色反应检查。阿司匹林合成中可能产生过敏性杂质乙酰水杨酸酐，含量不超过 0.003％（质量分数）时，则无影响。

原料水杨酸中可能带入脱羧产物苯酚及水杨酸苯酯。在反应过程中生成不溶于碳酸钠的乙酸苯酯和乙酰水杨酰苯酯，《中国药典》规定应检查碳酸钠中的不溶物。

本品用于感冒发热、头痛、牙痛和痛经等慢性疼痛，是风湿热、类风湿性关节炎的常用药物。阿司匹林为不可逆的环加氧酶抑制剂，使血小板中血栓素的合成受阻而产生抗血小板凝聚作用，可用于心血管系统疾病的预防与治疗。

（二）同类药物

乙酰水杨酸应用100多年来仍为临床常用药物，但由于此药物结构中游离羧基的存在，大剂量口服时对胃黏膜有刺激性，甚至引起胃出血。因此，对乙酰水杨酸进行一系列的化学结构修饰，得到了一些疗效更好、毒副作用更小的水杨酸类衍生物，如将其制成盐、酰胺或酯类，可掩蔽羧基对胃黏膜的刺激性，但活性不减。目前应用于临床的主要有赖氨匹林（lysine acetylsalicylate）、阿司匹林铝（aluminum aspirin）、乙氧苯酰胺（ethoxy benzamide）、贝诺酯（benorilate，扑炎痛）等。

赖氨匹林为阿司匹林与赖氨酸所成的盐，可增大水溶性，临床配成注射剂，以避免口服给药对胃肠道的刺激。阿司匹林与氢氧化铝成盐形成阿司匹林铝，其解热镇痛作用与阿司匹林相似，但对胃肠道刺激性较小。贝诺酯是采用前药原理和拼合原理而得，是阿司匹林和对乙酰氨基酚的酯化产物，是前药。在体内水解生成水杨酸和对乙酰氨基酚发挥作用，作用时间较阿司匹林及对乙酰氨基酚长。对胃肠道刺激性较小，用于风湿性关节炎及其他发热所引起的疼痛，特别适合于老人和儿童。

（三）水杨酸类药物的构效关系

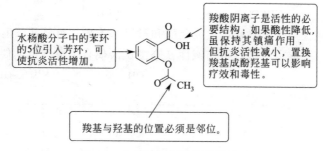

图 7-2 水杨酸类药物的构效关系

二、苯胺类

1886 年发现乙酰苯胺（退热冰）有强解热作用，但引起高铁血红蛋白血症，故早已不用。将乙酰苯胺的对位醚化后得到非那西丁，解热镇痛效果良好，曾广泛用于临床。后来发现非那西丁对肾和视网膜有毒性，并可导致胃癌，现单方制剂已被淘汰，仅保留复方制剂，如索密痛片（PPCP）、止痛片（APC）、非那西丁、阿司匹林与咖啡因的复方制剂等。研究显示，非那西丁体内代谢时，大部分转化为对乙酰氨基酚（paracetamol，又称扑热息痛）而呈现良好的解热镇痛作用，且毒副作用小。目前对乙酰氨基酚已成为世界上使用量最大、最广泛的药物之一，临床上适用于发热、头痛、风湿痛、神经痛及痛经等。

退热冰　　非那西丁　　对乙酰氨基酚

对乙酰氨基酚　Paracetamol

本品化学名为 4′-羟基乙酰苯胺，又名扑热息痛。

本品为白色结晶或结晶性粉末，无臭。本品在热水或乙醇中易溶，在丙酮中溶解，在水中略溶。熔点为 168～172℃。

本品在空气中稳定，水溶液的稳定性与溶液的 pH 有关（见表 7-1），本品饱和水溶液 pH 为 6（pK_a 为 9.51），性质最稳定，其半衰期为 21.8 年（25℃）。

表 7-1　在不同 pH 下对乙酰氨基酚水解时的半衰期 $t_{1/2}$

pH	2	3	4	5	6	7	8	9
$t_{1/2}$(25℃)/年	0.8	5.8	15.4	19.8	21.8	12.6	7.1	2.3

本品分子中含有酚羟基，其水溶液加三氯化铁试液显蓝紫色。

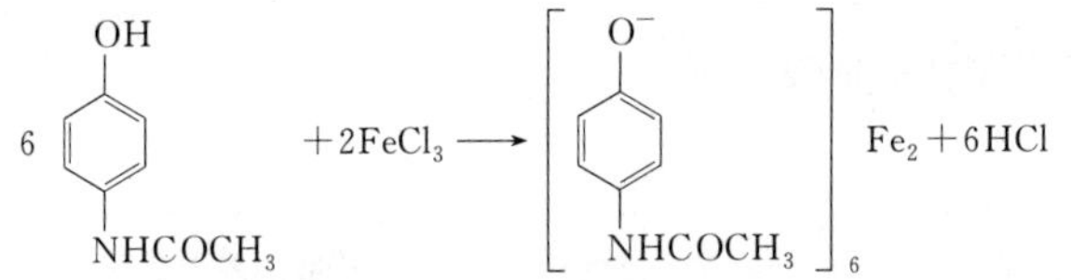

$$\left[\begin{array}{c}\text{OH}\\ \\ \\ \text{NHCOCH}_3\end{array}\right]_6 + 2\text{FeCl}_3 \longrightarrow \left[\begin{array}{c}\text{O}^-\\ \\ \\ \text{NHCOCH}_3\end{array}\right]_6 \text{Fe}_2 + 6\text{HCl}$$

本品在酸性及碱性条件下水解，生成醋酸和对氨基苯酚。对氨基苯酚在酸性条件下，与亚硝酸钠试液作用，生成重氮盐，再与碱性 β-奈酚试液偶合生成红色的偶氮化合物。

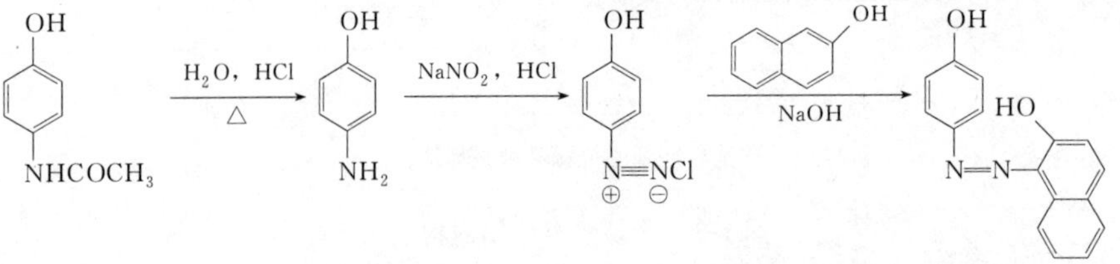

本品水解产物对氨基苯酚可进一步氧化降解成醌亚胺类化合物，颜色逐渐由粉红色变成棕色，最后变成黑色。

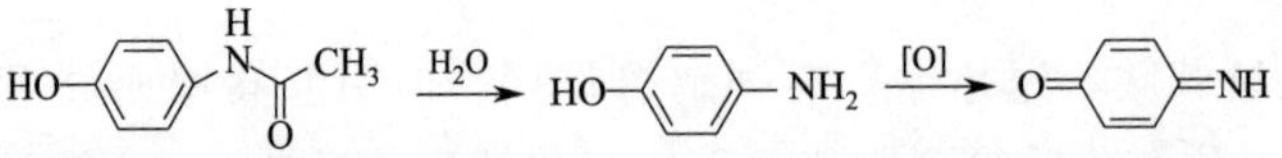

本品口服易吸收，在体内绝大部分（95%）与葡糖醛酸结合而失效。儿童主要为硫酸酯，成人主要为葡糖醛酸酯，5%经细胞色素 P450 氧化酶系统氧化产生 N-羟基衍生物，进一步转化为乙酰亚胺醌，如图 7-3 所示。

在正常情况下，乙酰亚胺醌与肝脏中的谷胱甘肽（GSH）结合而失去活性，但是在大剂量服用时，使肝脏中贮存的谷胱甘肽 70% 被除去，然后乙酰亚胺醌进一步与肝蛋白结合引起肝、肾小管坏死和低血糖昏迷。含巯基的药物（如乙酰半胱氨酸等）是对乙酰氨基酚中毒的解救剂。

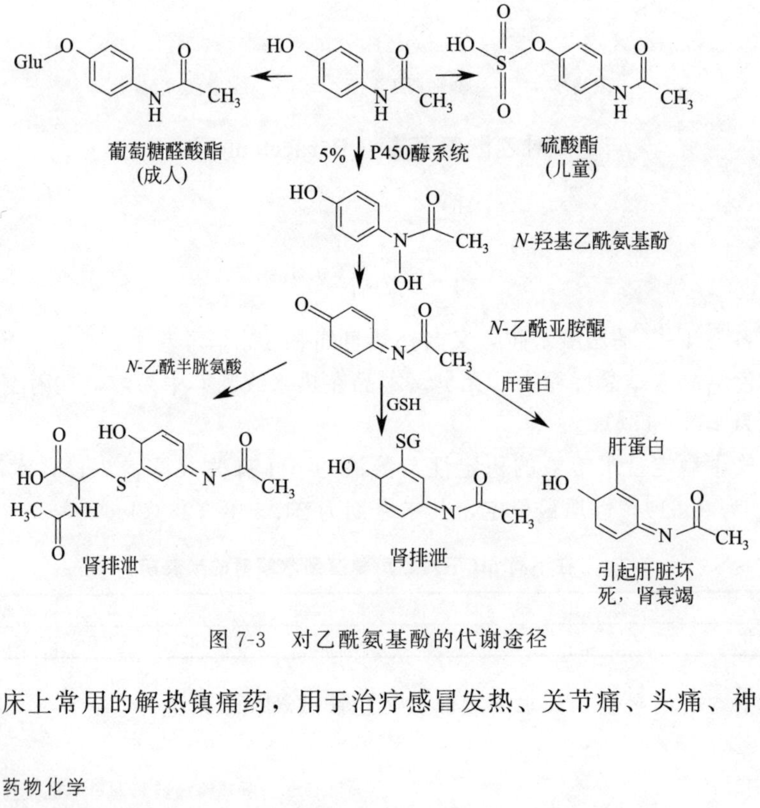

图 7-3 对乙酰氨基酚的代谢途径

本品是临床上常用的解热镇痛药，用于治疗感冒发热、关节痛、头痛、神经痛等，但无抗炎作用。常作复方感冒药物的成分之一，正常剂量下对肝脏无损害，毒副作用小，尤其适用于儿童和老年患者，严重肝肾功能不全者禁用。

三、吡唑酮类

在研究奎宁类似物的过程中，发现安替比林（antipyrine）具有解热镇痛作用。在安替比林分子中引入二甲氨基，合成了氨基比林（aminopyrine），发现其解热镇痛作用比安替比林优良，曾广泛应用于临床。但因发现两者都可引起白细胞减少、粒细胞缺乏症等副作用被相继淘汰。在氨基比林分子中引入水溶性基团亚甲基磺酸钠，得到安乃近（Analgin），因其水溶性增大，临床可配成注射剂。该药毒副作用虽有所降低，但仍可引起粒细胞缺乏症，临床使用受到限制。安乃近最大的优点在于水溶性大，目前通常用于紧急退高热。

近年来，本类药物不断得到发展，合成了一些毒性小、疗效好的吡唑酮类衍生物，如尼芬那宗。与氨基比林相比，其毒性小，仅为氨基比林的八分之一，且镇痛效果好，作用时间长。

第二节　非甾体抗炎药

非甾体抗炎药（nonsteroidal anti inflammatory drugs，NSAIDs）是一类不含有甾体结构的抗炎药，通过抑制环氧合酶（COX）的活性，减少前列腺素的合成，减轻炎症反应，发挥其解热、镇痛、消炎作用，在临床上广泛用于治疗风湿性关节炎、类风湿性关节炎和缓解各种发热或疼痛症状。

非甾体抗炎药按化学结构不同，分为3,5-吡唑烷二酮类、芳基乙酸类、芳基丙酸类、邻氨基苯甲酸类、1,2-苯并噻嗪类和其他类（环氧合酶-2选择性抑制剂）。

一、3,5-吡唑烷二酮类

该类药物是在吡唑酮类药物的研究基础上，为了提高吡唑酮类的镇痛效果，对其结构改造得到了具有3,5-吡唑烷二酮结构的药物即保泰松（phenylbutazone）。该药解热镇痛作用较弱，而抗炎作用较强，临床上用于治疗类风湿性关节炎及痛风。但该药易发生过敏且胃肠道毒性大，长期使用对肝脏和造血功能有不良影响。保泰松在体内的代谢产物为羟布宗（oxyphenylbutazone，羟基保泰松），也具有消炎抗风湿作用，且毒性较低，副作用较小。后又发现了磺吡酮（sulfinpyrazone）和γ-酮保泰松（γ-ketophenylbutazone），它们的消炎、抗风湿作用比保泰松弱，但具有较强的排尿酸作用，用于治疗痛风及风湿性关节炎。

保泰松　　磺吡酮　　γ-酮保泰松

羟布宗（Oxyphenbutazone）

本品化学名为 4-丁基-1-(4-羟基苯基)-2-苯基-3,5-吡唑烷二酮，又名羟基保泰松。

本品为白色结晶性粉末，无臭，味苦；几乎不溶于水，易溶于丙酮和乙醇，溶于乙醚、三氯甲烷，易溶于碳酸钠和氢氧化钠溶液；熔点为 96℃。

本品与冰醋酸及盐酸共热水解，生成 4-羟基氢化偶化氮苯，后经转位重排生成 2,4′-二氨基-5-联苯酚和对羟基邻苯氨基苯胺。它们均与亚硝酸钠试液作用，生成重氮盐，再与碱性 β-奈酚偶合生成橙红色沉淀，该沉淀溶于乙醇中为橙红色溶液，如将沉淀转溶于三氯甲烷，则三氯甲烷层显橙黄色。

本品具有酸性，3,5-吡唑烷二酮类药物的抗炎作用与化合物的酸性有密切关系。3,5-二羰基增强 4 位的氢原子的酸性，易溶于氢氧化钠和碳酸钠溶液。

羟布宗是保泰松在体内的代谢产物，为吡唑酮的衍生物。临床用于活动性类风湿性关节炎、强直性脊柱炎、增生性骨关节病，也是非成瘾性镇痛药，对于炎症引起的疼痛有较强的镇痛作用。

二、芳基乙酸类

色氨酸 → 5-羟色胺

5-羟色胺（5-HT）是炎症的化学致痛物质之一，由色氨酸（tryptophan）经羟化、脱羧而成。同时发现风湿病患者体内色氨酸的代谢水平较高，因此，设想以吲哚乙酸类化合物作为 5-HT 的拮抗剂，用于风湿性关节炎的治疗，从而得到大量芳基乙酸类抗炎药物。其中吲哚美辛（indometacin，消炎痛），是一个强效的吲哚乙酸类镇痛消炎药。研究证实，其抗炎机制不是设想的拮抗 5-羟色胺，不能纠正色氨酸的异常代谢，而是抑制环氧合酶而减少前列腺素的合成。临床上用于治疗风湿性及类风湿性关节炎，作用较阿司匹林、保泰松强，但不良反应较大。

（一）典型药物

吲哚美辛（Indometacin）

本品化学名为 2-甲基-1-(4-氯苯甲酰基)-5-甲氧基-1H-吲哚-3-乙酸，又名消炎痛。

本品为类白色至微黄色结晶性粉末；几乎无臭。本品在丙酮中溶解，在甲醇、乙醇、三氯甲烷或乙醚中略溶，在甲苯中极微溶解，在水中几乎不溶。熔点为 158～162℃。

本品在空气中稳定，遇光会逐渐分解，其水溶液在 pH 为 2～8 时较稳定。在强酸或强碱条件下酰胺键易水解，水解产物为 5-甲氧基-2-甲基-1H-吲哚-3-乙酸，水解产物及其脱羧产物 5-甲氧基-2,3-二甲基-1H-吲哚可进一步氧化为有色物质。

本品有吲哚环，可与新鲜的香草醛盐酸液共热，呈玫瑰红色；本品的稀碱溶液与重铬酸钾试液共热后，用硫酸酸化并缓缓加热，显紫色。

本品口服吸收迅速，50% 代谢为去甲基衍生物，10% 与葡糖醛酸结合，约 60% 从肾脏代谢，其中 10%～20% 以原药形式经尿液排出。见图 7-4。

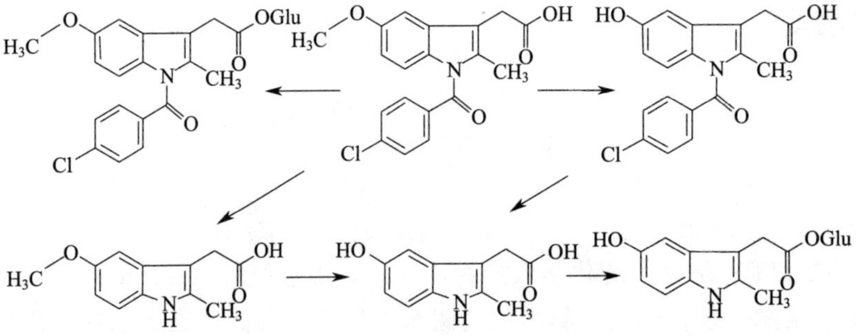

图 7-4　吲哚美辛的代谢途径

本品用于治疗急、慢性风湿性关节炎，强直性脊柱炎，骨关节炎等，对中枢神经系统毒性大，表现为精神抑郁、幻觉和精神错乱等，对肝功能和造血系统也有影响，也常见过敏反应和胃肠道不适感。

（二）同类药物

利用生物电子等排原理，将吲哚美辛中吲哚环的—N—以生物电子等排体—CH ═置换，得到舒林酸（sulindac）。该药有几何异构体，药用顺式异构体（*Z*），这可保证亚磺酰苯基与茚的苯环在同侧。该药为前体药物，其本身无活性，口服吸收后在体内甲基亚砜被还原为甲硫化合物而显抗炎活性。舒林酸自肾脏排泄慢，半衰期长，故起效慢，作用时间长。

对吲哚美辛进行结构修饰，以叠氮基置换吲哚美辛中的氯原子得到齐多美辛（zidometacin），其抗炎作用强于吲哚美辛，但毒性低。

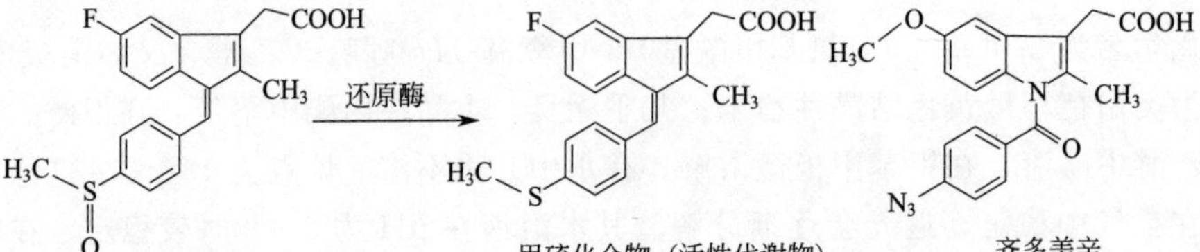

舒林酸　　甲硫化合物（活性代谢物）　　齐多美辛

萘丁美酮（nabumetone）是非酸性前药，其本身无环氧酶抑制活性。小肠吸收后，在肝脏代谢为活性代谢物即 6-甲氧基-2-萘乙酸起作用。其可选择性地抑制环氧合酶-2，不影响血小板聚集，且不使肾功能受损害。临床上主要用于各种急慢性关节炎、软组织风湿病、运动性软组织损伤等，口服后对胃肠道的不良反应小。

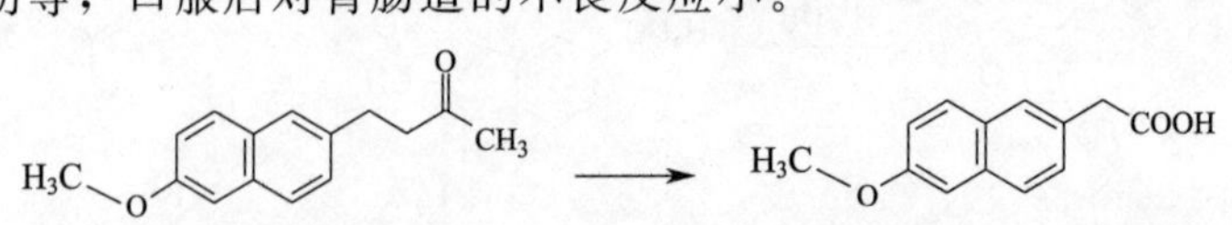

萘丁美酮　　6-甲氧基-2-萘乙酸（活性代谢物）

芬布芬（fenbufen）是酮酸型前药，在体内代谢成联苯乙酸发挥作用。本品为长效抗炎药，临床用于治疗风湿性关节炎、类风湿性关节炎等，不良反应较少，特别是胃肠道反应小。

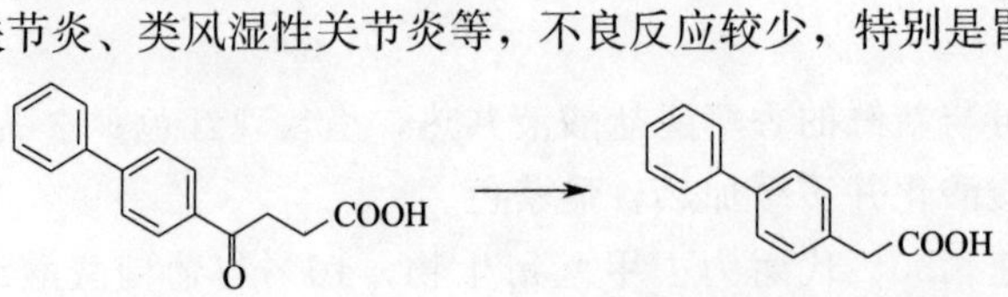

芬布芬　　联苯乙酸（活性代谢物）

（三）芳基乙酸类药物的构效关系

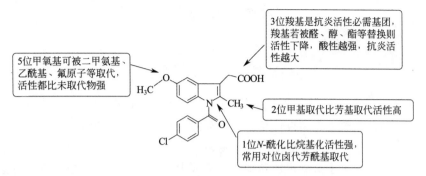

图 7-5　芳基乙酸类药物的构效关系

双氯芬酸钠　Diclofenac Sodium

本品化学名为 2-[（2,6-二氯苯基)氨基]苯乙酸钠，又名双氯灭痛。

本品为白色或类白色结晶性粉末；有刺鼻感与吸湿性。本品在乙醇中易溶，在水中略溶，在三氯甲烷中不溶。

本品性质稳定，具有芳基烷基酸类和邻氨基苯甲酸类的结构特征，由于两个氯原子的影响，两个苯环非共平面，此种结构有利于非甾体抗炎药物与环氧合酶结合。

本品的作用机制除了抑制环氧合酶，导致前列腺素的生物合成和血小板生成减少外，还能抑制脂氧化酶，使白三烯生成减少。这种双重机制可以避免由于单纯抑制环氧合酶而导致脂氧化酶突增引起的不良反应。此外，本品还能抑制花生四烯酸的释放和刺激花生四烯酸的再摄入，导致花生四烯酸的数量减少。

本品抗炎、解热、镇痛作用强效，不良反应少，剂量小（25mg 或 75mg），个体差异小，是世界上使用最广泛的非甾体抗炎药之一。本品临床应用广泛，常用于风湿性关节炎、类风湿性关节炎、神经炎及各种原因引起的疼痛和发热等。

三、芳基丙酸类

在研究芳基烷酸类化合物的结构与消炎作用的关系时发现，在芳基乙酸类药物的苯环上增加疏水基团（烷基、芳烷基等）可使抗炎作用增强。在 4-异丁基苯乙酸分子中的乙酸基的 α-碳原子上引入甲基得布洛芬（ibuprofen），甲基的引入限制了羧基的自由旋转，使其保持适合于受体或酶结合的构象，消炎镇痛作用增强，且毒性降低，故临床上广泛应用该类药物。

4-异丁基苯乙酸　　　　布洛芬

（一）典型药物

布洛芬　Ibuprofen

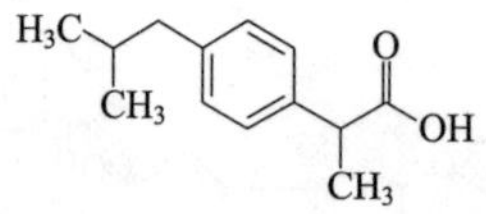

本品化学名为 α-甲基-4-(2-甲基丙基)苯乙酸，又名异丁基苯丙酸。

本品为白色结晶性粉末，稍有特异臭。本品在乙醇、丙酮、三氯甲烷或乙醚中易溶，在水中几乎不溶；在氢氧化钠或碳酸钠试液中易溶。其熔点为 $74.5\sim77.5{℃}$。

本品显弱酸性，可溶于氢氧化钠和碳酸钠溶液中，可与赖氨酸成盐，性质稳定。

本品侧链上有一个手性碳原子，有一对映异构体，为 $R(-)$-型和 $S(+)$-型两个光学异构体。$S(+)$-异构体活性为 $R(-)$-异构体的 28 倍，但在体内 $R(-)$-异构体可转化为 $S(+)$-异构体，生物活性等价，因此药用为消旋体。

本品与氯化亚砜作用后，与乙醇成酯，在碱性溶液中与盐酸、羟胺作用，生成羟肟酸。羟肟酸在酸性溶液中与三氯化铁作用生成红至暗紫色的羟肟酸铁。

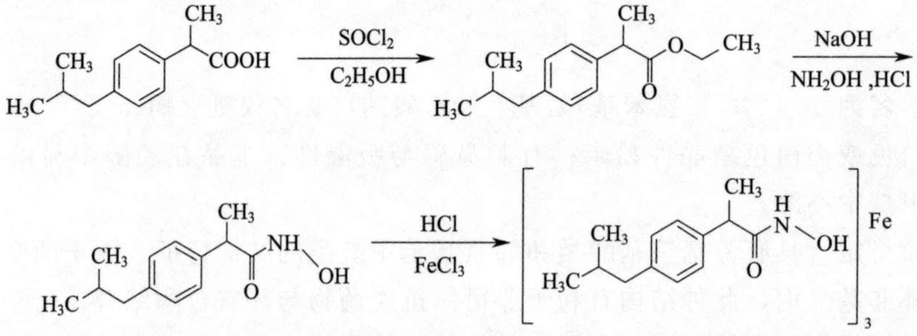

本品代谢迅速，其主要是在异丁基的 ω-1 和 ω-2 氧化，先氧化为醇，再氧化为酸；所有的代谢物都失活。无论是服用布洛芬的哪种异构体，其主要都在 $S(+)$ 构型发生代谢。见图 7-6。

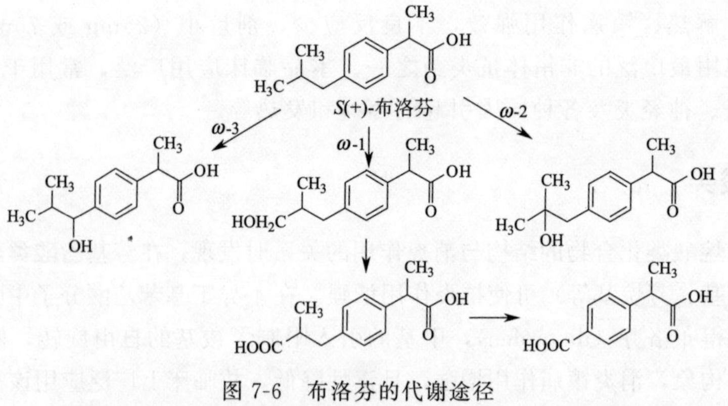

图 7-6　布洛芬的代谢途径

本品用于解热、镇痛，治疗风湿性及类风湿性骨关节炎等，是临床上广泛使用的解热镇痛药之一，与对乙酰氨基酚不同，布洛芬一般为单方制剂。其毒副作用和不良反应发生率低。布洛芬和对乙酰氨基酚是世界卫生组织（WHO）和美国 FDA 现阶段推荐的仅有的两种可用于儿童的安全有效的解热镇痛药。

（二）同类药物

芳基丙酸类消炎镇痛药种类较多，主要是在芳基乙酸的 α-碳原子上引入甲基，陆续研制出抗炎镇痛作用都强于布洛芬，且应用范围与布洛芬相似的抗炎镇痛药。如氟比洛芬（flurbiprofen）、舒洛芬（suprofen）、酮洛芬（ketoprofen）、萘普生（naproxen）等。见表7-2。

表 7-2 常用的芳基丙酸类药物

药物名称	药物结构	作用特点
氟比洛芬		引入第二个使其疏水性加大的苯基，使抗炎活性增强，是吲哚美辛的5倍
萘普生		临床上用的是S(+)-异构体，与其他非甾体抗炎药相比，胃肠道刺激作用最小，用于风湿性关节炎、类风湿性关节炎、风湿性脊椎炎等疾病的治疗
舒洛芬		镇痛作用和抗炎活性分别是阿司匹林的200倍和2～14倍
酮洛芬		为高效解热药，其解热作用比吲哚美辛强4倍，比阿司匹林强100倍

（三）芳基丙酸类药物的构效关系

芳基丙酸类药物的构效关系见图7-7。

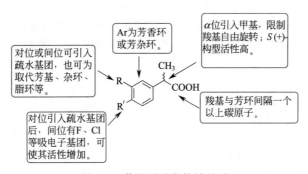

图 7-7 芳基丙酸类构效关系

四、1,2-苯并噻嗪类

1,2-苯并噻嗪类又称昔康类（oxicams），是一类结构中含有烯醇结构的化合物，显酸性，pK_a 在 4～6 之间。本类药物对环氧合酶-2（COX-2）的抑制作用比环氧合酶-1（COX-1）的作用强，有一定的选择性，对胃肠道的刺激性比一般非甾体抗炎药小。

吡罗昔康（piroxicam）为新型（非酸类）抗炎镇痛药，作用持久，24h有效，耐受性好，副作用小，适用于类风湿性关节炎、风湿性关节炎、骨关节炎和痛风等。

吡罗昔康结构中吡啶环用甲基噻唑取代,得到美洛昔康(meloxicam),美洛昔康特异性抑制 COX-2,抗炎作用强,胃溃疡的副作用较小。

安吡昔康(ampiroxicam)为吡罗昔康的前体药物,口服后在胃肠道转化为有药理活性的吡罗昔康而发挥药效,对胃肠道的不良反应较轻。

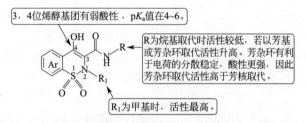

吡罗昔康　　　　　　美洛昔康　　　　　　安吡昔康

苯并噻嗪类和其他类型的非甾体抗炎药相比,半衰期更长,是一类长效的抗炎镇痛药,构效关系如图 7-8。

图 7-8　苯并噻嗪类药物的构效关系

五、环氧合酶-2 选择性抑制剂

非甾体抗炎药物是通过抑制环氧合酶(COX)起到抗炎镇痛的作用。环氧合酶有两种亚型,即 COX-1 与 COX-2。COX-1 是结构酶,通过促进 PG 及血栓烷 A_2 的合成,保护胃肠道黏膜,具有调节肾脏血流和促进血小板稳定等细胞生理调节功能。COX-2 是诱导酶,其主要在炎症部位有炎症介质的诱导下产生活性,通过促进 PG 的合成,介导疼痛、发热和炎症等反应。

非选择性的非甾体抗炎药对 COX-1 和 COX-2 均有抑制作用,镇痛抗炎的同时易导致胃肠道损伤、血小板功能抑制等副作用;而选择性 COX-2 抑制剂更有针对性地抑制 COX-2,大大减少胃肠道损伤等副作用。

目前常用的非选择性 NSAIDs 代表药物有塞布洛芬、双氯芬酸、吲哚美辛等;选择性 COX-2 抑制剂代表药物有塞来昔布(celecoxib)、罗非昔布(rofecoxib)、帕瑞昔布(Porecoxib)等。

塞来昔布(西乐葆)是第一个上市的 COX-2 选择性抑制剂,对 COX-2 活性抑制作用较 COX-1 高 400 倍。临床上用于治疗急性和慢性期骨关节炎和类风湿性关节炎引起的症状和体征。与传统的非甾体抗炎药物比较,其溃疡发生率与肾毒性都显著降低,但 COX-2 抑制剂在阻断前列环素产生作用的同时,并不能抑制血栓烷(TAX_2)的生成,有可能会打破体内促凝血和抗凝血系统的平衡,从而理论上会增加心血管事件的发生率。因此使用该药时还要警惕心血管疾病风险的产生。

罗非昔布(rofecoxib)也是 COX-2 特异性抑制剂,对 COX-2 的活性抑制作用较 COX-1

高 800 倍，具有更高的镇痛、消炎作用和胃肠道的保护性。研究资料表明，罗非昔布可增加心血管事件（包括心肌梗死和脑卒中）发生的风险，2004 年 9 月撤出市场。

塞来昔布　　　　　　罗非昔布

目标检测

一、单项选择题

1. 与布洛芬叙述不符的是（　　）。
   A. 含有异丁基　　B. 含有苯环　　C. 为羧酸类非甾体抗炎药
   D. 临床用其右旋体　　E. 为环氧合酶抑制剂

2. 具有 1,2-苯并噻嗪结构的药物是（　　）。
   A. 吲哚美辛　　B. 美洛昔康　　C. 萘普生
   D. 塞来考昔　　E. 布洛芬

3. 在阿司匹林的合成中，向阿司匹林粗品中加入饱和碳酸氢钠水溶液是为了除去（　　）。
   A. 游离水杨酸　　B. 对氨基苯酚　　C. 乙酰水杨酸苯酯　　D. 乙酰水杨酸

4. 下列哪个不属于环氧酶抑制剂（　　）。
   A. 双氯芬酸　　B. 塞来考昔　　C. 美沙酮　　D. 吲哚美辛

5. 以下哪一项与阿司匹林的性质不符（　　）。
   A. 具有退热作用　　B. 具有抗炎作用　　C. 有抗血栓形成作用
   D. 加 $FeCl_3$ 溶液显色　　E. 遇湿会水解成水杨酸和乙酸

6. 下列哪个药物是阿司匹林与对乙酰氨基酚成酯的产物（　　）。
   A. 吡罗昔康　　B. 贝诺酯　　C. 塞来考昔　　D. 布洛芬

7. 芳基丙酸类药物最主要的临床作用是（　　）。
   A. 中枢兴奋　　B. 抗癫痫　　C. 降血脂
   D. 抗病毒　　E. 消炎镇痛

8. 下列哪种性质与布洛芬相符（　　）。
   A. 在酸性或碱性条件下均易水解　　B. 具有旋光性
   C. 易溶于水，味微苦　　D. 可溶于氢氧化钠或碳酸钠水溶液中
   E. 在空气中放置可被氧化，颜色逐渐变黄至深棕色

9. 《中国药典》采用硫酸铁铵试剂检查阿司匹林中哪一项杂质（　　）。
   A. 水杨酸　　B. 苯酚　　C. 水杨酸苯酯
   D. 乙酰苯酯　　E. 乙酰水杨酸苯酯

二、比较选择题

A. 阿司匹林　　　　B. 对乙酰氨基酚　　C. 两者都是　　　　D. 两者都不是

1. 解热镇痛药（　　）
2. 可抗血栓形成（　　）
3. 具有抗炎作用（　　）
4. 可进行重氮化-偶合反应（　　）
5. 水解产物可进行重氮化-偶合反应（　　）
6. 与三氯化铁显色（　　）
7. 具水解性（　　）
8. 易氧化变色（　　）
9. 可制成前药贝诺酯（　　）

三、配伍选择题

A. 吡唑烷二酮类　　　　　　B. 邻氨基苯甲酸类　　　　C. 吲哚乙酸类
D. 芳基乙酸类　　　　　　　E. 芳基丙酸类

1. 甲芬那酸属于（　　）
2. 布洛芬属于（　　）
3. 二氯芬酸钠属于（　　）
4. 可水解（　　）
5. 保泰松属于（　　）

四、多项选择题

1. 阿司匹林的性质有（　　）。
A. 加碱起中和反应　　B. 能发生水解反应　　C. 在酸性条件下易解离
D. 能形成分子内氢键　　E. 遇三氯化铁显色

2. 按结构分类，非甾类抗炎药有（　　）。
A. 3,5-吡唑烷二酮类　　B. 邻氨基苯甲酸类　　C. 吲哚乙酸类
D. 芳基烷酸类　　　　　E. 乙酰胺类

五、简答题

1. 为什么阿司匹林不能配注射剂？
2. 贝诺酯是由哪两种药物形成的酯？有何临床意义？
3. 根据药物的结构特点，用化学方法区别对乙酰氨基酚与乙酰水杨酸。
4. 乙酰水杨酸、安乃近应如何贮存？为什么？

第八章
抗肿瘤药

　　抗肿瘤药主要是指抗恶性肿瘤药物，即抗癌药。人类因得肿瘤引起的死亡率仅次于心脑血管疾病，居第二位，已严重威胁人类的健康生活。肿瘤的治疗方法有手术治疗、放射治疗和药物治疗（化学治疗），很大程度上以化学治疗（简称：化疗）为主。化学治疗是利用化学药物杀死肿瘤细胞、抑制肿瘤细胞的生长和繁殖且促进肿瘤细胞分化的一种治疗方式，是一种全身性治疗手段。但化疗无法根治肿瘤，目前更多地把着眼点放在治疗恶性肿瘤的扩散和转移上。

　　目前肿瘤化学治疗已从单一化疗进入了联合化疗和综合化疗阶段，明显地延长病人生命甚至可以成功消灭肿瘤，因此备受重视。近年来国内外抗肿瘤药物的研究和生产主要从中草药及海洋生物的活性成分出发，取得很大的进展，也引起越来越多的重视。另外分子肿瘤学、分子药理学的发展也加速了抗肿瘤药物开发的进程。

　　抗肿瘤药按其作用原理可分为直接作用于DNA、破坏其结构和功能的药物，如生物烷化剂、金属配合物；干扰DNA和核酸合成的药物，如抗代谢药物；以有丝分裂过程为作用靶的药物，如抗肿瘤抗生素及抗肿瘤植物药等。按其作用原理和来源可分为生物烷化剂、抗代谢药物、抗肿瘤抗生素、抗肿瘤植物的有效成分及抗肿瘤金属化合物等。

 知识延伸 >>>

抗肿瘤药物

　　前几年有部《我不是药神》的电影。大家从这部电影中一方面看到了病人为了买到合适价格的药的艰辛，另一方面也可以看到现今一些药品高昂的价格。而这高昂价格的背后是对药品研发的巨额投资，以及研发人员的不断研究与实验。我们所服用的每一颗药的背后都有药品研发人员的辛勤付出。

第一节　生物烷化剂

生物烷化剂是抗肿瘤药物中使用最早的一类重要药物。这类药物在体内能形成缺电子的活泼中间体或其他具有活泼的亲电性基团的化合物，进而与生物大分子（如 DNA、RNA 或某些重要酶）中含有丰富电子（如氨基、羧基、羟基、巯基、磷酸基等）的基团发生共价结合，使其丧失活性或使 DNA 分子发生断裂，从而抑制恶性肿瘤细胞的增殖与生长。

生物烷化剂大多选择性不高，在抑制和毒害增生活跃的肿瘤细胞的同时，对其他增长较快的正常细胞如骨髓、肠上皮细胞、毛发细胞等也同样产生抑制作用，因而会产生许多严重的副反应，如恶心、呕吐、骨髓抑制、脱发等，同时易产生耐药性而失去治疗作用。

目前临床使用的生物烷化剂药物按化学结构可分为：氮芥类、亚乙基亚胺类、亚硝基脲类、磺酸酯类及卤代多元醇类等。

一、氮芥类

氮芥类药物是 β-氯乙胺类化合物的总称，其中 β-氯乙胺是产生烷基化的关键基团。氮芥类大多数为双功能基团烷化剂。

氮芥类化合物的分子由两部分组成，即烷基化部分（双-β-氯乙胺）及载体部分。

烷基化部分是抗肿瘤活性的功能基，载体部分的改变可改善该类药物在体内的吸收、分布等药代动力学性质，提高药物的选择性和活性，降低药物的毒性。根据载体结构的不同，可将氮芥类药物分为脂肪氮芥、芳香氮芥、氨基酸氮芥等。

（一）脂肪氮芥

当载体是脂肪烃时，称为脂肪氮芥。最早用于临床的是盐酸氮芥（chlormethine hydrochloride），主要用于治疗淋巴肉瘤和霍奇金病。其最大的缺点是仅对淋巴瘤有效，且毒性大（特别是对造血器官），对其他肿瘤如肺癌、肝癌、胃癌等无效，不能口服，选择性差。另外盐酸氧氮芥（mechlore hydrochloride），是以氮芥为先导化合物进行结构修饰，在氮芥的氮原子上引入一个氧原子，因氧原子的吸电性可以降低氮原子的电子云密度，使其烷基化能力降低，抗肿瘤活性和毒性同时降低。并且该药进入体内还原为氮芥才发挥作用，因而作用相对缓慢而持久。脂肪氮芥属于强烷化剂，对肿瘤细胞的杀伤能力较大，抗肿瘤活性较强，但同时选择性差，毒性也较大。

盐酸氮芥　　　　　盐酸氧氮芥

（二）芳香氮芥

为了增加其对肿瘤组织的选择性与作用，人们尝试用芳香基代替烷基得到了芳香氮芥。芳环的引入可使氮原子上的孤对电子与苯环产生共轭作用，使得氮原子上的电子云密度降低，减弱了氮原子的碱性，因此其抗肿瘤活性降低，同时选择性提高。在芳烷基酸氮芥中，羧酸与苯环之间的碳原子数为 3 时效果最好，毒副作用较低。如苯丁酸氮芥（chlorambucil），临床用其钠盐，水溶性好，在体内迅速转化为游离的苯丁酸氮芥，容易被肠道吸收，抗肿瘤效果较好。临床主要用于治疗淋巴肉瘤、卵巢癌、霍奇金病、多发性骨髓瘤等。

苯丁酸氮芥

（三）氨基酸氮芥

以天然的氨基酸为载体可得到氨基酸氮芥。其特点是可提高药物在肿瘤组织中的浓度和亲和力，增加药物疗效。氨基酸氮芥多以苯丙酸为载体，得到美法仑（melphalan），又称 L-溶肉瘤素。因氨基酸氮芥分子中有一个手性碳原子，存在两个旋光异构体。左旋体是优对映体，活性强于右旋体。临床所用的美法仑为外消旋体，对卵巢癌、霍奇金病、多发性骨髓瘤等恶性肿瘤有较好的疗效，但是选择性不高，必须注射给药。为了克服美法仑的这一缺点，将美法仑中—NH_2 进行甲酰化，得到氮甲（formylmerphalan），又称甲酰溶肉瘤素，作用和选择性得到进一步提高，毒性低于美法仑，可以口服给药。

美法仑　　　　　　　　氮甲

（四）甾体氮芥

某些肿瘤细胞中存在甾体激素受体，皮质激素能被肿瘤细胞选择性地摄取。选择甾体激素为载体，使药物具有烷化剂和激素双重作用，同时也能增加药物肿瘤组织的选择性。如将泼尼松 C21 位羟基与苯丁酸氮芥中羧基酯化，得到泼尼莫司汀（prednimustine），用于治疗慢性淋巴细胞白血病，选择性好，毒性比苯丁酸氮芥小。

泼尼莫司汀

（五）杂环氮芥

为了提高氮芥在肿瘤组织中的选择性和疗效，降低毒性，运用前药原理设计了环磷酰胺（cyclophosphamide）和异环磷酰胺（ifosfamide）。环磷酰胺疗效最好，是这类药物中的代表药物。其主要是通过在肿瘤组织中被磷酰胺酶催化裂解成活性的去甲氮芥而发挥作用，同时结构中磷酰基作为吸电子基团，可使氮上的电子云密度降低，降低了氮原子的亲和性，同时也降低了烷基化能力，使毒性也降低。异环磷酰胺的治疗指数高，毒性小，与其他烷化剂无交叉耐药性，用于骨及软组织瘤、乳腺癌、子宫颈癌、食管癌的治疗。其主要的毒性为骨髓抑制、出血性膀胱炎、尿道出血等，因此与尿路保护剂美司钠（巯乙磺酸钠）合用，以降低毒性。

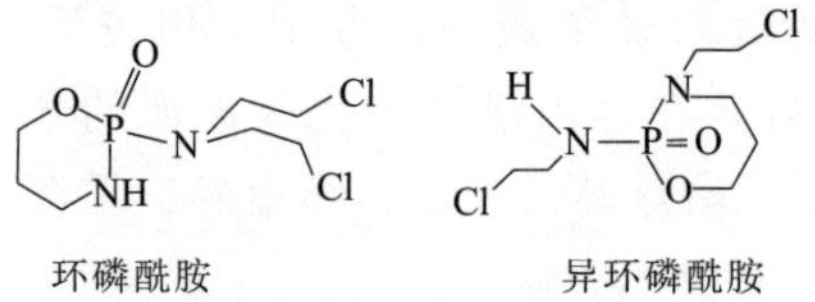

环磷酰胺　　　　异环磷酰胺

环磷酰胺 Cyclophosphamide

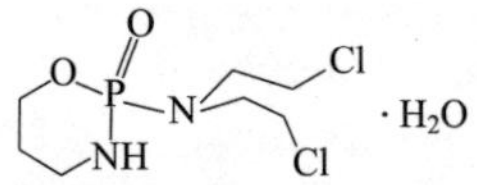

本品化学名为 P-$[N,N$-双(β-氯乙基)$]$-1-氧-3-氮-2-磷杂环己烷-P-氧化物一水合物；又名癌得星。

本品为白色结晶或结晶粉末，熔点为 48.5～52℃；失去结晶水后即液化。本品在乙醇中易溶，在水或丙酮中溶解，可溶于水，但溶解度不大，水溶液不稳定，遇热更易分解，故应在溶解后短期内使用。

环磷酰氨的水溶液（2%）在 pH 为 4.0～6.0 时，磷酰氨基不稳定，加热时更易分解而失去生物烷化作用。

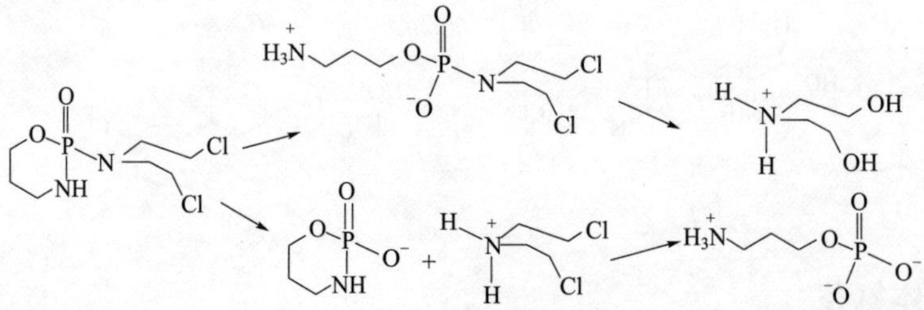

将本品与无水碳酸钠加热熔融后，冷却，加水溶解，过滤，滤液用硝酸酸化后，显氯化物与磷酸盐的鉴别反应。

环磷酰胺在体外对肿瘤细胞无效，进入体内后，在肝脏活化发挥作用。在正常组织中，环磷酰胺被细胞色素 P450 氧化酶催化，生成无毒的化合物即 4-酮基环磷酰胺及醛环磷酰胺氧化代谢物。而在肿瘤组织中因缺乏正常组织所具有的酶，不能进行无毒代谢物的转化，而是转化为较强的烷化剂丙烯醛、磷酰氮芥及去甲氮芥（如图 8-1）。

本品的抗肿瘤谱较广，主要用于恶性淋巴瘤、急性淋巴细胞白血病、多发性骨髓瘤、肺癌、神经母细胞瘤等治疗，对乳腺癌、卵巢癌、鼻咽癌也有效。毒性比其他氮芥小，可有膀胱毒性造成膀胱炎甚至膀胱癌，可能与代谢物丙烯醛有关。

二、亚乙基亚胺类

在对氮芥类体内生物转化过程中发现氮芥类药物，尤其是脂肪氮芥类药物在体内转变为亚乙基亚胺活性中间体而发挥烷基化作用。同时为了降低亚乙基亚氨基团的反应性，在氮原

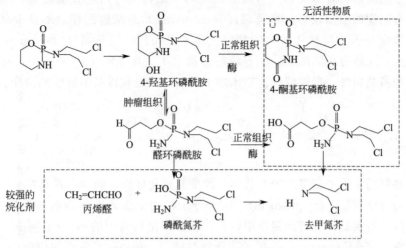

图 8-1　环磷酰胺的代谢途径

子上用吸电子基团取代，以达到降低毒性的作用。研究发现亚乙基亚胺的磷酰胺衍生物，可以提高该类化合物的抗肿瘤活性，减少毒副作用。此类药物的典型药物为塞替派（thiotepa）和替派（tepa）。替派主要用于治疗白血病。

塞替派　Thiotepa

本品不稳定，酸性条件下乙烯亚胺环易破坏并进一步聚合而失效。

本品加无水碳酸钠，混合后，炽灼至灰化，放冷，加水使溶解，加硝酸使成酸性，将溶液分成两等份：一份中加钼酸铵试液，加热，即生成黄色沉淀；另一份中加氯化钡试液，即生成白色沉淀。

塞替派由于含有体积较大的硫代磷酰基，其脂溶性大，对酸不稳定，不能口服，在胃肠道中吸收差，须通过静脉注射给药。本品进入体内后迅速分布到全身，在肝中很快被肝P450 酶系代谢生成替派而发挥作用，因此塞替派可认为是替派的前体药物。

塞替派临床上主要用于治疗卵巢癌、乳腺癌、膀胱癌和消化道癌，是治疗膀胱癌的首选药物，可直接注射入膀胱，此时效果最好。

三、亚硝基脲类

亚硝基脲类具有 β-氯乙基亚硝基脲的结构，具有广谱的抗肿瘤活性。因为结构 β-氯乙基具有较强的脂溶性，易透过血脑屏障进入脑脊液，可用于治疗脑瘤、转移性脑瘤和中枢神经系统的肿瘤。

临床上常用的药物有卡莫司汀（carmustine），结构中有两个 β-氯乙基，具有较强的亲脂性，因此对脑瘤的治疗较好。洛莫司汀（lomustine）对脑瘤的疗效不及卡莫司汀，但对何金氏病、肺癌及若干转移性肿瘤的疗效优于卡莫司汀。司莫司汀（semustine），分子量小，脂溶性大，易透过血脑屏障，脑脊液的药物水平为血浆的 15%～30%，抗肿瘤疗效优于卡莫司汀和洛莫司汀，毒性较低。临床用于脑瘤、肺癌和胃肠道肿瘤的治疗。

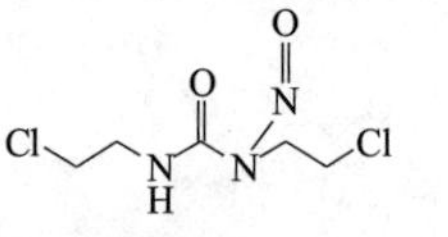

卡莫司汀 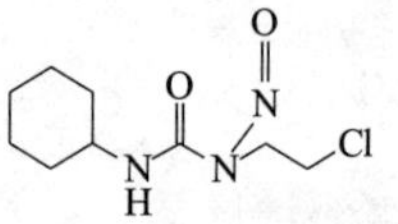　　　　洛莫司汀 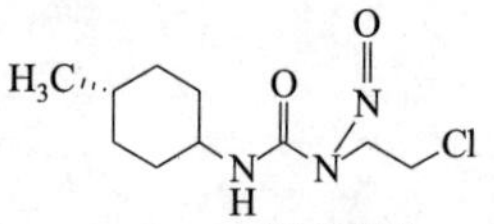　　　　司莫司汀

在亚硝基脲的结构中若引入糖为载体，改变其理化性质，同时可提高对某种器官的亲和力。代表药物有链佐星（streptozocin），由于分子结构中引入糖作为载体，其水溶性增加，毒副作用降低，特别是对骨髓抑制作用较低。将链佐星结构中的 N-甲基换成 β-氯乙基，可以得到氯脲霉素（chlorozotocin），抗肿瘤活性与链左星相似，但毒副作用更小。

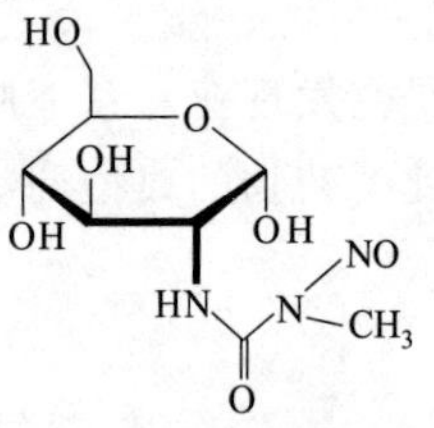

链佐星 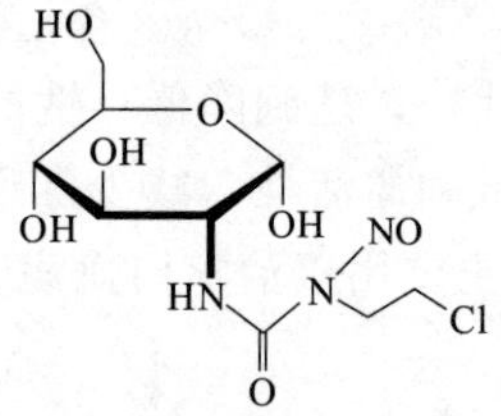　　　　氯脲霉素

卡莫司汀 Carmustine

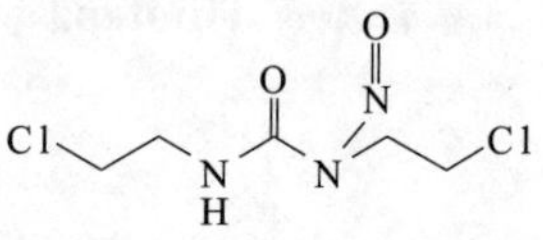

本品又名卡氮芥。

本品为无色至微黄或微黄绿色的结晶或结晶粉末，无臭，熔点为 30～32℃。本品不溶于水，溶于甲醇或乙醇，有较高的脂溶性，其注射液为聚乙二醇的灭菌溶液。

在亚硝基结构中，由于 N-亚硝基的存在，使得连有亚硝基的氮原子与相邻的羰基之间的键变得不稳定，在生理 pH 环境下易发生水解，生成亲核性试剂与 DNA 的组成产生烷基化，达到治疗的作用（见图 8-2）。

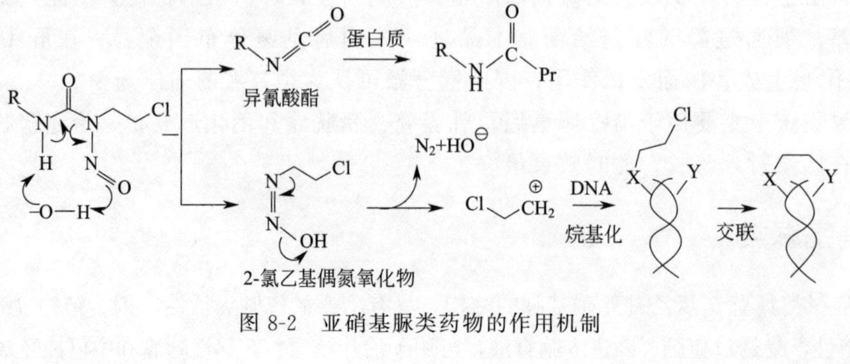

图 8-2　亚硝基脲类药物的作用机制

本品在酸性和碱性溶液中相当不稳定，分解时可放出氮气和二氧化碳。

本品的结构中有 β-氯乙基，具有较强的亲脂性，易通过血脑屏障进入脑脊液中，脑脊液中的药物浓度为血浆中的 50% 或以上。

临床上主要用于脑瘤、转移性脑瘤及其他中枢神经系统肿瘤、恶性淋巴瘤等肿瘤的治疗。其与其他抗肿瘤药物合用可增强疗效，主要不良反应为迟发性和累积性骨髓抑制。

四、磺酸酯类及卤代多元醇类

磺酸酯具有很强的烷基化作用，由于甲磺酸酯的存在可使 C—O 键之间变得活泼，发生断裂后生成碳正离子而发挥烷化作用。在研究磺酸酯类化合物时，发现 1~8 个次甲基双磺酸酯具有抗肿瘤活性，是双功能的烷化剂，其中活性最好的为 4 个次甲基的化合物白消安（busulfan）。甲磺酸酯属于非氮芥类的烷化剂。

用作抗肿瘤的多元醇类药物主要是卤代多元醇，如二溴甘露醇（mito-bronitol，DBM）和二溴卫矛醇（mitolactol，DBD）。二者在体内都通过脱去溴化氢，形成双环氧化物而产生烷基化作用。二溴甘露醇主要用于治疗慢性粒细胞白血病，二溴卫矛醇抗肿瘤谱较广，对胃癌、肺癌、结直肠癌、乳腺癌有一定的疗效。

二溴甘露醇　　　　　二溴卫矛醇

白消安 Busulfan

白消安是双功能烷化剂，结构中有两个甲磺酸酯基有较好的离去性质，使 C—O 键断裂，形成碳正中心可与 DNA 分子中的鸟嘌呤核苷酸的 7-N 烷基化产生交联，从而使肿瘤细胞死亡。

本品在碱性条件下水解生成丁二醇，再脱水生成具有乙醚样的特臭的四氢呋喃。

本品口服吸收良好，口服生物利用度为 60%~80%，吸收后迅速分布到各组织中。在体内甲磺酸酯经代谢后生成甲磺酸，自尿缓慢排出，代谢速率较慢，24h 不足 50%，反复用药可引起蓄积。临床上主要用于慢性粒细胞白血病，其治疗效果优于放射治疗。

第二节　抗代谢药物

抗代谢药物通过抑制 DNA 合成所需的叶酸、嘌呤、嘧啶及嘧啶核苷酸途径，干扰

DNA 的合成，从而抑制肿瘤细胞的生存和复制所必需的代谢途径，导致肿瘤细胞死亡。目前还没有发现肿瘤细胞有独特的代谢途径，仍然以正常细胞和肿瘤细胞之间的生长分数的差异对肿瘤细胞进行抑制和杀灭，因此抗代谢药物能够杀灭肿瘤细胞的同时，不可避免地对一些增殖较快的正常组织如骨髓、消化道黏膜也呈现一定的毒性。

抗代谢物是利用代谢拮抗原理设计的抗肿瘤药物，结构与体内的代谢物很相似，而且抗代谢药物是以代谢物为先导化合物，利用生物电子等排体的原理，将代谢物的结构作细微的改变而得。

抗代谢药物在肿瘤的化学治疗上占 40% 左右，抗肿瘤谱相对于烷化剂比较窄。

常用的抗代谢药物有嘧啶拮抗物、嘌呤拮抗物、叶酸拮抗物等。

一、嘧啶拮抗物

尿嘧啶是体内正常的嘧啶碱基，其渗入肿瘤组织的速率比其他嘧啶快。利用生物电子等排体原理，将氟原子替代尿嘧啶 5 位上的氢原子得到氟尿嘧啶（Fluorouracil）。

氟原子与氢原子的半径相近，氟尿嘧啶的体积与尿嘧啶几乎相等，因此氟原子取代尿嘧啶中的氢原子后，由于 C—F 键特别稳定，在代谢过程中不易断裂，在分子水平与正常代谢物竞争性占据胸腺嘧啶合成酶（TS），使酶失去生物活性，从而抑制 DNA 的合成；也可侵入性地掺入生物大分子中，使其失去活性，导致肿瘤细胞的致死合成，最后导致肿瘤细胞死亡。

氟尿嘧啶是治疗实体肿瘤的首选药物，疗效确切，但毒副作用大，可引起严重的消化道反应和骨髓抑制等副作用。为了降低毒性，提高疗效，研制了大量氟尿嘧啶衍生物，例如去氧氟尿苷（doxifluridine）又称氟铁龙、卡莫氟（carmofur）、替加氟（tegafur）等。尿嘧啶类抗代谢药见表 8-1。

表 8-1 尿嘧啶类抗代谢药物

分类	药物名称	药物结构	作用特点
尿嘧啶类	去氧氟尿苷（氟铁龙）		1. 氟尿嘧啶衍生物，是前体药物。 2. 嘧啶核苷磷酸化酶的活性在肿瘤组织中较正常组织高，去氧氟尿苷在肿瘤细胞内在该酶的作用下转化为 5-氟尿嘧啶的速率快，从而发挥其选择性抗肿瘤作用
	卡莫氟		1. 侧链酰胺在体内水解释放 5-氟尿嘧啶，是前体药物，抗肿瘤谱广，治疗指数高。 2. 临床上对胃癌、结肠癌、直肠癌及乳腺癌有一定疗效；特别是对结肠癌、直肠癌的有效率较为突出
	替加氟		1. 氟尿嘧啶的 1 位氮原子上四氢呋喃取代衍生物，在体内转换为 5-氟尿嘧啶发挥作用，是前体药物。 2. 适应证与氟尿嘧啶相同，但副作用低，治疗指数高

氟尿嘧啶 Fluorouracil

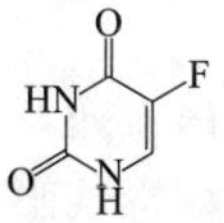

本品化学名为 5-氟-2,4(1H,3H)-嘧啶二酮。简称 5-FU。

本品为白色或类白色结晶或结晶性粉末，熔点为 281～284℃（分解）。本品略溶于水，微溶于乙醇，不溶于三氯甲烷，可溶于稀盐酸或氢氧化钠溶液。

本品在空气及水溶液中都非常稳定，在亚硫酸钠水溶液中较不稳定。首先亚硫酸氢根离子在双键上进行加成，形成的 5-氟-5,6-二氢-6-磺酸尿嘧啶。该中间物也不稳定，若消去 SO_3H^- 或 F^-，则分别生成氟尿嘧啶和 6-磺酸基尿嘧啶。若在强碱中则开环，最后生成 2-氟-3-脲丙烯酸和氟丙醛酸（见图 8-3）。

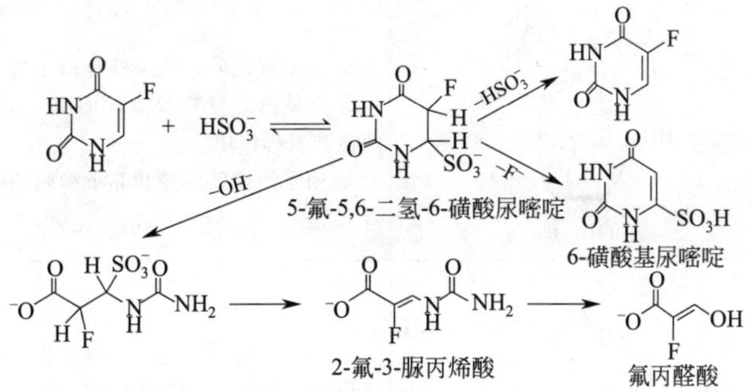

图 8-3 氟尿嘧啶在亚硫酸钠水溶液的变化过程

本品水溶液与溴试液作用，可使溴液颜色消失；与氢氧化钡溶液作用，生成紫色沉淀。

本品口服吸收不完全，须静脉给药，静脉注射后广泛分布于体液中，包括脑脊液和肿瘤组织中。约 20% 以原形从尿排泄，其余大部分在肝中由一般对尿嘧啶代谢的机制所代谢。

本品抗肿瘤谱比较广，对绒毛膜上皮癌及恶性葡萄胎有显著疗效，对结肠癌、直肠癌、乳腺癌和头颈部癌等有效，是治疗实体肿瘤的首选药物。但本品的毒性较大，可引起严重的消化道反应和骨髓抑制等副作用。

将尿嘧啶 4 位的氧用氨基取代，同时用阿拉伯糖代替正常核苷中的核糖或去氧核糖就得到胞嘧啶的衍生物，亦有较好的抗肿瘤活性。

盐酸阿糖胞苷 Cytarabine Hydrochloride

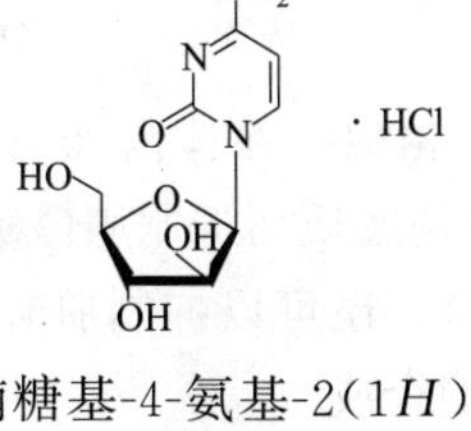

本品化学名为 1-β-D-阿拉伯呋喃糖基-4-氨基-2(1H)-嘧啶酮盐酸盐。

本品为白色或类白色细小针状结晶或结晶性粉末；极易溶于水，略溶于乙醇，不溶于三氯甲烷。熔点为 189～195℃。

阿糖胞苷和正常代谢物胞苷的化学结构极为相似，在体内转化为活性的三磷酸阿糖胞苷，抑制 DNA 多聚酶，也可极少掺入 DNA 分子中，阻止 DNA 合成，抑制肿瘤细胞的生长，发挥抗肿瘤作用。

本品临床上主要用于治疗急性粒细胞白血病，是非急性淋巴细胞白血病的首选药物，与其他抗肿瘤药物合用可提高疗效；也用于病毒性眼病如树枝状角膜炎、角膜虹膜炎、流行性角膜炎、结膜炎等。

本品口服吸收差，通常是通过静脉连续滴注给药，才能得到较好效果。该药物在体内会迅速被肝的胞嘧啶脱氨酶作用脱氨，生成无活性的尿嘧啶阿糖胞苷。为了减少盐酸阿糖胞苷在体内脱氨失活，对阿糖胞苷进行结构改造得到吉西他滨（gemcitabine）、卡培他滨（capecitabine）等药物。胞嘧啶类抗代谢药见表 8-2。

表 8-2 胞嘧啶类抗代谢药物

分类	药物名称	药物结构	作用特点
胞嘧啶类	吉西他滨		1. 双氟取代的胞嘧啶核苷衍生物，糖 2 位双 F。 2. 在体内经核苷激酶代谢成有活性的二磷酸和三磷酸吉西他滨发挥作用。 3. 用于治疗胰腺癌和非小细胞肺癌
	卡培他滨		1. 看似是胞嘧啶核苷的衍生物，但实际上是氟尿嘧啶的前体药物。体内三步代谢生成 5-FU。 2. 比 5-FU 的疗效与毒性高，治疗对紫杉醇和蒽醌类抗肿瘤药产生耐药性的恶性乳腺癌，还可以用于转移性结肠癌、直肠癌、食管癌的治疗

二、嘌呤拮抗物

腺嘌呤和鸟嘌呤是 DNA 和 RNA 的重要组成部分，次黄嘌呤是腺嘌呤和鸟嘌呤生物合成的中间体。嘌呤类抗代谢抗肿瘤药主要是次黄嘌呤和鸟嘌呤的衍生物。

腺嘌呤　鸟嘌呤　次黄嘌呤

巯嘌呤与体内活性物质次黄嘌呤相似，在体内经酶促作用转变为有活性的 6-硫代次黄嘌呤核苷酸，作为次黄嘌呤核苷酸的伪物质而抑制腺酰琥珀酸合成酶，阻止次黄嘌呤核苷酸（肌苷酸）转变为腺苷一磷酸（AMP），还可以抑制肌苷酸脱氢酶，阻止肌苷酸氧化为黄嘌呤核苷酸，从而干扰 DNA 和 RNA 的合成。

临床上常见的嘌呤类衍生物有磺巯嘌呤钠（sulfomercaprine sodium）、氟达拉滨（fludarabine）、硫鸟嘌呤（tioguanine）等。嘌呤类抗肿瘤药见表 8-3。

表 8-3 嘌呤类抗肿瘤药物

药物名称	药物结构	结构特点及用途
磺巯嘌呤钠		1. 结构中含有磺酸钠,增加了药物的水溶性。 2. 为巯嘌呤的前体药物,在体内遇酸或巯基化合物均易分解为巯嘌呤而发挥作用。 3. 肿瘤组织的 pH 比正常组织低,且巯基含量也较高,因此该药对肿瘤组织有一定的选择性。 4. 用途与巯嘌呤相同,显效快,毒性低
氟达拉滨		1. 阿糖腺苷 2-氟代衍生物。 2. 该药药理作用与阿糖胞苷相似,由 5′-单磷酸酯的形式得到,口服后,磷酸氟达拉滨在体内迅速去磷酸化,再被淋巴细胞吸收后复磷酸化,得到有活性的氟达拉滨三磷酸酯,抑制 DNA 合成。 3. 对 B 细胞慢性淋巴细胞白血病疗效显著,特别是对常规治疗方案失效的患者有效
硫鸟嘌呤		1. 鸟嘌呤衍生物,在体内转化为硫代鸟嘌呤(TGRP),阻止嘌呤核苷酸的相互转换,从而影响 DNA 和 RNA 的合成。更重要的是 TGRP 能渗入 DNA 和 RNA,使 DNA 不能复制。 2. 临床用于治疗各种类型白血病,与阿糖胞苷合用,可提高疗效

巯嘌呤 Mercaptopurine

本品化学名为 6-嘌呤硫醇一水合物。简称 6-MP。

本品为黄色结晶性粉末,无臭,味微甜;极微溶于水和乙醇,几乎不溶于乙醚;遇光易变色。

本品溶于氨试液后,加入硝酸银试剂,即生成白色银盐沉淀。此沉淀不溶于硝酸,可用于本品的鉴别。

本品的分子中有巯基,可被硝酸氧化生成 6-嘌呤亚磺酸,进一步氧化生成 6-嘌呤磺酸,再与氢氧化钠作用,生成黄色 6-嘌呤酸钠。

临床用于治疗急性白血病效果较好,对慢性粒细胞白血病也有效;用于绒毛膜上皮癌和恶性葡萄胎。另外对恶性淋巴瘤、多发性骨髓瘤也有一定疗效。

三、叶酸拮抗物

叶酸是核酸生物合成所需的代谢物,也是红细胞发育生长的重要因子。临床作为抗贫血药使用。当体内叶酸缺乏时,会导致白细胞减少,因此叶酸拮抗剂可用于缓解急性白血病。

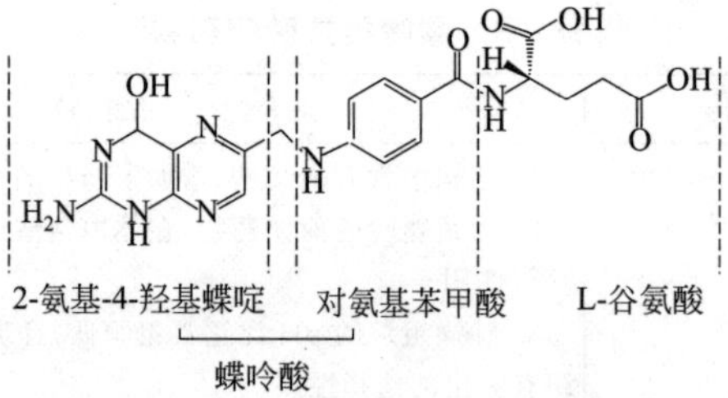

2-氨基-4-羟基蝶啶　对氨基苯甲酸　L-谷氨酸

蝶呤酸

叶酸

叶酸拮抗剂均为二氢叶酸还原酶抑制，使二氢叶酸不能转化为四氢叶酸，从而影响核酸的合成，抑制肿瘤细胞的生长。主要有甲氨蝶呤（methotrexate）、亚叶酸钙（calcium folinate）和培美曲塞（pemetrexed）。叶酸拮抗剂见表 8-4。

表 8-4　叶酸拮抗剂

药物名称	药物结构	作用特点及用途
培美曲塞	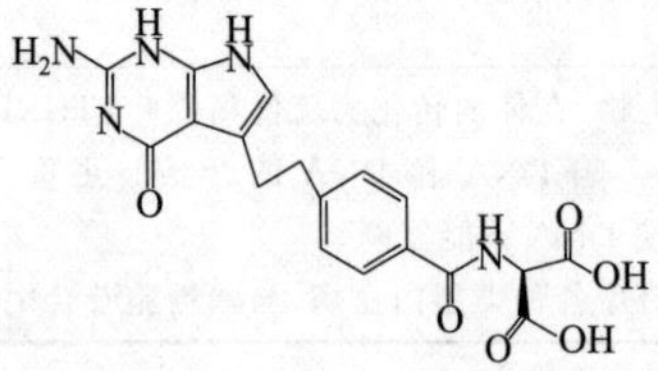	1. 具有多靶点抑制作用的抗肿瘤药，抑制 4 种酶的活性，包括二氢叶酸还原酶、胸苷酸合成酶、甘氨酰胺核苷酸甲酰转移酶、氨基咪唑甲酰胺核苷酸甲酰基转移酶。 2. 用于非小细胞肺癌和耐药性间皮瘤的治疗
亚叶酸钙	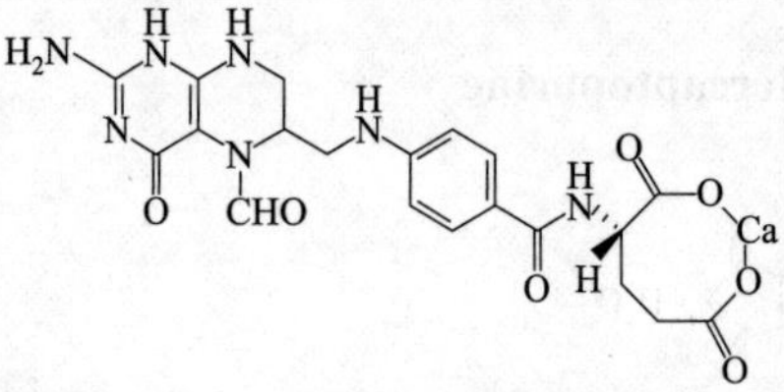	四氢叶酸甲酰衍生物的钙盐，使叶酸在体内可转变为四氢叶酸，能有效对抗甲氨蝶呤引起的毒性反应，因此与甲氨蝶呤合用可降低毒性，不降低抗肿瘤作用

甲氨蝶呤 Methotrexate

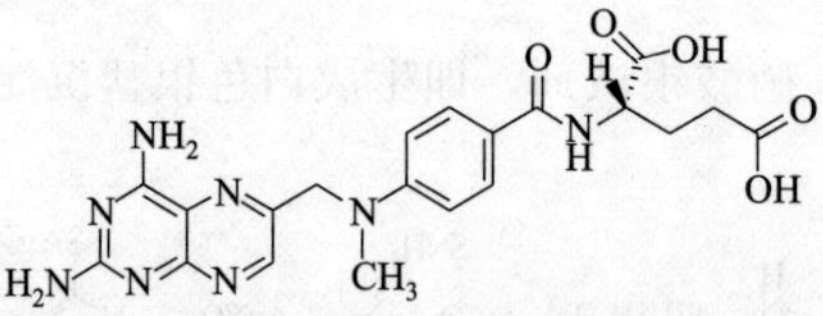

本品化学名为 L-(＋)-N-[4-[[(2,4-二氨基-6-蝶啶基)甲基]甲氨基]苯甲酰基]谷氨酸。

本品为橙黄色结晶性粉末。几乎不溶于水、乙醇、氯仿和乙醚，易溶于稀碱溶液，溶于稀盐酸。

甲氨蝶呤在强酸性溶液中不稳定，酰氨基会水解，生成谷氨酸及蝶呤酸而失去活性。

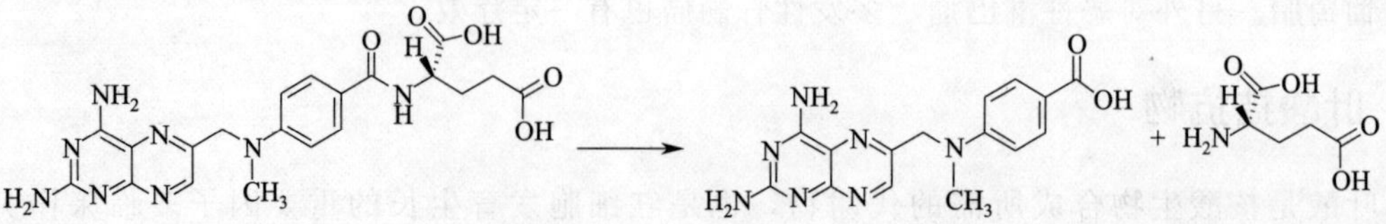

本品为二氢叶酸还原酶的抑制剂，对二氢叶酸还原酶的亲和力比二氢叶酸强 1000 倍，几乎不可逆地抑制与二氢叶酸还原酶结合，使得二氢叶酸不能转化为四氢叶酸，从而影响辅酶 F 的生成，最终导致 DNA 和 RNA 的合成受阻，阻碍肿瘤细胞的生长。此外甲氨蝶呤对

胸腺嘧啶合成酶也有抑制作用，对所有细胞的核酸代谢都产生致命的作用。

本品具有广谱的抗肿瘤活性，适用于治疗急性白血病、绒毛上皮癌及葡萄胎、乳腺癌、宫颈癌等疾病。由于本品可阻断二氢叶酸转变为四氢叶酸，当大剂量服用后引起中毒，可用亚叶酸钙解救。

第三节　其他类抗肿瘤药

一、抗肿瘤抗生素

抗肿瘤抗生素是由微生物产生的具有抗肿瘤活性的化学物质。现已发现的抗肿瘤抗生素有许多种，这些抗生素大多是直接作用于 DNA 或嵌入 DNA，干扰其模板的功能，为细胞周期非特异性药物。

抗肿瘤抗生素按化学结构可分为多肽类抗生素和蒽醌类抗生素。抗肿瘤抗生素见表 8-5。

表 8-5　抗肿瘤抗生素

分类	药物名称	药物结构	特点及用途
多肽类抗生素	放线菌素 D		1. 与 DNA 的结合能力强，但结合方式是可逆的，抑制以 DNA 为模板的 RNA 多聚酶，从而抑制 RNA 的合成。 2. 主要用于治疗肾母细胞瘤、霍奇金氏病、绒毛膜上皮癌、恶性葡萄胎及恶性淋巴瘤等
多肽类抗生素	博莱霉素		1. 是一类天然存在的碱性糖肽类抗肿瘤抗生素。 2. 直接作用于肿瘤细胞 DNA，使 DNA 链断裂和裂解，最终导致肿瘤细胞的死亡。 3. 主要用于治疗鳞状上皮细胞癌、宫颈癌和脑癌
蒽醌类抗生素	多柔比星 $R_1=R_3=-OH$ $R_2=-H$		1. 共轭蒽醌的结构，水溶液稳定，碱性条件下迅速分解。 2. 结构中脂溶性蒽环配基和水溶性的柔红糖胺，以及酚羟基和氨基，使其易透过细胞膜，有很强的药理活性。 3. 主要用于治疗乳腺癌、甲状腺癌、肺癌、卵巢癌、肉瘤等实体癌

分类	药物名称	药物结构	特点及用途
蒽醌类抗生素	柔红霉素 $R_1=R_2=—H$ $R_3=—OH$		1. 和多柔比星的结构差异仅在 C9 侧链上，多柔比星为羟乙酰基，柔红霉素为乙酰基。 2. 用途：主要用于治疗急性粒细胞白血病及急性淋巴细胞白血病。 3. 骨髓抑制和心脏毒性
	表柔比星		1. 是多柔比星红霉糖 4′位羟基差向异构化的化合物。 2. 主要用于治疗子宫体癌、胃肠道癌、胰腺癌、肝癌和急性白血病
	米托蒽醌		1. 第一个合成的蒽醌环抗生素。 2. 以多柔比星为基本结构，保留蒽醌为母核，利用烃胺代替氨基糖侧链，保持活性且心脏毒性减少。 3. 主要用于治疗晚期乳腺癌、非霍奇金病淋巴瘤和成人急性非淋巴细胞白血病复发

二、抗肿瘤的植物有效成分

从植物中寻找抗肿瘤药物，在国内外已成为抗癌药物研究的重要组成部分。植物药抗肿瘤的有效成分研究属于天然药物化学的内容。在天然药物有效成分上进行结构修饰，半合成一些衍生物，寻找疗效更好的药物的方法近年来发展较快，已成为抗肿瘤药物的一个重要组成部分。这里对这类药物做简要介绍，抗肿瘤的植物有效成分见表 8-6。

表 8-6　抗肿瘤的植物有效成分

分类	药物的名称	药物的结构	结构特点及用途
喜树碱类	羟喜树碱		1. 植物喜树中分离得到含五个稠环的内酯生物碱，不溶于水，比喜树碱多羟基，活性更高，毒性较小。 2. 主要用于胃癌、肝癌、头颈部癌及白血病治疗
鬼白类	依托泊苷		1. 由于鬼白毒素的毒性反应，现已不用于临床，在鬼白毒素 4 位差向异构化得到 4′-脱甲氧基表鬼白毒素，再经数步反应得到该药。 2. 对小细胞肺癌、淋巴瘤、睾丸肿瘤等疗效突出，在同类药物中毒性较低，作用于 DNA 拓扑异构酶Ⅱ 3. 水溶性差，实际应用中要加入增加水溶性的辅助物质，但增溶后往往会引起低血压和高过敏反应

续表

分类	药物的名称	药物的结构	结构特点及用途
长春碱类	长春碱		1. 是植物长春花提取的生物碱,分子中具有酯、吲哚环结构,极易被氧化,应避光保存,静脉滴注时应避免日光直接照射。 2. 口服吸收差,用于实体瘤的治疗。 3. 主要对淋巴瘤、绒毛膜上皮癌及睾丸肿瘤有效。 4. 主要不良反应:神经系统毒性
紫杉烷类	紫杉醇		1. 从红豆杉树皮中提取,为紫杉烯环的二萜类化合物,广谱抗肿瘤药物,为治疗难治性卵巢癌及乳腺癌的有效药物之一。 2. 主要用于一线或其后的卵巢转移性癌化疗失败以后的治疗

三、金属铂类配合物

自1969年首次报道顺铂对动物肿瘤有强烈的抑制作用,引起人们对金属配合物抗肿瘤研究的重视,合成了大量的金属化合物,其中有金、铂、锡、铑、钌等元素的配合物或络合物。近年来已证实铂、铑、钌、锗、锡等的化合物具有抗肿瘤活性,其中尤以铂的配合物引起人们的极大重视。

顺铂是第一个用于临床的抗肿瘤铂配合物,具有较强的广谱抗肿瘤作用,但存在诸多缺点限制临床上的应用。为了克服顺铂的缺点,用不同的胺类(乙二胺、环己二胺)与各种酸根(无机酸、有机酸)和铂络合,获得了一系列抗肿瘤活性高、低毒的铂类药物。如卡铂(carboplatin),又名碳铂,是第二代铂类抗肿瘤药,治疗小细胞癌、卵巢癌的效果比顺铂好,但对膀胱癌和颈部癌的治疗效果则不如顺铂。卡伯和顺铂之间无交叉耐药性,毒性比顺铂低得多。

奥沙利铂(oxaliplatin)属于新的铂类衍生物,为草酸根(1R,2R-环己二胺)合铂,是第一个上市的手性铂配合物。1,2-环己二胺配体有三个立体异构体,相对应的三个立体异构体铂配合物,体外和体内活性略有不同,但只有R,R-异构体用于临床。奥沙利铂对大肠癌、非小细胞癌、卵巢癌及乳腺癌等多种动物和人的肿瘤细胞株有明显的抑制作用。

顺铂 Cisplatin

$$\begin{array}{c}H_3N\\H_3N\end{array}\!\!\!\diagdown\!\!\!\mathrm{Pt}\!\!\!\diagup\!\!\!\begin{array}{c}Cl\\Cl\end{array}$$

本品化学名为（Z）-二氨二氯铂。

本品为亮黄色或橙黄色结晶性粉末，无臭。本品为顺式异构体，反式异构体无效。

本品通常静脉注射给药，供药用的是含甘露醇和氯化钠的冷冻干燥粉，使用前用注射用水配成 1mg/mL 的顺铂、9mg/mL 氯化钠和 10mg/mL 甘露醇的溶液，pH 在 3.5~5.5 之间。本品在室温条件下，在光和空气中稳定。

本品加热至 170℃时即转化为反式，溶解度降低，颜色发生变化，继续加热至 270℃熔融，同时分解金属铂。

本品的水溶液不稳定，能逐渐水解和转化为反式，生成水合物Ⅰ和水合物Ⅱ，进一步水解生成物抗肿瘤活性且有剧毒的低聚物Ⅰ与低聚物Ⅱ，但此两种物质在 0.9%氯化钠溶液中不稳定，可迅速完全转化为顺式，因此临床不会导致中毒危险。

| 水合物Ⅰ | 水合物Ⅱ | 低聚物Ⅰ | 低聚物Ⅱ |

临床用于治疗膀胱癌、前列腺癌、肺癌、头颈部癌、乳腺癌、恶性淋巴癌和白血病等，为目前治疗睾丸癌和卵巢癌的一线药物。但存在严重的毒副反应，包括肾毒性、胃肠道毒性、耳毒性和神经毒性，使肿瘤细胞产生获得性耐药性，水溶性小但又必须注射给药。

目标检测 >>>

一、单项选择题

1. 环磷酰胺的毒性较小的原因是（　　）。
   A. 在正常组织中经酶促反应代谢成无毒物　　B. 烷化作用强，使用剂量小
   C. 在体内的代谢速率很快　　D. 在肿瘤组织中的代谢速率快
   E. 抗肿瘤谱广

2. 环磷酰胺作为烷化剂的结构特征是（　　）。
   A. N,N-(β-氯乙基)　　B. 氧氮磷六环　　C. 胺
   D. 环上的磷氧代　　E. N,N-(β-氯乙基)胺

3. 下列哪一个药物是烷化剂（　　）。
   A. 氟尿嘧啶　　B. 巯嘌呤　　C. 甲氨蝶呤　　D. 噻替哌　　E. 喜树碱

4. 下列不属于烷化剂类抗肿瘤药物的结构类型的是（　　）。
   A. 氮芥类　　B. 亚乙基亚胺类　　C. 亚硝基脲类　　D. 硝基咪唑类

5. 卡莫司汀属于（　　）。
   A. 亚硝基脲类烷化剂　　B. 氮芥类烷化剂
   C. 嘧啶类抗代谢物　　D. 嘌呤类抗代谢物

6. 抗肿瘤药氟脲嘧啶属于（　　）。
A. 氮芥类抗肿瘤药物　　　B. 烷化剂　　C. 抗代谢抗肿瘤药物　　D. 抗生素类

二、比较选择题
A. 环磷酰胺　　　　B. 卡莫司汀　　　C. A和B都是　　D. A和B都不是
1. 烷化剂（　　）
2. 具水解性（　　）
3. 抗肿瘤药（　　）
4. 为前药（　　）
5. 水解后显氯化物反应（　　）
6. 体内转化成乙烯亚铵离子（　　）
7. 具三氯化铁显色反应（　　）
8. 具 β-氯乙基（　　）
9. 具亚硝基（　　）
10. 具磺酰氨基（　　）

三、配伍选择题
A. 结构中含酚羟基　　　　B. 结构中含有嘧啶环　　　　C. 结构中含有亚硝基
D. 结构中含有蝶啶环　　　　E. 结构中含有磺酸酯基
1. 甲氨蝶呤（　　）
2. 阿糖胞苷（　　）
3. 羟基喜树碱（　　）
4. 卡莫司汀（　　）
5. 白消安（　　）

四、多项选择题
1. 以下哪些性质与环磷酰胺相符（　　）。
A. 结构中含有双 β-氯乙氨基　　　　B. 可溶于水，水溶液较稳定，受热不分解
C. 水溶液不稳定，遇热更易水解　　　　D. 体外无活性，进入体内经肝脏代谢活化
E. 含一个结晶水，失水后即液化为油状物
2. 环磷酰胺体外没有活性，在体内代谢活化。在肿瘤组织中所生成的具有烷化作用的代谢产物有（　　）。
A. 4-羟基环磷酰胺　　　　B. 丙烯醛　　　　C. 去甲氮芥
D. 醛基磷酰胺　　　　E. 磷酰氮芥

五、简答选择题
1. 试说明环磷酰胺的选择性抗肿瘤作用。
2. 氮芥类抗肿瘤药物的结构是由哪两部分组成的？简述各部分的主要作用。
3. 简单阐明芳香族氮芥的毒副作用低于脂肪族氮芥的原因。

第九章
抗 生 素

抗生素是微生物（细菌、真菌、放线菌属）的次级代谢产物或合成的类似物，在小剂量下就能抑制或杀灭各种病原微生物。临床上抗生素主要用于治疗各种感染性疾病，另外，某些抗生素还具有抗肿瘤、免疫抑制和刺激植物生长等作用。因此，抗生素被广泛用于医疗、农业、畜牧业和食品工业等方面。

抗生素从起源上分为三类：①天然抗生素，是通过微生物发酵，从培养液中提取获得；②半合成抗生素，是通过对天然抗生素的基本化学结构进行改造所得到的产品；③全合成抗生素，少数结构较为简单的抗生素可以由化学合成制得。

根据抗生素对细菌结构及功能的干扰或阻断环节不同，将其抗菌作用机制分为以下几类。

（1）抑制细菌细胞壁的合成　通过影响细菌细胞壁主要成分黏肽合成的不同环节而抑制细菌细胞壁的合成，致使细胞壁缺损，菌体膨胀、破裂、溶解而死亡。如β-内酰胺类、万古霉素、杆菌肽和磷霉素等。

（2）抑制细菌蛋白质合成　通过干扰蛋白质的合成，使细菌存活所必需的酶不能被合成。如利福霉素类、氨基糖苷类、四环素类和氯霉素类等。

（3）抑制细菌细胞膜功能　通过与细菌的细胞膜相互作用而影响膜的渗透性，抑制或杀灭细菌。如短杆菌素和多黏菌素等。

（4）抑制核酸的转录和复制　通过抑制核酸的功能从而阻止细胞分裂和（或）所需酶的合成。如阿霉素等。

广泛使用抗生素后，微生物会以多种方式对抗药物的作用，使细菌产生耐药性。细菌耐药性，又称抗药性，是指细菌与药物多次接触后，对药物的敏感性下降甚至消失的现象，从而使药物对耐药菌的疗效降低或无效。

抗生素的种类繁多，结构较复杂，按其化学结构可分为以下几类：β-内酰胺类、大环内酯类、氨基糖苷类、四环素类、氯霉素类及其他类。

第一节　β-内酰胺类抗生素

β-内酰胺类抗生素（β-lactam antibiotics）是指分子中含有由四个原子组成的β-内酰胺环的抗生素，是临床上使用量最大、应用最广泛的抗生素。

一、概述

（一）β-内酰胺类抗生素的分类

根据β-内酰胺环是否连接其他杂环以及所连接杂环的不同，β-内酰胺类抗生素可被分为青霉素类、头孢菌素类以及非经典的β-内酰胺类抗生素。非经典的β-内酰胺类抗生素主要有碳青霉烯类、青霉烯类、氧青霉烷及单环β-内酰胺类等。

（二）β-内酰胺类抗生素的结构特点

① 分子内均有一个四元的β-内酰胺环，除单环β-内酰胺类外，β-内酰胺环通过N原子与另一五元环或六元环稠合。如青霉素类稠合环为β-内酰胺环并氢化噻唑环，头孢菌素类则为β-内酰胺环并氢化噻嗪环。

② 除单环β-内酰胺环外，与β-内酰胺环上稠合的环上都有一个羧基。

③ β-内酰胺环是平面结构，与稠合环不共平面，两环沿稠合边折叠。

④ 大多β-内酰胺类抗生素的β-内酰胺环羰基α-碳上都有一个酰胺侧链。

⑤ 青霉素类的基本结构为6-氨基青霉烷酸（6-APA），其中有3个手性碳原子，绝对构型为（2S，5R，6R）；而头孢菌素类的基本母核为7-氨基头孢烷酸（7-ACA），绝对构型为（6R，7R）。β-内酰胺类抗生素抗菌活性与旋光性密切相关。

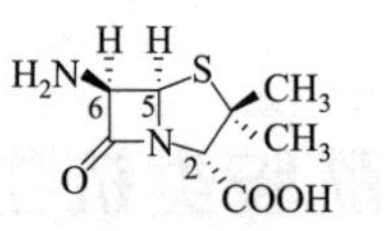

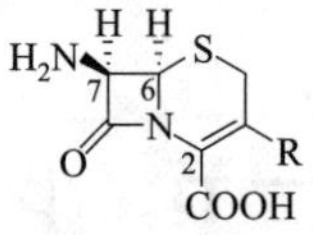

6-APA　　　7-ACA

（三）β-内酰胺类抗生素的作用机制

细菌细胞壁的主要成分是黏肽，是具有网状结构的含糖多肽，由 N-乙酰胞壁酸、N-乙酰葡糖胺和多肽线型高聚物经交联而成。在细胞壁的合成中，线型高聚物在黏肽转肽酶的催化下，经转肽（交联）反应形成网状的细胞壁。β-内酰胺类抗生素的作用部位主要是抑制黏肽转肽酶，使其阻断转肽反应，从而阻断细胞壁的形成，导致细菌死亡。

黏肽转肽酶是细菌细胞壁合成过程中的一种酶。由于 β-内酰胺类抗生素的结构与黏肽 D-丙氨酰-D-丙氨酸的末端结构相似，空间构象也相似，使酶识别困难，因此能竞争性地和黏肽转肽酶的催化活性中心以共价键结合，对其进行酰化反应，干扰细菌细胞壁黏肽的合成，造成细胞壁缺损，最终引起细菌细胞壁破裂而死亡。

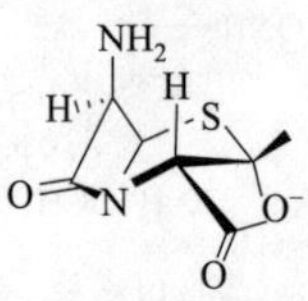

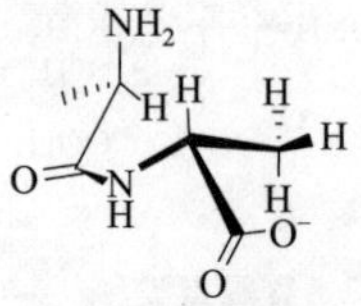

青霉素　　　D-丙氨酰-D-丙氨酸

哺乳动物的细胞没有细胞壁，因此 β-内酰胺类抗生素药物对哺乳动物无影响，有较高的选择性，故毒性小。

二、青霉素类

青霉素类化合物的母核是由 β-内酰胺环和五元的氢化噻唑环拼合而成（图 9-1），两环的张力比较大，且由于两个稠合环不共面，导致 β-内酰胺环中羰基和氮上的孤对电子对不能形成共轭，造成 β-内酰胺环容易受到亲核或亲电性试剂进攻而开环。当进攻试剂来自细菌则产生药效，当进攻试剂来自其他情况则失去活性导致该类药物稳定性差。

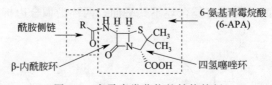

图 9-1　青霉素类药物的结构特征

（一）天然青霉素

天然青霉素是从青霉菌培养液和头孢菌素发酵液中得到的，共有 7 种，即青霉素 G、青霉素 K、青霉素 X、青霉素 V、青霉素 N、青霉素 F 及双氢青霉素 F。其中以青霉素 G 的作用最强，产量最高，具有临床应用价值。

知识延伸

青霉素的发现，偶然中的必然——伟大的发现源于平凡的生活

20世纪40年代以前，人类一直未能掌握一种能高效治疗细菌性感染且副作用小的药物。当时若某人患了肺结核，那么就意味着此人不久就会离开人世。为了改变这种局面，科研人员进行了长期探索，然而在这方面所取得的突破性进展却源自意外发现。

第一次是1922年，患了感冒的弗莱明无意中对着培养细菌的器皿打喷嚏。后来他注意到，在这个培养皿中，凡沾有喷嚏黏液的地方没有一个细菌生成。

随着进一步的研究，弗莱明发现了溶菌酶。他以为这可能就是获得有效天然抗菌剂的关键。但试验表明这种溶菌酶只对无害的微生物起作用。

1928年运气之神再次降临。在弗莱明外出休假的两个星期里，一只未经刷洗的废弃的培养皿中长出了一种神奇的霉菌。他又一次观察到这种霉菌的抗菌作用。不过，这一次感染的细菌是葡萄球菌，这是一种严重的、有时是致命的感染源。经证实，这种霉菌液还能够阻碍其他多种致病性细菌的生长。

弗莱明决定从这里入手，找出青霉菌杀死葡萄球菌的秘密。他试着提纯这种杀菌物质，但是没有成功，屡战屡败的弗莱明最终放弃了青霉菌的治疗价值。一位名叫塞西尔·乔治·佩因的医生在学生时代曾经在弗莱明的报告中了解到青霉菌，他写信给弗莱明索要了一点青霉菌的样品。佩因将青霉菌用于临床治疗发现效果显著，但令人惋惜的是，1931年3月底，佩因去了伦敦研究产后热，在那之后他再也没有使用过青霉菌。

青霉菌就这样被尘封了接近十年，转眼便是20世纪40年代。1940年，英国牛津的两位科学家弗洛里和钱恩在老鼠身上试验了青霉菌的疗效，并成功提取出了一些青霉素。1941年，弗洛里和钱恩治疗了一个面部严重感染的警察艾尔伯特·亚历山大，疗效很好，警察的病情迅速有了好转，不过很遗憾，他们提取出来的青霉素剂量不够，药用完了，最后那位警察还是过世了。

这个病例让人们发现了青霉素的力量，加上二战爆发，大量伤员急需治疗，青霉素的生产工艺得到了飞速的发展。1943年，青霉素成为了美国第二重要的高端研究项目，并开始实现工业化生产。截至1945年6月，青霉素的年产量已经达到了6469亿个单位，美国每个月生产的青霉素能够治疗4万人。青霉素挽救了成千上万的患者的性命，并且开创了百花齐放的抗生素时代。因此，1945年的诺贝尔生理学及医学奖颁发给了弗莱明、弗洛里及钱恩三人。

这个故事的启示是：伟大的科学发现其实就在我们身边，伟大与平凡就在一刹那，一个思想火花，一双观察的眼睛，一个善于思考的脑袋。

青霉素钠 Benzylpenicilin Sodium

本品化学名为(2S,5R,6R)-3,3-二甲基-6-(2-苯乙酰氨基)-7-氧代-4-硫杂-1-氮杂双环

[3.2.0]庚烷-2-甲酸钠盐。又名苄青霉素钠。

本品为白色结晶性粉末；无臭或微有特异性臭；有吸湿性；遇酸、碱或氧化剂等即迅速失效，水溶液在室温放置易失效。本品在水中极易溶解，在乙醇中溶解，在脂肪油或液体石蜡中不溶。

青霉素结构不稳定，在酸、碱或 β-内酰胺酶存在下均易发生分解或分子重排而失去抗菌活性。此外，金属离子、氧化剂及高温均可加速其变质反应。

本品在强酸或者二氯化汞的作用下，发生裂解反应，生成青霉酸和青霉醛酸。青霉醛酸不稳定，释放二氧化碳，生成青霉醛。

在稀溶液（pH=4.0）中，室温条件下，青霉素侧链上的羰基氧原子上的孤对电子作为亲核试剂进攻 β-内酰胺环，使得 β-内酰胺环发生裂解，产物经重排生成青霉二酸，青霉二酸进一步水解得到青霉醛和 D-青霉胺。

胃酸酸性很强，在此条件下可导致青霉素钠的侧链酰胺键水解和 β-内酰胺环开环，从而失去抗菌活性。所以该药不能口服，需要注射给药。

在碱性条件下或在某些酶（如细菌产生的耐药酶 β-内酰胺酶）的作用下，碱性基团或酶中亲核性基团进攻青霉素的 β-内酰胺环，生成青霉酸，青霉酸受热时易失去二氧化碳，生成青霉噻唑酸。遇二氯化汞后，青霉噻唑酸进一步分解生成青霉醛和 D-青霉胺。

使用青霉素后，细菌可产生β-内酰胺酶，该酶可使β-内酰胺环开环降解，使药物失去抗菌活性而产生耐药性。酶分解药物的过程与碱性条件下的分解反应相似。

本品对热敏感，在生产阶段残留以及在贮存和使用过程中，β-内酰胺环破开环经自身聚合生成青霉噻唑等高分子聚合物，该高聚物是内源性过敏原，是青霉素类药物易引起过敏反应的主要过敏原。pH、温度及浓度均可影响聚合反应。且外源性过敏原主要是生物合成阶段残留的蛋白质多肽类杂质。

本品对各种球菌和革兰氏阳性菌的作用强，但抗菌谱窄。本品主要用于革兰氏阳性菌所引起的全身或局部严重感染，是治疗梅毒、淋病的特效药。

（二）半合成青霉素

天然青霉素在长期的临床应用中，暴露出许多缺点，如不耐酸、抗菌谱比较窄、不耐酶及产生过敏反应。为了克服上述缺点，以 6-氨基青霉烷酸为母核，对青霉素进行了结构改造，得到一系列半合成青霉素，从而极大地促进了青霉素类抗生素的发展。按性能大致可分为耐酸青霉素、耐酶青霉素、广谱青霉素。

1. 耐酸青霉素

天然青霉素 V 可以口服，不易被胃酸破坏。青霉素 V 侧链结构中，由于引入电负性的氧原子，从而阻止了侧链羰基电子向β-内酰胺环的转移，因此增加了对酸的稳定性。在耐酸青霉素 V 结构的启发下，通过 6 位侧链的 α-碳上引入吸电子基团，从而得到一类耐酸的半合成青霉素衍生物，如非奈西林（pheneticillin）、萘夫西林（nafcillin）等。

青霉素 V　　　　　　非奈西林　　　　　　萘夫西林

非奈西林耐酸性强于青霉素 V，可口服，主要用于治疗肺炎、咽炎、扁桃体炎、中耳炎等感染。萘夫西林对酸稳定，用于治疗耐药性金黄色葡萄球菌感染。

2. 耐酶青霉素

在研究青霉素类似物的过程中，人们发现青霉素类似物的酰胺侧链上有三苯甲基时，可产生较大的空间位阻，能有效阻碍药物与酶活性中心的结合，从而增加了β-内酰胺环的稳定性。根据酰胺侧链空间位阻效应的启发，合成了大量耐酶性质的半合成青霉素，如苯唑西林（oxacillin）、氯唑西林（cloxacilin）等。

苯唑西林　　　　　　氯唑西林

苯唑西林是第一个发现的耐酶、耐酸的半合成青霉素，既可口服，也可注射。在其苯环上的邻位引入卤素，可使耐酶、耐酸的性质进一步提高，并且明显改善了药物代谢动力性质，如氯唑西林。氯唑西林耐酶、耐酸的性能及血药浓度均高于苯唑西林。

3. 广谱青霉素

青霉素 G 对革兰氏阳性菌有较强的抑制作用,对革兰氏阴性菌几乎无抑制作用,抗菌谱较窄。在天然青霉素 N 在侧链上含有极性基团—NH_2,对革兰氏阴性菌显示出较强的抑制作用的启发下,在青霉素 6 位酰胺侧链的 α-碳原子上引入极性基团(如—OH、—COOH、—NH_2、—SO_3H)等,扩大了抗菌谱,得到广谱的抗生素。如氨苄西林(ampicillin)、羧苄西林(carbenicillin)等。在氨苄西林苯环对位上引入羟基,得到广谱、耐酸、口服吸收较好的阿莫西林(amoxicillin)。

氨苄西林　　　　　　　羧苄西林

氨苄西林为临床上使用的第一个广谱青霉素,对流感杆菌、志贺菌属、大肠埃希菌、伤寒杆菌、变形杆菌均有效,用于心内膜炎、脑膜炎、败血症等的治疗。羧苄西林对革兰氏阳性菌及革兰氏阴性菌均有抑制作用,并且对铜绿假单胞菌和大肠埃希菌也有较强的抑制作用,对革兰氏阴性菌的抗菌谱比氨苄西林广,需注射给药。

阿莫西林 Amoxicillin

本品化学名为(2S,5R,6R)-3,3-二甲基-6-[(R)-(—)-2-氨基-2-(4-羟基苯基)乙酰氨基]-7-氧代-4-硫杂-1-氮杂双环[3.2.0]庚烷-2-甲酸三水合物。又名为羟氨苄青霉素。

本品为白色或类白色结晶性粉末。本品在水中微溶,在乙醇中几乎不溶。在水中($c=$ 2mg/ml)的比旋光度为$+290°\sim+315°$。

本品水溶液在 pH 值为 6 时比较稳定,临床应用为右旋体,即 R-构型。

本品侧链的氨基具有强亲核性,易进攻 β-内酰胺环的羰基,引起聚合反应。

阿莫西林水溶液含有各种糖类(葡萄糖和葡聚糖)和磷酸盐、山梨醇、硫酸锌、二乙醇胺时,在碱性条件下均能加速其分解,发生分子内成环反应,生成 2,5-吡嗪二酮。因此不宜采用葡萄糖溶液作为稀释剂。

本品含有酚羟基，能与 $FeCl_3$ 反应显色，且易氧化变质，应避光、密封保存。

本品结构中含有 2-氨基苯乙酸，与茚三酮试液反应显紫色，加热则显红色。

本品为广谱的抗生素，对革兰氏阳性菌的抗菌作用与青霉素相同或稍低，对革兰氏阴性淋球菌、流感杆菌、百日咳鲍特菌、大肠埃希菌、布氏杆菌等的作用较强，但容易产生耐药性。临床上主要用于泌尿系统、呼吸系统、胆道等的感染。

知识延伸

超级细菌

超级细菌（superbug）不是特指某一种细菌，而是泛指那些对多种抗生素具有耐药性的细菌，它的准确称呼应该是多重耐药性细菌。这类细菌能对抗生素有强大的抵抗作用，能逃避被杀灭。目前引起特别关注的超级细菌主要有：耐甲氧西林金黄色葡萄球菌（MRSA）、耐多药肺炎链球菌（MDRSP）、万古霉素肠球菌（VRE）、多重耐药性结核杆菌（MDR-TB）、多重耐药鲍曼不动杆菌（MRAB）以及最新发现的携带有 NDM-1 基因的大肠埃希菌和肺炎克雷伯菌等。由于大部分抗生素对其不起作用，超级细菌对人类健康已造成极大的危害。

三、头孢菌素类

（一）天然头孢菌素

头孢菌素是从青霉菌近源的头孢菌属（*Cephalosporium*）真菌中分离出含有 β-内酰胺环并氢化噻嗪环的抗生素。天然的头孢菌素有头孢菌素 C 和头霉素 C。头孢菌素 C 对酸稳定，能抑制产生青霉素酶的金黄色葡萄球菌，对革兰氏阴性菌也有活性，具有抗菌谱广、毒性较小的特点。但天然的头孢菌素 C 的抗菌活性不够强，且口服不吸收。头霉素 C 虽然对酶稳定，但是活性弱。因此，天然的头孢菌素类药物没有临床应用，现临床用药均为半合成头孢菌素。

头孢菌素 C 为 D-α-氨基己二酸与 7-氨基头孢烷酸（7-ACA）缩合而成，7-氨基头孢烷酸（7-ACA）为其产生抗菌活性的基本母核，由 β-内酰胺环与氢化噻嗪环拼合的。

头孢菌素C　　R^1=H，　　R^2=CH_3
头霉素C　　　R^1=OCH_3，R^2=NH_2

D-α-氨基己二酸　　7-ACA

头孢菌素类比青霉素类结构稳定。氢化噻嗪环中的双键与 β-内酰胺环中的氮原子孤对电子形成共轭，使 β-内酰胺环趋于稳定。头孢菌素是四元-六元环稠合系统，β-内酰胺环分子张力较小，比青霉素四元并五元环稠合系统稳定。

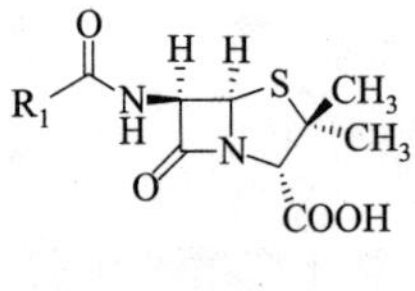

青霉素类 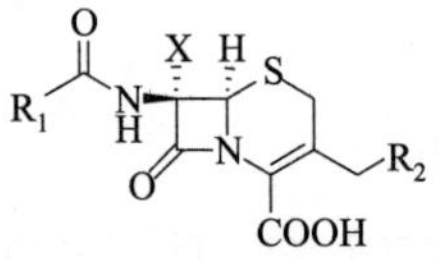　　　　　　头孢菌素类

（二）半合成头孢菌素

虽然头孢菌素 C 较青霉素耐酸、耐酶、抗菌谱广，但抗菌活性低，以及母核的 C3 位乙酰氧基易离去，导致 β-内酰胺环易开环失效。因此，以天然头孢菌素为先导化合物进行结构改造，以提高头孢菌素类药物的稳定性。

在对头孢菌素进行半合成修饰时，主要是以 7-氨基头孢烷酸（7-ACA）或者 7-氨基-3-去乙酰氧基头孢烷酸（7-ADCA）为母核，在 C7 位侧链取代基或 C3 位取代基进行结构改造，得到抗菌谱广、活性强、毒副作用小的一系列半合成的头孢菌素类抗生素。

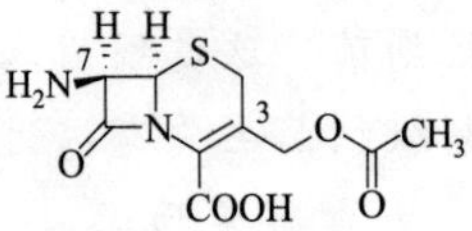

7-ACA 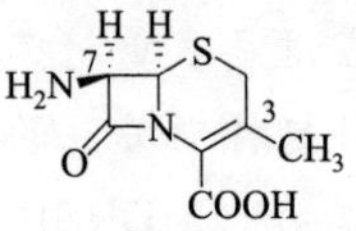　　　　　　7-ADCA

从头孢菌素类的结构出发，可进行结构改造的位置有四处，如下：

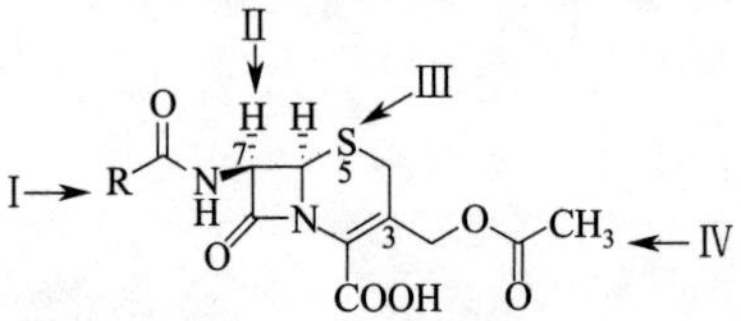

① 对 I 结构改造：7-酰氨基部分是抗菌谱决定性基团。当 7 位侧链 α 位引入亲水性基团—SO_3H、—NH_2、—COOH 时，可得到广谱头孢菌素。若同时结合 3 位的改造，可改进口服吸收，如头孢羟氨苄、头孢克洛等。当 7 位侧链 α 位引入亲脂性杂环时，则能增强抗菌效力，如头孢噻吩。当 7 位侧链引入顺式肟时，能增加耐酶性，同时扩大抗菌谱，如头孢克肟等。

② 对 II 结构改造：7-α 氢原子改变会影响对 β-内酰胺酶的稳定性。当 7 位氢原子换成 α-OCH_3 时，空间位阻作用会影响药物与酶活性中心结合，如头孢西丁、头孢替坦等。

③ 对 III 结构改造：环中的硫原子使药物抗菌效力增强。硫原子被生物电子等排体氧原子取代后，可以得到氧头孢烯类结构，如拉氧头孢；用生物电子等排体—CH_2—取代时，可以得到碳头孢烯类。

④ 对 IV 结构改造：3 位取代基改变抗菌效力和药代动力学性质。用—CH_3、—Cl、硫代杂环等基团取代时，结合 7 位的结构改造可以得到头孢噻啶、头孢唑啉等；若对具有氨噻肟结构的半合成头孢菌素继续进行结构改造，如在 3 位引入季铵基团，则得到的药物耐酶且扩大了抗菌谱，表现在对金黄色葡萄球菌等革兰氏阳性菌产生了抗菌效力，如头孢匹罗等。

从 20 世纪 60 年代初首次用于临床以来，半合成头孢菌素已成为发展最快的一类抗生素，至今已有四代头孢菌素问世。临床上按药品上市的先后和抗菌谱的不同，可将头孢菌素类药物划分为第一、第二、第三和第四代，见表 9-1。

表 9-1　主要的头孢菌素类代表药物

分类	药物名称	药物化学结构	特点
第一代头孢菌素类	头孢唑林	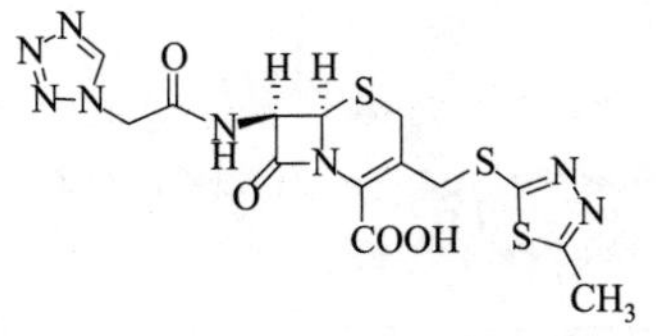	耐酶和耐酸,注射给药。作用时间较长,对革兰氏阴性菌作用较强
	头孢羟氨苄	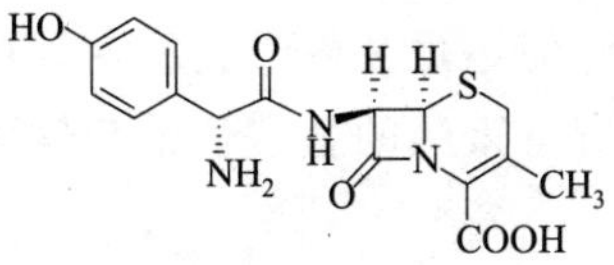	可口服或注射给药,血药浓度高而持久,主要对革兰氏阴性菌有效
第二代头孢菌素类	头孢呋辛	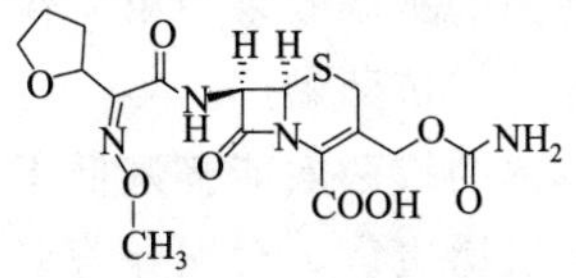	对β-内酰胺酶稳定,对革兰氏阴性菌活性较强
	头孢孟多	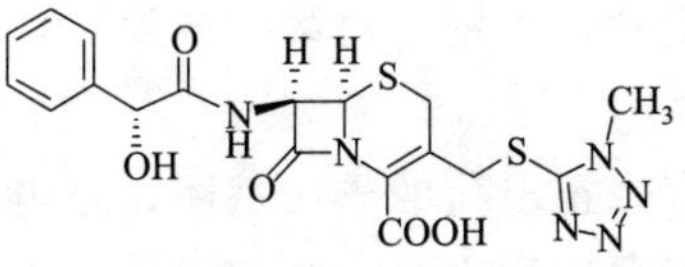	注射给药,对革兰氏阴性菌有效
	头孢克洛	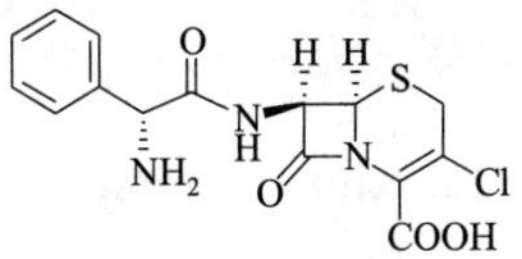	对酸稳定,可口服给药,对革兰氏阴性菌有效
第三代头孢菌素类	头孢哌酮	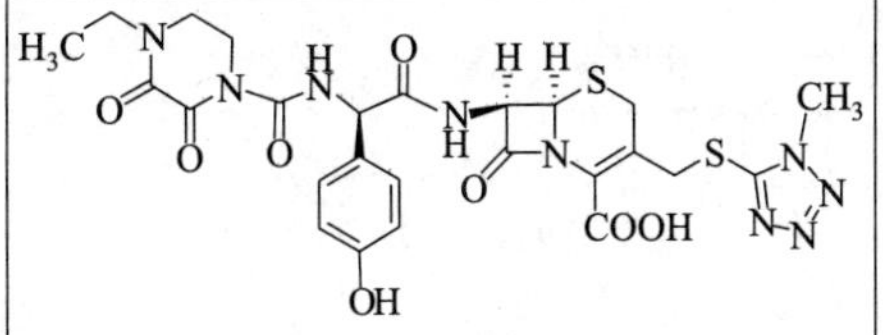	注射给药,对β-内酰胺酶稳定,抗菌谱广,对铜绿假单胞菌活性优于其他头孢菌素类
	头孢克肟	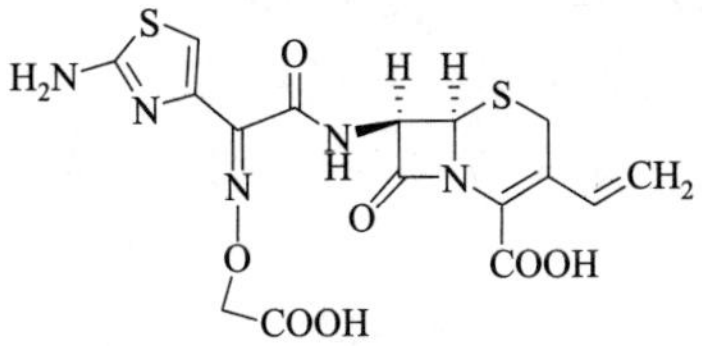	对β-内酰胺酶稳定。抗菌谱包括链球菌、肺炎球菌、淋球菌、大肠埃希菌
	头孢曲松	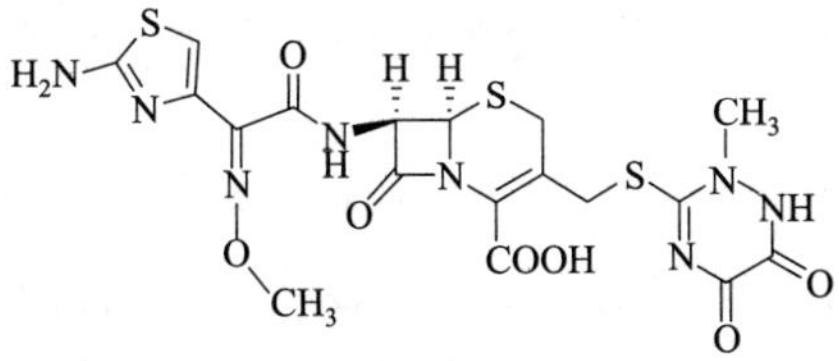	注射给药,在体内不被代谢,约40%的药物以原形药自胆道和肠道排出,60%自尿液排出
第四代头孢菌素类	头孢匹罗	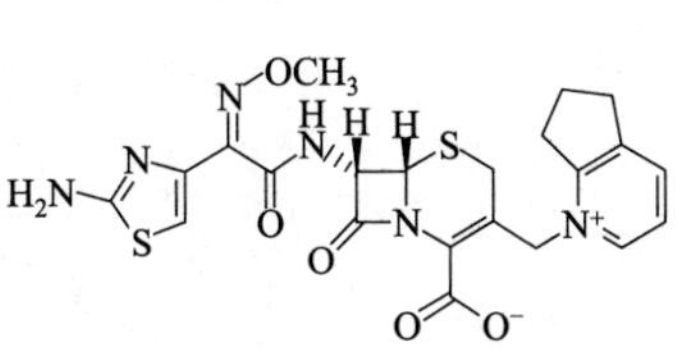	3位存在季铵基团,透过革兰氏阴性菌细胞外膜迅速。对葡萄球菌、耐青霉素的肺炎球菌及肠球菌均有效

第九章　抗生素

分类	药物名称	药物化学结构	特点
第四代头孢菌素类	头孢吡肟		3位存在季铵基团,抗菌谱进一步扩大,对β-内酰胺酶稳定,注射给药

第一代头孢菌素类抗生素耐青霉素酶,但不耐β-内酰胺酶,因此革兰氏阴性菌对第一代头孢菌素类较易产生耐药性,主要用于耐青霉素酶的金黄色葡萄球菌等敏感革兰阳性菌和某些革兰阴性球菌的感染。

第二代头孢菌素类抗生素对革兰氏阳性菌的抗菌效果与第一代相近或较低,而对革兰氏阴性菌的作用较优。其主要表现为抗酶性能强、抗菌谱广。

第三代头孢菌素类抗生素对革兰氏阳性菌的抗菌效能普遍低于第一代,对革兰氏阴性菌的作用较第二代头孢菌素类更为优越。其抗菌谱更广,对铜绿假单胞菌、沙雷菌、不动杆菌等有效;对多数β-内酰胺酶具有高度稳定性,可用于对第一或第二代头孢菌素类耐药的一些革兰氏阴性菌株。

第四代头孢菌素类抗生素的3位含有带正电荷的季铵基团,正电荷使药物能更快地透过革兰氏阴性杆菌的外膜,对青霉素结合蛋白亲和力强,抗菌活性更强,尤其是金黄色葡萄球菌等革兰氏阳性菌,并且对β-内酰胺酶稳定,穿透力强。

头孢噻肟钠 Cefotaxime Sodium

本品化学名为(6R,7R)-3-[(乙酰氧基)甲基]-7-[2-(2-氨基噻唑-4-基)-2-(甲氧亚氨基)乙酰氨基]-8-氧代-5-硫杂-1-氮杂双环[4.2.0]辛-2-烯-2-甲酸钠盐。

本品为白色至微黄色结晶或粉末;无臭或微有特殊臭。本品在水中易溶,在乙醇中微溶。

本品7位侧链α位的甲氧肟基,由于空间位阻作用,其对β-内酰胺酶有高度的稳定作用,而2-氨基噻唑可以增强药物与细菌青霉素结合蛋白的亲和力。两个有效基团的结合使本品具有耐酶和广谱的特点。

本品结构α位的甲氧肟基通常为顺式构型,顺式异构体的抗菌活性为反式异构体活性的40~100倍。在光照下,本品由顺式异构体向反式异构体转化,其钠盐水溶液在紫外光下照射45min,有50%转化为反式异构体,4h后,可达到95%的转化率。因此需避光保存,临用前加灭菌注射用水溶解后立即使用。

头孢噻肟是临床使用的第一个第三代头孢菌素类药物。对革兰氏阳性菌的作用与前两代近似或较弱，对革兰氏阴性菌的抗菌活性高于第一代、第二代，尤其对大肠埃希菌作用强。对大多数厌氧菌有强效抑制作用。

临床上主要用于治疗敏感菌引起的败血症，化脓性脑膜炎，呼吸道、泌尿道、胆道、皮肤、软组织部位感染的治疗。

四、非经典 β-内酰胺类抗生素及 β-内酰胺酶抑制剂

非经典 β-内酰胺类抗生素包括碳青霉烯类、青霉烯类、单环 β-内酰胺类和 β-内酰胺酶抑制剂。

（一）β-内酰胺酶抑制剂

β-内酰胺酶抑制剂属于非经典 β-内酰胺类抗生素。β-内酰胺酶是细菌产生的保护性酶，可使某些 β-内酰胺抗生素水解失活，这是细菌对 β-内酰胺类抗生素产生耐药性的主要机制。β-内酰胺酶抑制剂是通过抑制 β-内酰胺酶，保护药效基团 β-内酰胺环不被该酶水解开环失效，从而增强了抗菌活力。通过和不耐酶的 β-内酰胺类抗生素联合应用以提高疗效，是一类抗菌增效剂，其本身又具有抗菌活性。常用的 β-内酰胺酶抑制剂按结构类型分为氧青霉烷类和青霉烷砜类。

1. 氧青霉烷类抗生素

克拉维酸钾（clavulanate potassium）又名棒酸钾，是第一个用于临床的 β-内酰胺酶抑制剂。克拉维酸是由 β-内酰胺和氢化异噁唑拼合而成，C6 位无酰胺侧链存在。因此易接受 β-内酰胺酶结构中亲核基团的进攻，生成不可逆的结合物。克拉维酸是不可逆的 β-内酰胺酶抑制剂，可有效抑制多数 β-内酰胺酶的活性。其本身抗菌活性弱，单独使用无效，常与 β-内酰胺类抗生素联合应用以提高疗效。临床上克拉维酸钾和阿莫西林组成复方制剂（奥格门汀），可使阿莫西林增效 130 倍，用于治疗耐阿莫西林细菌引起的感染。

克拉维酸钾

2. 青霉烷砜类抗生素

青霉烷砜类具有青霉烷酸的基本结构，是一种不可逆性的竞争性 β-内酰胺酶抑制剂，属于广谱的酶抑制剂。

舒巴坦（sulbactam）对金黄色葡萄球菌和多数革兰氏阴性杆菌产生的 β-内酰胺酶有很强和不可逆的抑制作用。用于治疗对氨苄西林耐药的金黄色葡萄球菌、脆弱拟杆菌、肺炎杆菌、普通变形杆菌引起的感染。其作用机制与克拉维酸基本相似，β-内酰胺酶上的亲核基团先使 β-内酰胺环开环，最终形成无活性的化合物。因此该药也是不能单独使用，通常与青霉素类及头孢菌素类药物合用，避免被 β-内酰胺酶破坏，加强抗菌活性。为改变其口服吸收能力，将氨苄西林与舒巴坦以 1∶1 的形式按拼合原理以次甲基相连形成双酯结构的前体药物，称为舒他西林（sultamicillin），口服后可迅速吸收。

舒巴坦　　　　　　　　舒他西林

（二）非经典 β-内酰胺类抗生素

1. 碳青霉烯类抗生素

碳青霉烯类抗生素 C6 位羟乙基侧链为反式构象，具有超广谱抗菌活性和对 β-内酰胺酶的高度稳定性。亚胺培南（imipenem）对革兰氏阳性菌、革兰氏阴性菌和厌氧菌都有广泛的抗菌活性，特别对铜绿假单胞菌有显著作用。亚胺培南在体内易受肾脱氢肽酶降解，临床上常与肾肽酶抑制剂西司他丁合用，以增加疗效，减少肾毒性。

美罗培南（meropenem）是临床上第一个能单独使用的碳青霉烯类抗生素，对肾脱氢肽酶稳定，对革兰氏阳性菌和革兰氏阴性菌均敏感，尤其对革兰氏阴性菌有很强的抗菌活性。注射给药后在体内分布广，能进入脑脊液和胆汁。

亚胺培南　　　　　　　　美罗培南

2. 单环 β-内酰胺类抗生素

单环 β-内酰胺类抗生素是由土壤中多种寄生细菌产生，但不能用于临床，对化学结构进行修饰得到第一个全合成单环 β-内酰胺类抗生素氨曲南（aztreonam）。氨曲南结构中 N 原子上连有强吸电子磺酸基，更有利于 β-内酰胺环打开，α-甲基可以增加氨曲南对 β-内酰胺酶的稳定性。单环 β-内酰胺类抗生素对需氧的革兰氏阴性菌包括铜绿假单胞菌有强的活性，对各种 β-内酰胺酶稳定，能透过血脑屏障，副作用少。临床上主要用于呼吸道、泌尿道、软组织感染和败血症等，疗效良好。

氨曲南

知识延伸 >>>

抗生素时代警示录

随着明星抗生素——青霉素的出现，开启了抗生素辉煌发展时代，很多致命的传染病被控制，人们健康得到有效保障。但是人们还没有从胜利的喜悦中回过神来，细菌就开始产生耐药性了。人们忙于研发和生产一代又一代的新抗生素，才不会在和细菌的较量中败下阵来。同时人们也重新开始审视这些微不足道的小细菌：尽管微小，但足够机智。

如果过度使用抗生素，只能加快耐药细菌的产生，可怕的结果是：超级细菌产生，而我们目前最厉害的抗生素都治服不了它！由于这类细菌对多种抗生素均不敏感。所以对人体的危害很大，这些细菌的产生也是临床上滥用抗生素的结果。抗生素作为处方药，须凭医师处方才能购买和使用，只有感染性炎症才可应用，在使用时应严格掌握适应证，要根据抗生素的抗菌谱、疾病的临床诊断及细菌学检查等条件选择用药。

作为药学工作者，在今后的学习和工作中，应做好相关的科普宣传工作，安全合理应用抗菌药物，共同遏制细菌耐药。

第二节 大环内酯类抗生素

大环内酯类抗生素（macrolide antibiotics）是由链霉菌产生的一类弱碱性抗生素，其结构特点是分子中含有十四元或十六元环的内酯环母核。通过内酯环上的羟基和去氧氨基糖或6-去氧糖缩合成碱性苷。

大环内酯类具有共同的化学结构特征和化学性质，结构中氨基显弱碱性，可与酸成盐，盐易溶于水；在酸性条件下苷键水解，在碱性条件下内酯环开环，在体内也易被酶分解丧失或降低抗菌活性。

大环内酯类抗生素的抗菌机制主要为抑制细菌蛋白质的合成，通常为快速抑菌剂，高浓度时为杀菌剂。细菌可通过改变核糖体上的结合靶点，产生灭活酶，改变细胞壁的渗透性或通过主动外排机制产生耐药性。与临床上常用的其他抗生素之间无交叉耐药，但细菌对同类药物仍可产生耐药性。

大环内酯类抗生素主要用于治疗革兰氏阳性菌感染，抗菌谱与青霉素相似，可代替青霉素用于对青霉素过敏患者。并且还可治疗衣原体感染，特别是阿奇霉素可代替多西环素治疗尿道、直肠、附睾和子宫内感染。

大环内酯类抗生素毒性低，无严重不良反应。常见的不良反应主要是胃肠道反应，半合成品胃肠道反应发生率低，有一定的肝损害。静脉滴注过快可有心脏毒性，临床表现为晕厥或猝死。

临床上使用的大环内酯类抗生素按其内酯环的大小主要分为十四元和十六元环两大系列。十四元环系列主要有红霉素（erythromycin）及其衍生物，十六元环系列主要有麦迪霉素（midecamycin）、螺旋霉素（spiramycin）等，半合成的阿奇霉素属于十五元大环内酯类抗生素。

一、红霉素及其衍生物

（一）红霉素

红霉素是从红色链丝菌代谢产物中发现的抗生素，包括红霉素 A、红霉素 B 和红霉素 C

三种组分。红霉素 A 为抗菌主要成分，红霉素 C 的活性较弱，只为红霉素 A 的 1/5，而毒性则为红霉素 A 的 5 倍，红霉素 B 不仅活性低且毒性大。通常所说的红霉素即指红霉素 A，而红霉素 B 和红霉素 C 被视为杂质。

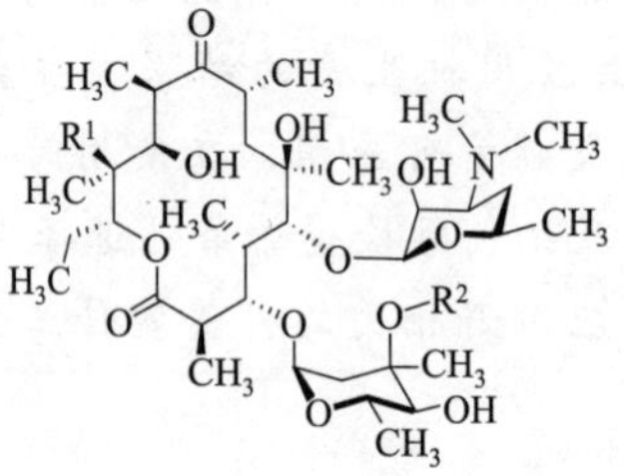

红霉素 A $R^1=OH$ $R^2=CH_3$
红霉素 B $R^1=H$ $R^2=CH_3$
红霉素 C $R^1=OH$ $R^2=H$

红霉素 Erythromycin

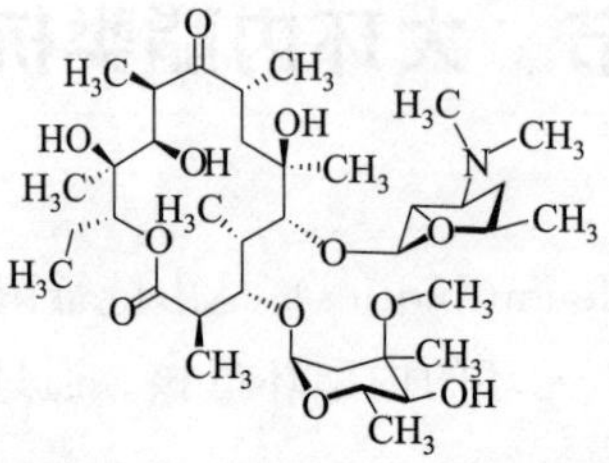

本品为白色或类白色的结晶或粉末；无臭，味苦；微有吸湿性。在无水乙醇溶液中（20mg/ml）的比旋光度为 $-71°\sim-78°$。在甲醇、乙醇或丙酮中易溶，在水中极微溶。

由于红霉素的结构中存在多个羟基和 C9 上有一个羰基，在酸性条件下易发生分子内脱水环合。在酸性溶液中，红霉素 C6 上的羟基与 C9 的羰基形成半缩酮的羟基，再与 C8 上的氢消去一分子水，形成脱水物。脱水物 C12 上的羟基与 C8、C9 双键加成，得螺旋酮。然后其 C11 羟基与 C10 上的氢消去一分子水，同时水解脱去一分子克拉定糖。

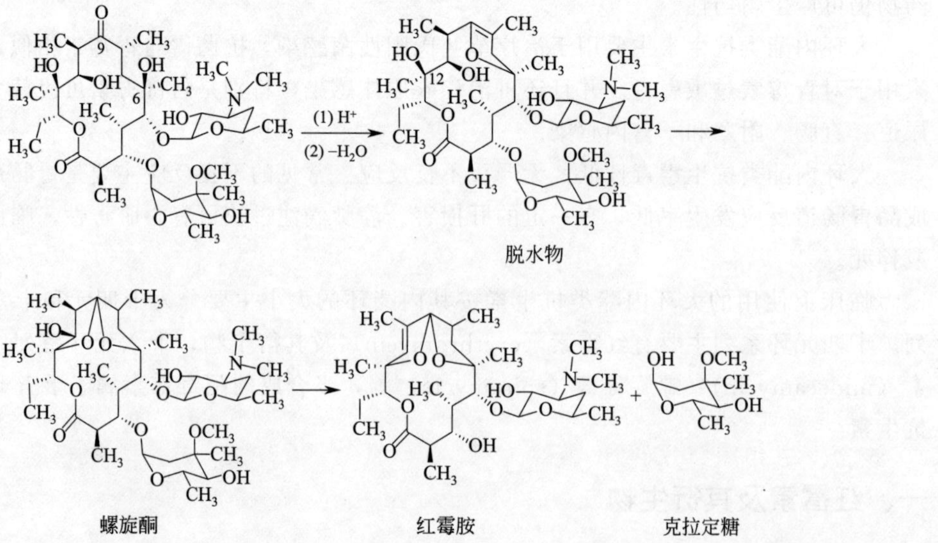

脱水物

螺旋酮   红霉胺   克拉定糖

本品的丙酮溶液遇盐酸即显橙黄色，渐变为紫红色，转溶于三氯甲烷溶液中显蓝色。
本品对各种革兰氏阳性菌有很强的抗菌作用，对革兰氏阴性菌如百日咳鲍特菌、流感杆菌、淋球菌、脑膜炎球菌等有效，而对大多数肠道革兰氏阴性杆菌则无效。红霉素为治疗耐药的金黄色葡萄球菌和溶血性链球菌感染的首选药物。

（二）红霉素的结构改造

红霉素水溶性较小，只能口服，但遇酸不稳定，易发生分子内脱水环合而失活，半衰期为1~2h。其抗菌谱窄，对革兰氏阳性菌及部分革兰氏阴性菌有很强的抗菌作用，对大多数肠道革兰氏阴性杆菌无活性。为改良其缺点，通过结构改造研制出一系列红霉素衍生物，广泛用于临床。

为提高红霉素的口服生物利用度及其在水中的溶解度，根据前药原理，用红霉素与乳糖醛酸成盐。

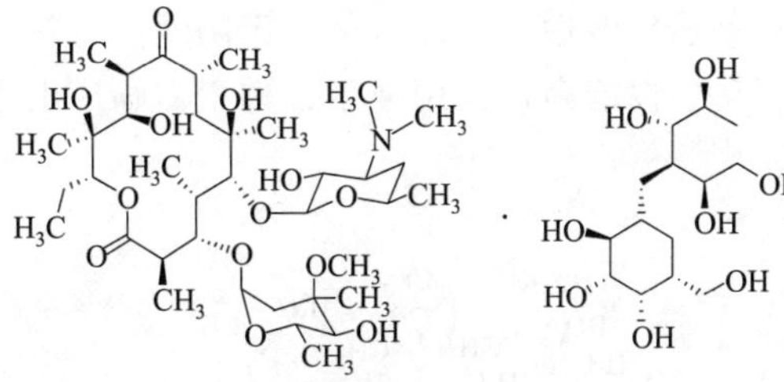

乳酸糖红霉素

为了增加红霉素的稳定性，将C5位的氨基糖2′-羟基与各种酸成酯，如依托红霉素，在酸中较稳定并适于口服；琥乙红霉素，可使红霉素苦味消失，适用于儿童服用。它们虽然在水中几乎不溶，但在体内水解后可是放出红霉素发挥作用。

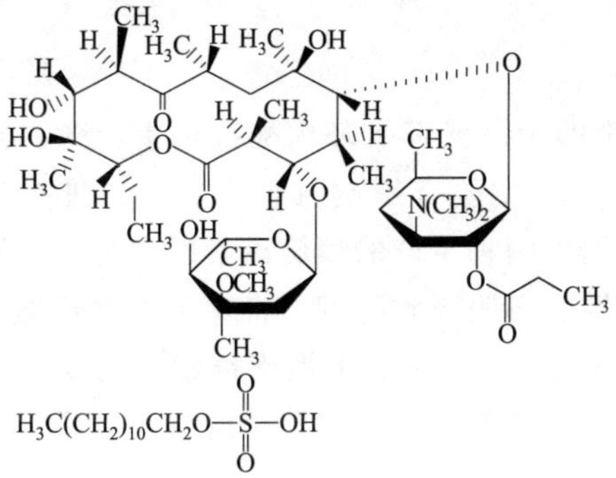

依托红霉素 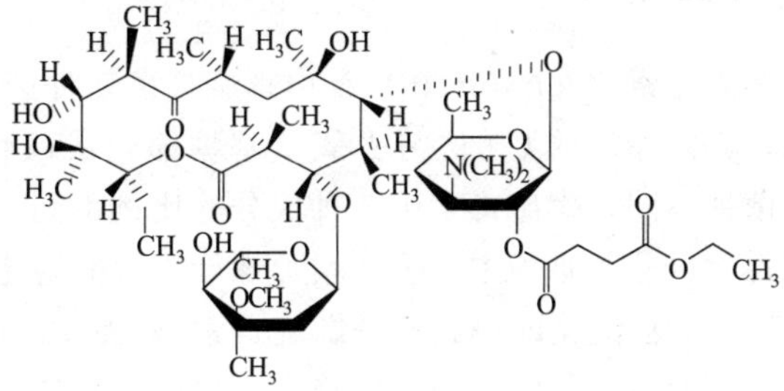　　　　　　　琥乙红霉素

红霉素在酸性条件下主要先发生C6位羟基和C9位羰基脱水环合，导致进一步反应而失活。因此在红霉素的C6羟基与C9位羰基进行结构改造得到一系列红霉素半合成衍生物。

罗红霉素（roxithromycin）是红霉素C9肟的衍生物，C9位基肟基可以阻止C6羟基与C9羰基的缩合反应，增加了对酸的稳定性，提高药物的口服生物利用度，抗菌活性比红霉素强6倍，在组织中分布广，特别在肺组织中的浓度比较高，且毒性也较低。适用于敏感菌所致的呼吸道、泌尿道、皮肤和软组织、五官科感染的治疗。

克拉霉素（clarithromycin）是将红霉素的C6位羟基甲基化后得到的产物。由于C6位羟基甲基化，可阻止C6羟基与C9羰基在酸性环境中形成半缩酮，从而增加了药物在酸中的稳定性，而且血药浓度高而持久。

克拉霉素对需氧菌、厌氧菌、支原体、衣原体等有效。体内活性比红霉素强，毒性低，用量小。

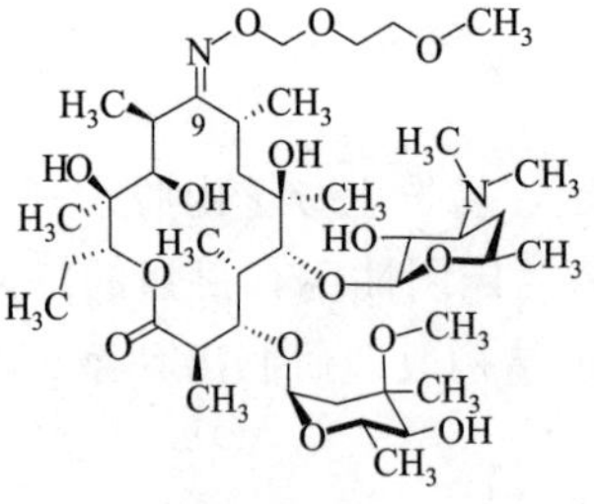

罗红霉素

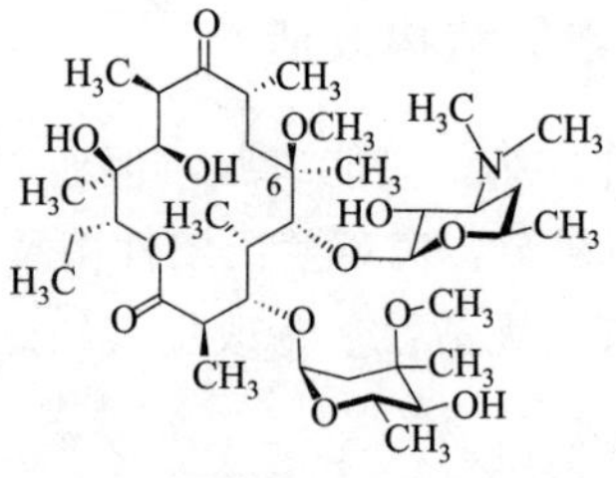

克拉霉素

阿奇霉素（Azithromycin）是环内含氮的十五元大环内酯类红霉素衍生物，因将氮原子引入到大环内酯类所以具有更强的碱性，对许多革兰氏阴性菌有较大活性，在组织中浓度较高，体内半衰期比较长，药动学性能高，作用强于红霉素。临床上主要用于敏感菌所致的呼吸道、皮肤和软组织感染。

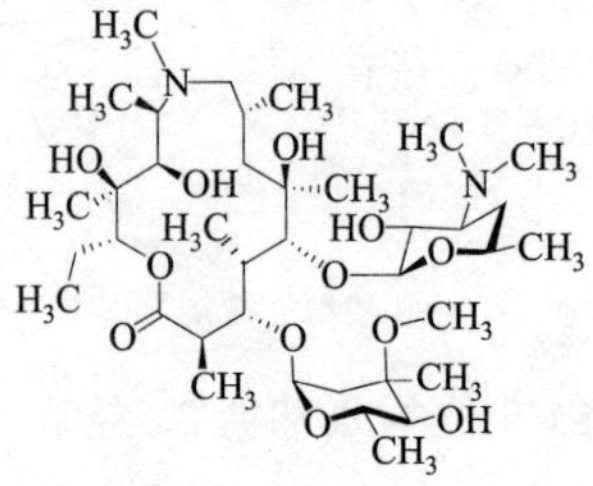

阿奇霉素

二、螺旋霉素

螺旋霉素（spiramycin）是由螺旋杆菌新种产生的十六元环大环内酯抗生素，含有双烯结构，其内酯环的 C9 位与去氧氨基糖缩合成碱性苷，主要有螺旋霉素Ⅰ、Ⅱ、Ⅲ三种成分。菌种不同，螺旋霉素中 3 种成分的比例不同。国外菌种生产的螺旋霉素以Ⅰ为主，国产螺旋霉素以Ⅱ和Ⅲ为主。为了增加螺旋霉素的稳定性和口服吸收程度，将螺旋霉素碳霉糖的 3″位和 4″位乙酰化即得到乙酰螺旋霉素（acetylspiramycin）。相对于螺旋霉素，乙酰螺旋霉素体外抗菌活性较弱，但对酸稳定，口服吸收较好。乙酰螺旋霉素在胃肠道被吸收后，水解代谢脱去乙酰基变成螺旋霉素后产生作用。

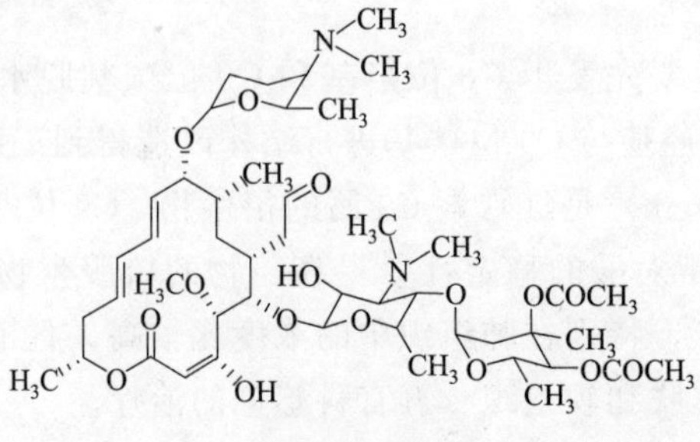

乙酰螺旋霉素Ⅱ

第三节　四环素类抗生素

四环素类抗生素是由放线菌产生的一类可以口服的广谱抗生素，本类抗生素根据来源不同，可分为天然品与半合成品两类。天然品有四环素、土霉素、金霉素；半合成品有多西环素和米诺环素等。

四环素类的抗菌机制主要是作用于细菌30S核糖体，从而干扰蛋白质的生物合成。

四环素类抗生素的基本结构是均具有十二氢化并四苯的基本骨架，该类化合物有A、B、C、D四个环母核，其中D环是苯环，其他三个均为环己烯环，结构中具有多个手性碳原子。

十二氢化并四苯

一、天然四环素类抗生素

天然四环素类包括四环素（tetracycline）、土霉素（oxytetracycline）和金霉素（chlortetracycline），结构特征基本相似。有共同的A、B、C、D四个环的基本母核，仅在5、6、7位上有不同的取代基。

$R_1=H$　　$R_2=OH$　　$R_3=CH_3$　　$R_4=Cl$　　金霉素

$R_1=OH$　　$R_2=OH$　　$R_3=CH_3$　　$R_4=H$　　土霉素

$R_1=H$　　$R_2=OH$　　$R_3=CH_3$　　$R_4=H$　　四环素

四环素类抗生素由于药物结构的共性较大，抗菌谱相似，理化性质也很相近。均为黄色结晶性粉末，味苦，在水中溶解度很小。

四环素类抗生素为两性化合物，其结构中的酚羟基及烯醇式羟基为酸性基团，而二甲氨基为碱性基团，可溶于酸又可溶于碱。

四环素类抗生素在干燥条件下比较稳定，但遇日光可变色；在酸碱条件下都不够稳定，易水解。

在酸性条件下天然四环素类抗生素结构中的C6位上的羟基与C5-α上的氢发生消除反应，生成橙黄色的无活性的脱水物。

在 pH2～6 条件下，C4 二甲氨基可发生差向异构化反应，生成差向异构体。某些阴离子如磷酸根、醋酸根离子可加速差向异构体的生成，因此要注意与其配伍的药物酸性不能过强。

在碱性条件下，C6 上的羟基与 C11 上的羰基发生分子内亲核进攻，经电子转移，C 环破裂，生成具有内酯结构的异构体而失去活性。

四环素类药物结构中的 C10 位酚羟基、C12 位烯醇羟基及 C11 位羰基在近中性条件下，能与多种金属离子形成不溶性配合物。可与钙或镁离子形成不溶性钙盐或镁盐，与铁离子形成红色配合物，与铝离子形成黄色配合物。

由于四环素类药物能和钙离子形成络合物，在体内呈黄色络合物沉积在骨骼和牙齿上，小儿服用发生牙齿变黄，孕妇服用可能使其产儿发生牙齿变色、骨骼生长抑制等。因此小儿和孕妇应慎用或禁用。

四环素类药物属广谱抗生素，对多数革兰氏阳性菌和革兰氏阴性菌、立克次体、支原体、衣原体、螺旋体、某些厌氧菌及放线菌均有抑制作用，对阿米巴原虫也有间接抑制作用。

二、半合成四环素类抗生素

天然四环素的结构不稳定，抗菌活性较差，且易产生耐药性。因此，对其进行了结构改造，一方面增强其稳定性，另一方面减少其耐药性的发生。

经构效关系研究表明，C6 位羟基是结构中不稳定的因素，可导致四环素类药物形成脱水物和内酯异构体，还可通过降低药物的脂溶性影响其在体内的吸收。因此在土霉素分子中

C6 位 OH 除去，得到多西环素（doxycycline），其稳定性和口服吸收都增加，抗菌活性也增强；将四环素分子中的 C6 位 CH₃ 和 C6 位 OH 除去，并在 C7 位引入二甲氨基得到米诺环素（minocycline），口服吸收好，稳定性增强，对四环素耐药的葡萄球菌有较强的抗菌活性；米诺环素 C9 位被 2-(叔丁基氨基)乙酰氨基取代，得到替加环素（tigecycline），由于抗菌谱扩大，对金黄色葡萄球菌和万古霉素耐药菌具有明显的抑制作用，临床上主要用于 18 岁及以上复杂皮肤结构感染或复杂腹内感染者的治疗。

多西环素　　　　　米诺环素　　　　　替加环素

半合成四环素具有速效、长效、强效的特点，抗菌机制同四环素。对耐天然四环素和耐青霉素的金黄色葡萄球菌、化脓性链球菌、大肠埃希菌等仍有作用，现已取代天然四环素作为本类药物各种适应证的首选药，此外特别适合肾外感染伴肾衰竭以及胆道系统感染者。

第四节　氨基糖苷类抗生素

氨基糖苷类抗生素（aminoglycoside antibiotics）是由链霉菌、小单孢菌和细菌所产生的具有氨基糖苷结构的抗生素。这类抗生素的抗菌谱广，对革兰氏阴性菌有较强活性，目前用于临床的氨基糖苷类抗生素主要有链霉素、卡那霉素、庆大霉素、新霉素、巴龙霉素和核糖霉素等。

这类抗生素的化学结构通常由 1,3-二氨基肌醇，如链霉胺、2-脱链霉胺、放线菌胺等为苷元和氨基糖通过糖苷键相连而成。

链霉胺　　　　　2-脱链霉胺　　　　　放线菌胺

由于结构上的共性，这类抗生素具有一些相同的理化性质：①苷的结构特点使其易发生水解反应；②结构中具有多羟基、氨基极性基团，故亲水性强，脂溶性小，口服难吸收，需注射给药；③具有氨基和胍基等碱性基团，药物显碱性，临床常用硫酸盐；④除链霉素中链霉糖上的醛基易被氧化外，该类药物的固体较稳定。

本类药物的抗菌机制是能阻碍细菌蛋白质合成的多个环节，抑制蛋白质合成或造成蛋白质合成紊乱，并能增加细菌细胞膜的通透性，使菌体内重要物质外漏而死亡，为静止期杀菌剂。

本类药物主要用于敏感需氧革兰氏阴性菌所致的全身性感染，如呼吸道、泌尿道、胃肠道、皮肤软组织、烧伤、创伤及骨关节感染等。

氨基糖苷类抗生素有较大的毒性，主要是对第八对脑神经有毒性，可引起不可逆性的耳聋，对儿童的毒性更大。注射给药时，由于本类药物与血清蛋白的结合率低，主要以原药形式经肾小球排出，对肾脏的毒性较大。本类药物的毒性反应与血药浓度密切相关，因此在用药过程中应注意进行药物检测。

硫酸链霉素 Streptomycin Sulfate

本品化学名为 O-2-甲氨基-2-脱氧-α-L-葡吡喃糖基-(1→2)-O-5-脱氧-3-C-甲酰基-α-L-来苏呋喃糖基-(1→4)-N^1,N^3-二脒基-D-链霉胺硫酸盐。

本品为白色或类白色的粉末；无臭或几乎无臭；有吸湿性。本品在水中易溶，在乙醇中不溶。

本品的结构中的醛基受电子效应的影响，既有还原性又有氧化性。易被氧化成链霉素酸而失效，也可被还原性药物如维生素 C 还原失效。在临床应注意配伍使用。

本品含苷键，在酸碱条件下均容易水解失效。在碱性溶液中迅速完全水解，在酸性条件下分步水解，先水解生成链霉胍和链霉双糖胺，后进一步水解生成链霉糖和 N-甲基葡萄糖胺。

在碱性条件下快速水解，水解生成的链霉糖经脱水重排，产生麦芽酚。在微酸性溶液中，麦芽酚与 Fe^{3+} 形成紫红色螯合物。本品的水解产物链霉胍与 8-羟基喹啉乙醇液和次溴酸钠试液反应，显橙红色，可用于鉴别。

麦芽酚　　紫红色螯合物

本品对结核杆菌的抗菌作用很强，临床上用于治疗各种结核病，特别是对结核性脑膜炎和急性浸润性肺结核有很好的疗效；对尿道感染、肠道感染、败血症等也有效，与青霉素联合应用有协同作用。

卡那霉素为广谱的抗生素，稳定性较好，在加热和酸碱条件下也不容易失去抗菌活性。卡那霉素 A（kanamycin A）是卡那霉素的主要成分，对革兰氏阴性杆菌、革兰氏阳性菌和结核杆菌都有效，临床上用于败血症、心内膜炎、呼吸道感染、肠炎和尿路感染等的治疗。

为了克服卡那霉素的耐药性，对耐药菌所产生的钝化酶的作用部位羟基或氨基进行结构改造，得到了对耐药菌有效的半合成氨基糖苷类抗生素。如阿米卡星（amikacin），是在卡那霉素分子的链霉胺部分引入氨基羟丁酰基侧链得到的衍生物，突出优点为对铜绿假单胞菌、大肠埃希菌和金黄色葡萄球菌产生的转移酶稳定，不易产生耐药性，且耳毒性较低。

卡那霉素 A　　　　　　　阿米卡星

庆大霉素 C_1 Gentamicin C_1

庆大霉素为广谱抗生素，包括庆大霉素 C_1、C_{1a} 和 C_2。三者的抗菌活性和毒性相似，对多种革兰氏阳性菌和革兰氏阴性菌均有较强的抗菌作用，尤其对铜绿假单胞菌比卡那霉素和新霉素强 5~10 倍，对金黄色葡萄球菌有良好的抗菌作用。

庆大霉素可被细菌的庆大霉素乙酰转移酶Ⅰ和庆大霉素腺苷转移酶酰化而失去活性，从而产生耐药性，对听觉和肾毒性较卡那霉素小。

庆大霉素常与其他抗生素静脉滴注使用，其兼容性较好。但由于 β-内酰胺环可被后者的氨基糖链接而致失活，所以两者不能混合使用。若需联合使用，必须在不同部位给药。

临床上主要用于铜绿假单胞菌或某些耐药革兰氏阴性菌引起的感染和败血症、尿路感染、脑膜炎和烧伤感染等的治疗。

第五节 其他类抗生素

一、氯霉素

氯霉素是1947年由放线菌属的委内瑞拉链丝菌培养液中分离出的抗生素。由于其结构较为简单，第二年便可用化学方法合成，应用于临床。

氯霉素 Chloramphenicol

化学名为 D-苏式-(−)-N-[α-(羟基甲基)-β-羟基-对硝基苯乙基]-2,2-二氯乙酰胺。

本品为白色至微带黄绿色的针状、长片状结晶或结晶性粉末。在甲醇、乙醇、丙酮或丙二醇中易溶，在水中微溶。在无水乙醇中（50mg/ml）中的比旋光度为+18.5°～+21.5°。

本品结构中含2个手性碳原子，有4个光学异构体，药用品为 $1R,2R(-)$ 型或 D-苏阿糖型有抗菌活性，为临床使用的氯霉素。合霉素是氯霉素的苏阿糖型外消旋体，疗效为氯霉素的一半。

$1R,2R$　　　　$1S,2S$　　　　$1S,2R$　　　　$1R,2S$

本品性质稳定，耐热，在干燥状态下可保持抗菌活性5年以上，水溶液可以冷藏几个月，煮沸5h对抗菌活性亦无影响。在中性或弱酸性（pH4.5～7.5）条件下较稳定，但在强酸（pH为2以下）或强碱（pH为9以上）的水溶液中均可水解失效。

本品分子中芳香硝基经氯化钙和锌粉还原，可产生羟胺衍生物，在乙酸钠存在下与苯甲酰氯进行苯甲酰化，再在弱酸溶液中与高铁离子形成紫红色的配位化合物。如按同一方法，无锌粉，则不显色。本法可用于鉴别。

本品为广谱抗生素。临床上主要用于治疗伤寒、副伤寒、斑疹伤寒，对百日咳、沙眼、细菌性痢疾及尿道感染等也有效。长期和多次应用可损坏骨髓的造血功能，引起再生障碍性贫血。

将氯霉素中的硝基用强吸电子基甲砜基取代后，得到甲砜霉素（thiamphenicol），抗菌谱与氯霉素基本相似。作用机制与氯霉素相同，主要是抑制细菌蛋白质的合成。由于甲砜霉素在肝内不与葡糖醛酸结合，因此体内抗菌活性较高。临床用于呼吸道感染、尿路感染、败血症、脑炎和伤寒等，副作用较少。

甲砜霉素

二、林可霉素及其衍生物

此类抗生素主要有林可霉素和克林霉素及其盐。

	R	R_1
林可霉素	OH	H
克林霉素	H	Cl

林可霉素（lincomycin）又名洁霉素，是由链霉菌或 4-1024 发酵产生的抗生素，对杆菌均有较高的抗菌活性，对革兰氏阴性厌氧菌也有良好的作用，对革兰氏阴性需氧菌基本无效。其作用机制为抑制细菌蛋白质的合成，一般为抑菌剂，高浓度时有杀菌作用。本品可与红霉素竞争细菌核糖体的肽基转移酶中心，呈现拮抗作用，因此两药不能同时应用。临床用于敏感菌引起的呼吸道、关节和软组织及胆道感染等。口服吸收较差，易受食物影响。

克林霉素（clindamycin）是通过去除林可霉素结构中 C7 位的羟基，并以 7（S）构型的氯取代后得到的半合成衍生物。其抗菌活性较克林霉素强 4～8 倍，口服吸收好，不受食物影响，对胃酸稳定；其制品有盐酸盐、棕榈酸酯盐酸盐和磷酸酯等。

三、磷霉素

磷霉素 Fosfomycin

磷霉素（fosfomycin）为链霉菌产生的抗生素，为广谱抗生素。磷霉素具有两个手性碳，其（1R，2S）异构体临床称为磷霉素，而另一对映体没有抗菌活性。其作用机制是通过抑制细菌细胞壁的早期合成而产生抗菌活性，对葡萄球菌、肺炎链球菌、大肠埃希菌等有效。临床上主要用于肺炎、脑膜炎、败血症、痢疾、尿路和皮肤组织感染。

目标检测 >>>

一、单项选择题

1. 半合成头孢菌素的重要原料是（　　）。
   A. 5-ASA   B. 6-APA   C. 7-ACA   D. 二氯亚砜
2. 具有麦芽酚反应的药物是（　　）。
   A. 硫酸链霉素   B. 盐酸土霉素   C. 氯霉素   D. 红霉素
3. 属于半合成抗生素的有（　　）。
   A. 青霉素钠   B. 土霉素   C. 多西环素   D. 红霉素
4. 红霉素具有（　　）。
   A. β-内酰胺   B. 大环内酯   C. 氢化并四苯   D. 氨基环醇及苷键
5. 盐酸多西环素具有（　　）。
   A. β-内酰胺   B. 大环内酯   C. 氢化并四苯   D. 氨基环醇及苷键
6. 硫酸链霉素具有（　　）。
   A. β-内酰胺   B. 大环内酯   C. 氢化并四苯   D. 氨基环醇及苷键
7. 苯唑西林钠具有（　　）。
   A. β-内酰胺   B. 大环内酯   C. 氢化并四苯   D. 氨基环醇及苷键
8. 甲氨蝶呤是（　　）。
   A. 嘧啶衍生物   B. 吲哚衍生物   C. 叶酸衍生物   D. 吡啶衍生物
9. 可发生牙齿变色．骨骼生长抑制的药物是（　　）。
   A. 氨苄西林   B. 氯霉素   C. 多西环素
   D. 阿齐霉素   E. 阿米卡星

二、比较选择题

A. 苄青毒素   B. 头孢氨苄   C. 两者都是   D. 两者都不是
1. 广谱抗生素（　　）

2. 是半合成产品（　　）
3. 经典的 β-内酰胺类药物（　　）
4. β-内酰胺酶抑制剂（　　）
5. 对酸较稳定（　　）
6. 具茚三酮反应（　　）

A. 链霉素　　　　B. 氯霉素　　　　C. A 和 B 都是　　　D. A 和 B 都不是

7. 具苷键（　　）
8. 有耳毒性（　　）
9. 具碱性（　　）
10. 生产中采用全合成（　　）

A. 红霉素　　　　B. 多西环素　　　C. 两者都是　　　　D. 两者都不是

11. 天然药物（　　）
12. 半合成抗生素（　　）
13. 广谱抗生素（　　）
14. 与 $FeCl_3$ 显色（　　）
15. 与苦味酸反应（　　）
16. 具水解性（　　）
17. 具酸碱两性（　　）
18. 可使牙齿变黄（　　）

三、配伍选择题

A. 哌拉西林　　　　　　　B. 阿米卡星　　　　　　　C. 阿奇霉素
D. 多西环素　　　　　　　E. 克林霉素

1. 属于大环内酯类抗生素是（　　）
2. 属于 β-内酰胺类抗生素是（　　）
3. 属于四环素类抗生素是（　　）
4. 属于氨基糖苷类抗生素是（　　）

四、多项选择题

1. 下述性质中哪些符合阿莫西林（　　）。
A. 为广谱的半合成抗生素　　　B. 口服吸收良好
C. 对 β-内酰胺酶稳定　　　　　D. 易溶于水，临床用其注射剂
E. 水溶液室温放置会发生分子间的聚合反应

2. 克拉维酸可以对下列哪些抗菌药物起增效作用（　　）。
A. 阿莫西林　B. 头孢羟氨苄　C. 克拉霉素　D. 阿米卡星　E. 土霉素

3. 下列哪些药物属于 β-内酰胺酶抑制剂（　　）。
A. 氨苄西林　B. 克拉维酸　C. 噻替哌　D. 舒巴坦　E. 阿卡米星

4. 属于半合成抗生素的药物有（　　）。
A. 氨苄青霉素　B. 氯霉素　C. 土霉素　D. 盐酸米诺环素　E. 阿卡米星

5. 下列哪些药物属于四环素类抗生素（　　）。
A. 土霉素　　B. 氯霉素　　C. 克拉维酸　　D. 盐酸米诺环素　　E. 阿米卡星

五、简答选择题

1. 天然青霉素 G 有哪些缺点？如何进行结构修饰？
2. 为什么青霉素 G 必须做成钠盐或钾盐粉针剂型？
3. 解释耐酸、耐酶、广谱青霉素的结构特点，并举例。
4. 青霉素不能口服，是否可以制备成水针剂供药用？
5. 某女，50 岁，肺部感染，发热数日，并出现代谢性酸中毒。医生拟用青霉素 G 钠与 5％碳酸氢钠合用静脉滴注治疗。试分析该用药是否合理？
6. 奥格门汀是由哪两种药物组成？说明两者合用起增效作用的原理。
7. 舒氨西林是由哪两种药物组成？说明两者合用起增效作用的原理。

第十章 合成抗感染药

抗感染药物（antiinfective drug）是一类抑制和杀灭病原微生物（病毒、细菌、衣原体、支原体、立克次体、螺旋体、真菌以及寄生虫等感染）的药物。主要包括抗生素和合成抗感染药物。

本章重点介绍合成抗感染药：磺胺类药物及抗菌增效剂、喹诺酮类药物、抗结核药、抗真菌药、抗病毒药。

第一节 磺胺类药物及抗菌增效剂

磺胺类药物（sulfonamides）是指一类具有对氨基苯磺酰胺结构的合成抗菌药，是最早用于防治全身感染的化学药物。本类药物抗菌谱广，对大多数革兰氏阳性细菌和一些革兰氏阴性细菌均有抑制作用，可用于敏感菌所致呼吸道、泌尿道及肠道等细菌性感染疾病。

磺胺类药物的发现和应用开创了细菌感染性疾病化学治疗的新纪元，使病死率很高的细菌性传染病得到了控制；其作用机制的阐明，开辟了一条从代谢拮抗寻找新药的途径，对药物化学的发展起到了很重要的作用。

一、磺胺类药物

1908 年合成了磺胺类药物的母体对氨基苯磺酰胺，但当时仅作为合成工业偶氮染料的中间体，无人注意到它的医疗价值。1932 年多马克（Domagk）发现了磺胺类化合物百浪多息（prontosil），可使鼠、兔免受链球菌和葡萄球菌感染。1933 年，Foerste 首次使用百浪多息治疗由葡萄球菌感染引起的败血症，为克服百浪多息水溶性差、毒性较大的缺点，之后又合成了可溶性百浪多息，取得较好的治疗效果。其后发现百浪多息在体外无效，只有进入机体后经代谢产生对氨基苯磺酰胺而产生抗菌作用，由此确立了磺胺类药物的基本结构。

到 1946 年共合成了 5500 多种磺胺类化合物，筛选出其中 20 余种应用于临床，主要包括磺胺异噁唑（sulfafurazole）、磺胺醋酰（sulfacetamide）、磺胺嘧啶（sulfadiazine）、磺胺噻唑（sulfathiazole）等药物。20世纪60年代以后，开发了长效磺胺类药物如磺胺甲噁唑（sulfamethoxazole），其半衰期达11h，抗菌作用强，抗菌谱广；磺胺地索辛（sulfadimethoxine）半衰期为40h；近年来开发的柳氮磺吡啶（sulfasalazine）用于治疗慢性溃疡性结肠炎，疗效显著；还可用于治疗类风湿性关节炎。

对氨基苯磺酰胺　　　百浪多息

柳氮磺吡啶　　　磺胺醋酰

近年来，随着对磺胺药的深入研究，从其副作用中得到启发并通过结构改造发现了一些具有磺胺结构的利尿药和降血糖药，使磺胺类药的临床应用得到了进一步的扩展。

目前临床仍在使用的磺胺类药物有磺胺甲噁唑、磺胺嘧啶、磺胺醋酰钠、柳氮磺吡啶、抗菌增效剂甲氧苄啶等。

（一）磺胺类药物的基本结构通式与构效关系

磺胺类药物系以对氨基苯磺酰胺为母体进行命名，磺酰氨基氮上取代物和芳胺氮上的取代物分别称为N1和N4取代物。当N1上有杂环时，一般以杂环为基础，并标明对氨基苯磺酰氨基在杂环上的取代位置，杂环的名称则按通常杂环的命名规则命名，如磺胺嘧啶命名为2-(对氨基苯磺酰氨基)嘧啶。

① 对氨基苯磺酰胺为必需结构，即苯环上两取代基彼此处在对位，在邻位或间位均无抑菌作用。

② 苯环若被其他芳环取代或在苯环上引入其他基团，抑菌作用降低或丧失。

③ 磺酰氨基上 N-单取代化合物多使抑菌作用增强，以杂环取代作用较优；而 N,N-双取代物则活性丧失。

④ 芳伯氨基为抑菌作用必要基团，若N上有取代基则必须在体内易被酶分解或还原为游离的氨基才有效。

（二）磺胺类药物作用机制

磺胺类药物作用的靶点是细菌的二氢叶酸合成酶（DHFAS），使其不能充分利用对氨基苯甲酸（PABA）合成叶酸。叶酸为细菌生长的必要物质，也是构成体内叶酸辅酶的基本原料。PABA在二氢叶酸合成酶催化下，与谷氨酸及二氢蝶啶焦磷酸酯或二氢蝶啶焦磷酸酯与对氨基苯酰谷氨酸合成二氢叶酸（FAH_2）。其再经二氢叶酸还原酶还原为四氢叶酸（FAH_4），后者进一步合成叶酸辅酶，该辅酶为细菌DNA合成中所需核苷酸合成提供一个碳单位（见图10-1）。

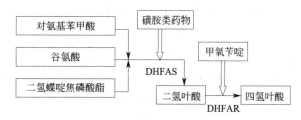

图 10-1　磺胺类药物的作用机制

由于人体作为微生物的宿主，可以从食物中摄取二氢叶酸，因此，磺胺类药物不影响人体正常叶酸代谢。而微生物靠自身合成二氢叶酸，二氢叶酸代谢受阻，生命不能继续，因此微生物对磺胺类药物较敏感。

（三）磺胺类药物的理化性质

1. 芳伯氨基的性质

（1）弱碱性　由于磺酰氨基吸电子的影响，使芳氨基的碱性比苯胺还弱，虽可溶于有机酸中，但不能形成稳定的盐。

（2）重氮化偶合反应　磺胺类药物多含芳伯氨基，可进行重氮化偶合反应，利用此性质可测定磺胺类药物的含量，重氮化反应后生成的重氮盐在碱性条件下与 β-萘酚偶合，生成橙红色的偶氮化合物，可用于鉴别。

（3）自动氧化　一般游离的磺胺类药物不易发生自动氧化，而其钠盐则较易被氧化。在日光及重金属催化下，氧化反应能加速进行，氧化产物多为偶氮化合物及氧化偶氮化合物。故此类药物遇光颜色可逐渐变深，应盛于遮光容器内密封保存。钠盐注射液需要加硫代硫酸钠溶液作抗氧剂，安瓿内应充氮气。

2. 磺酰氨基的性质

（1）弱酸性　磺酰基具有强的吸电子性，使 N1 上电子云密度降低，易释放出质子而显酸性。酸性较碳酸（pK_a 为 6.37）弱的磺胺类药物（pK_a 7~8）的钠盐水溶液，易吸收空气中的二氧化碳而析出沉淀。

（2）重金属离子取代反应

磺酰氨基上的氢原子，可被金属离子（银、铜、钴）取代，并生成不同颜色的难溶性的金属盐沉淀，具体见表 10-1。

表 10-1　常见磺胺类药物铜盐沉淀颜色表

药物名称	英文缩写	铜盐沉淀颜色
磺胺嘧啶	SD	黄绿色→紫色
磺胺甲噁唑	SMZ	草绿色

续表

药物名称	英文缩写	铜盐沉淀颜色
磺胺异噁唑	SIZ	淡棕色→暗绿色
磺胺多辛	SDM	黄绿色→淡蓝色
磺胺醋酰钠	SA-Na	蓝绿色

磺胺嘧啶 Sulfadiazine

化学名为 N-2-嘧啶基-4-氨基苯磺酰胺，简称 SD。

本品为白色或类白色的结晶或粉末；无臭，无味。微溶于乙醇或丙酮，几乎不溶于水，易溶于氢氧化钠试液或氨试液，在稀盐酸中溶解。

本品的钠盐水溶液能吸收空气中的二氧化碳，析出磺胺嘧啶沉淀，故在配制注射液时应注意；且其钠盐注射液不能与维生素 C 等酸性药物配伍使用；钠盐在碱性条件下则较易发生氧化反应。故配制钠盐注射液时要采取相应措施。

本品可发生重氮化偶合反应，生成橙红色沉淀。铜盐沉淀显黄绿色，放置后变成紫色。

本品抗菌谱广，作用强，其优点为血药浓度高，血清蛋白结合率低，容易渗入血脑屏障，是预防和治疗流行性脑脊髓膜炎的首选药。其体内乙酰化作用（15%～40%）、毒副作用较其他磺胺类药物低。本品与硝酸银反应生成的磺胺嘧啶银具有抗菌和收敛作用，临床用于烧伤、烫伤创面的抗感染治疗。

磺胺甲噁唑 Sulfamethoxazole

化学名为 N-(5-甲基-3-异噁唑基)-4-氨基苯磺酰胺，简称 SMZ，又名新诺明。

本品为白色结晶性粉末；无臭，味微苦；不溶于水。具有酸碱两性，易溶于稀盐酸、氢氧化钠试液中。具有芳伯氨基和磺酰氨基鉴别反应。

本品与其他药物的相互作用：①与甲氧苄啶合用，可产生协同作用而使抑菌作用增强。②本品的钠盐针剂为碱性，与酸性药物如维生素 C 合用可析出结晶，特别是尿路结晶；暴露在空气中时间过长因吸收空气中的二氧化碳气体，也会析出结晶，应予重视。

本品为抗菌药，抑制二氢叶酸合成酶，主要用于尿道感染、呼吸道感染、外伤及软组织感染等。其半衰期为 11h，抗菌作用较强，常与甲氧苄啶组成复方，名为复方新诺明。

二、抗菌增效剂

抗菌增效剂（antibacterial synergists）是指一类与抗菌药配伍使用时，能增强抗菌药抗菌活性的药物。

甲氧苄啶（trimethoprim，TMP）抗菌谱与磺胺类药相似，通过抑制二氢叶酸还原酶，使二氢叶酸不能还原为四氢叶酸，阻止敏感菌核酸（DNA、RNA）及蛋白质的合成，从而抑制细菌的生长繁殖。

由于磺胺类药物竞争性与二氢叶酸合成酶结合，使细菌不能合成二氢叶酸；而甲氧苄啶则可抑制二氢叶酸还原酶，阻碍二氢叶酸还原为四氢叶酸。两者合用可产生协同作用，使细菌体内叶酸代谢受到双重阻断，抗菌作用大为增强，故又称为磺胺增效剂。但细菌对其易产生耐药性，不宜单独应用。

甲氧苄啶 Trimethoprim

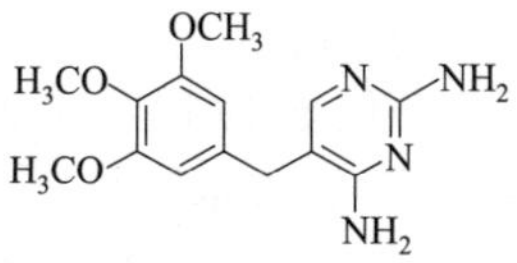

本品化学名为 5-[(3,4,5-三甲氧基苯基)甲基]-2,4-嘧啶二胺，又名甲氧苄氨嘧啶，简称 TMP。

本品为白色或类白色结晶性粉末；味苦、无臭；几乎不溶于水，微溶于乙醇或丙酮，易溶于冰醋酸。本品熔点为 199～203℃，加稀硫酸溶解后，再加碘试液，即生成棕褐色沉淀。

本品具有芳伯氨基，在空气中易发生自动氧化，在日光及重金属催化下，氧化加速。

本品常与磺胺甲噁唑合用，治疗呼吸道、泌尿道、肠道等感染；也可与长效磺胺药物（如磺胺多辛）合用，可用于治疗疟疾。

第二节　喹诺酮类药物

喹诺酮类抗菌药（quinolone antimicrobial agents）又称吡啶酮酸类抗菌药，是指一类具有 4-吡啶酮-3-羧酸基本结构的合成抗菌药。吡啶酮酸类抗菌药自 1962 年萘啶酸合成后，经过 40 年的发展，特别是 20 世纪 80 年代氟喹诺酮类药物的快速发展，已成为临床上最常用的合成抗菌药物之一，这类药物具有抗菌谱广、活性强、生物利用度高、使用方便、与其他抗菌药无交叉耐药性等特点。

喹诺酮类药物按发现的时间先后及抗菌谱的不同，可分为四代：

第一代喹诺酮类（1962—1969 年）：代表药物是萘啶酸（nalidixic acid）、吡咯酸（piromidic acid）。因药物抗菌谱窄，仅对大肠埃希菌、志贺菌属和变形杆菌等少数几种菌有效，且口服吸收差、副作用大，现已被淘汰。

第二代喹诺酮类（1970—1977 年）：代表药物是吡哌酸（pipemidic acid）、西诺沙星（cinoxacin）等。其结构特点是喹诺酮分子 7 位引入了哌嗪基团，药物抗菌谱有所扩大，在体内代谢的稳定性增加。药物抗菌谱有所扩大，对铜绿假单胞菌及变形杆菌也有效，对尿路感染及肠道感染疗效好，副作用少。

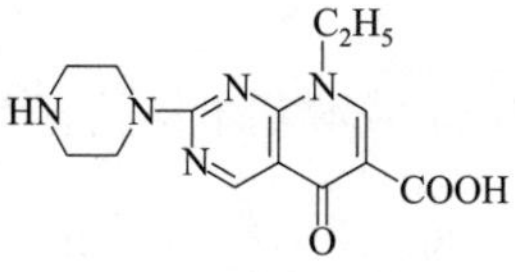

吡哌酸

第三代喹诺酮类（1978—1996 年）：代表药物是诺氟沙星（norfloxacin）、氧氟沙星

(ofloxacin)、环丙沙星（ciprofloxacin）、依诺沙星（enoxacin）、洛美沙星（lomefloxacin）、氟罗沙星（fleroxacin）、加替沙星（gatifloxacin）和司帕沙星（sparfloxacin）等。本类药物的结构特征是 6 位引入氟，7 位有碱性哌嗪取代，故称氟喹诺酮类。含氟喹诺酮的药物在体内具有良好的组织渗透性，因此提高了抗菌活性，扩大了抗菌谱，随药物浓度增加，抗菌作用增强，呈现剂量依赖性。本类药物对革兰氏阴性菌和革兰氏阳性菌均具有明显的抑制作用，用于治疗严重感染及反复发作的慢性感染，特别是泌尿系统的感染，是目前临床上广泛应用的合成抗菌药物。

第四代喹诺酮类（1997 年至今）：代表药物是莫西沙星（moxifloxacin）、加替沙星（gatifloxacin）、帕珠沙星（pazufloxacin）和吉米沙星（gemifloxacin）等。第四代喹诺酮类药物在第三代的基础上，抗菌谱进一步扩大，对部分厌氧菌、革兰氏阳性菌和铜绿假单胞菌的抗菌活性明显提高，并具有明显抗菌后效应。莫西沙星的最大特点是在对需氧菌革兰氏阳性球菌活性的基础上，增加对厌氧菌的活性。吉米沙星最突出之处是显著增强了与靶部位——拓扑异构酶Ⅳ的亲和力，从而显著改善了抗菌谱，尤其是对革兰氏阳性菌的杀菌力更为显著，是目前对肺炎链球菌活性最高的氟喹诺酮类口服药物，适用于下呼吸道感染、泌尿道感染的治疗。

喹诺酮类药物临床上主要用于泌尿生殖道感染、肠道感染、呼吸道感染等。

莫西沙星　　　　加替沙星

司帕沙星　　　　吉米沙星

一、喹诺酮类药物的作用机制

喹诺酮类抗菌药的作用机制为抑制细菌 DNA 合成中起作用的两种酶：DNA 回旋酶（又称拓扑异构酶）和拓扑异构酶Ⅳ。DNA 回旋酶对细菌的合成、复制、转录和修复过程起着决定性作用；拓扑异构酶Ⅳ则是在细菌细胞壁的分裂中对细菌染色体的分裂起关键作用。

喹诺酮类药物通过抑制上述两种酶，使细菌处于一种超螺旋状态，从而防止细菌的复制而呈现杀菌作用。

二、喹诺酮类药物的构效关系

喹诺酮类抗菌药物具有 4-吡啶酮-3-羧酸基本结构，其构效关系如下：

① 吡酮酸环（A环）是抗菌作用必需的基本结构（变化小），其中3位羧基和4位酮基是抗菌必需活性基团。B环可作较大改变，可以是苯环（X=CH，Y=CH）、吡啶环（X=N，Y=CH）和嘧啶环（X=N，Y=N）等。

② 1位取代基（R_1）为烃基或环烃基活性较佳，其中以乙基或和乙基体积相近的氟乙基或环丙基取代活性较好。2位（R_2）引入取代基，其抗菌活性消失或减弱。

③ 5位取代基（R_5）以氨基取代为最好，可提高吸收能力和组织分布选择性，其他基团取代则活性降低。

④ 6位取代基（R_6）引入氟原子可使抗菌活性增强，不同取代基对活性的贡献大小顺序依次为：—F＞—Cl＞—CN＞—NH_2＞—H。

⑤ 7位取代基（R_7）引入五元或六元杂环，抗菌活性明显增强，以哌嗪基为最好。取代基对活性贡献大小顺序依次为：哌嗪基＞二甲氨基＞甲基＞氯＞氢。

⑥ 8位取代基（R_8）可以为—H、—Cl、—F、—NO_2、—NH_3。当8位引入取代基，其对紫外线稳定性增加，光毒性减小。引入—F可以增加吸收和延长半衰期，但—F取代后光毒性也增加。引入甲氧基和氯可使抗厌氧菌活性提高，吸收增加，组织分布良好。

三、理化性质及毒性

（一）理化性质

① 喹诺酮类药物结构中3、4位为羧基和羰基，极易和金属离子如钙、镁、铁、锌等形成螯合物。

② 喹诺酮类药物在室温下相对稳定，但光照可分解，在酸性条件下回流可进行脱羧。

③ 喹诺酮类药物7位的含氮杂环在酸性条件下，水溶液光照可发生分解反应。

（二）喹诺酮类药物的毒性

① 易与钙、镁、铁、锌等形成螯合物，不仅降低了药物的抗菌活性，同时使体内的金属离子流失，尤其使妇女、老人和儿童引起缺钙、贫血、缺锌等副作用。

② 8位有氟原子存在，则有光毒性。

③ 可抑制P450酶，因而可与某些药物发生相互反应。

④ 少数喹诺酮类药物还有中枢渗透性，增加了中枢毒性。

⑤ 还可引起胃肠道反应和心脏毒性。

诺氟沙星 Norfloxacin

化学名为1-乙基-6-氟-1,4-二氢-4-氧代-7-(1-哌嗪基)-3-喹啉羧酸，又名氟哌酸。

本品为类白色至淡黄色结晶性粉末；无臭，有吸湿性。本品在 N,N-二甲基甲酰胺中略溶，在水或乙醇中微溶；在醋酸、盐酸或氢氧化钠溶液中易溶，熔点为218～224℃。

本品结构中含有3-羧酸（酸性）、1-叔胺和7-哌嗪环基（碱性），为酸碱两性化合物。7-

哌嗪环遇光易开环分解，在酸性条件下，会发生脱羧生成 3-脱羧产物。

本品结构中的叔胺基团可与丙二酸和乙酸酐在 80～90℃反应，显红棕色。本品具有氟化物的反应，经氧瓶燃烧破坏后，吸收液与茜素氟蓝和硝酸亚铈试液作用生成蓝紫色配合物。

本品为最早用于临床的第三代喹诺酮类抗菌药物，具有较好的组织渗透性，抗菌谱广，对革兰氏阴性菌与革兰氏阳性菌均有较好的抑制作用，特别是对包括铜绿假单胞菌在内的革兰氏阴性菌作用大于庆大霉素等氨基糖苷抗生素。临床上主要用于治疗敏感菌所致的肠道和尿路等感染性疾病。

左氧氟沙星 Levofloxacin

化学名为(－)-(S)-3-甲基-9-氟-2,3-二氢-10-(4-甲基-1-哌嗪基)-7-氧代-7H-吡啶并[1,2,3-de]-1,4 苯并噁嗪-6-羧酸半水合物。

本品为类白色至淡黄色结晶性粉末；无臭。本品在水中微溶，在乙醇中极微溶解，在乙醚中不溶，在冰醋酸中易溶。

3 位碳原子为手性碳，其外消旋体为氧氟沙星，左旋体为左氧氟沙星，其抗菌活性为氧氟沙星的 2 倍。

本品抗菌谱及抗菌活性与环丙沙星基本相同，且口服吸收完全，耐药性好，毒副作用少，是已上市喹诺酮类抗菌药物中毒副作用最小的一个。广泛应用于敏感菌引起的泌尿生殖系统感染、呼吸道感染、胃肠道及妇科感染等。

盐酸环丙沙星 Ciprofloxacin Hydrochloride

化学名为 1-环丙基-6-氟-1,4-二氢-4-氧代-7-(1-哌嗪基)-3-喹啉羧酸盐酸盐一水合物。

本品为白色至微黄色结晶性粉末；几乎无臭。本品在水中溶解，在甲醇或乙醇中极微溶解，在丙酮、乙酸乙酯或二氯甲烷中几乎不溶。

本品与丙二酸和乙酸酐反应，溶液显红棕色。本品具有氟化物的反应，水溶液显氯化物的鉴别反应（取供试品溶液，加稀硝酸使成酸性后，滴加硝酸银试液，即生成白色凝乳状沉淀；分离后，沉淀加氨试液即溶解，再加稀硝酸酸化后，沉淀复生成。如供试品为生物碱或其他有机碱的盐酸盐，须先加氨试液使成碱性，将析出的沉淀过滤除去，取滤液进行实验）。

本品具广谱抗菌作用，尤其对需氧革兰氏阴性杆菌的抗菌活性高，对沙眼衣原体、支原体、军团菌亦具良好作用，对结核杆菌和非典型分枝杆菌也有抗菌活性。临床上广泛应用于敏感菌所致的泌尿生殖系统感染，呼吸道感染，胃肠道感染，尿道及消化道、骨关节、皮肤软组织等全身感染。

第三节　抗结核药

结核病是由结核分枝杆菌感染引起的一种常见的慢性细菌感染性疾病，可累及全身各个器官和组织，其中以肺结核最为常见。结核杆菌是一种有特殊细胞壁的耐酸杆菌，其细胞壁上富有的类脂为高度亲水性物质，且对醇、酸、碱及某些消毒剂具有高度稳定性。

抗结核药物（antitubercular agent）是指能抑制结核分枝杆菌，用于治疗结核病并防止其传播的药物。

1944 年链霉素（streptomycin）问世，发现其在体内和体外对结核杆菌均呈明显抑制作用，成为第一个用于临床的抗结核药。其后相继发现对氨基水杨酸钠（sodium aminosalicylate），但其易发生胃肠道反应；异烟肼（isoniazid）对结核杆菌显示出强大的抑制和杀灭作用，现已成为抗结核药物的首选之一；采用随机筛选方法得到的盐酸乙胺丁醇（ethambutol hydrochloride），药用为右旋体；烟酰胺的生物电子等排体吡嗪酰胺（pyrazinamide），该药物在抗结核联合用药中发挥着较好的作用；70 年代发现的大环内酯类抗生素利福平（rifampicin），具有抗结核活性强的优点；后又相继合成了利福霉素衍生物如利福定（rifandin）、利福喷汀（rifapentine）等具有抗结核作用的药物。近年来，发现含氟喹诺酮类药物如氧氟沙星、环丙沙星和莫西沙星具有较高的抗结核杆菌作用和较低的副作用，且与其他抗结核药无交叉耐药性，现已成为发展前景极好的耐药抗结核药物。

抗结核药根据化学结构，可分为抗结核抗生素药物和合成抗结核药物。

一、抗结核抗生素

抗结核抗生素主要有链霉素（详见第九章抗生素）和利福霉素（rifamycins）类的利福平等。

利福霉素类是由链丝菌发酵产生的抗生素，天然的有利福霉素 A、B、C、D、E 等碱性物质，由于其化学性质不稳定且难分离，仅利福霉素 B 分离得到纯品，其化学结构为 27 个碳原子的大环内酰胺，环中含一个萘核。利福霉素 B 抗菌作用很弱，经氧化、水解、还原得到利福霉素 SV，利福霉素 SV 对革兰氏阴性菌和结核杆菌的作用较利福霉素 B 强，对革兰氏阳性菌的作用弱，且口服吸收较差。

为寻找口服吸收好、抗菌谱更广、长效、高效的抗结核药，改造利福霉素 SV 的结构，发现萘环 C3 上以不同取代基取代的衍生物，不仅可口服，且活性增强。代表药物为利福平，其抗结核活性比利福霉素 SV 高 32 倍，缺点是较快出现耐药性。

在利福平结构基础上，进一步合成新的化学衍生物，发现了一些有发展前途的新型半合成利福霉素类抗生素。如 1981 年我国科技工作者将利福平哌嗪环上的甲基用异丁基取代得到利福定，对结核杆菌和麻风杆菌抗菌活性强，口服吸收比利福平完全，作用较强，毒性较低；将利福平哌嗪环上的甲基用环戊基取代，得到利福喷汀，其抗结核活性比利福平强2～10倍。

利福平 Rifampicin

化学名为3-[[(4-甲基-1-哌嗪基)亚氨基]甲基]利福霉素，又名甲哌利福霉素。

本品为鲜红色或暗红色的结晶性粉末，无臭。本品在甲醇中溶解，在水中几乎不溶。本品遇光易变质，水溶液易氧化损失效价。

本品分子具有1,4-萘二酚结构，碱性条件下被氧化成醌型化合物；强酸条件下，其萘环3位的醛缩氨基哌嗪在C=N处分解，成为缩合前的醛基和氨基哌嗪两个化合物。故本品酸度应控制在pH为4.0～6.5范围内。本品与亚硝酸钠试液反应，显橙色至暗红色，可用于本品的鉴别。

本品体内代谢主要发生在C_{21}位酯键水解，生成去乙酰基利福霉素，仍有抗菌活性，但仅为利福平的1/8～1/10；利福平的另一代谢物为其水解物3-醛基利福霉素SV，虽有抗菌活性，但比利福平低。

本品代谢物具有色素基团，因而尿液、粪便、唾液、泪液、痰液及汗液等常呈橘红色。

利福平对革兰氏阳性菌、结核杆菌和耐药的金黄色葡萄球菌都有较强的抑制作用，推荐为抗结核药的一线药物。因结核杆菌对本品产生耐药性，故常与异烟肼或乙胺丁醇合用，以减少耐药性的产生，并增加疗效。

二、合成抗结核药

合成抗结核药主要有异烟肼、对氨基水杨酸钠、盐酸乙胺丁醇等。

异烟肼 Isoniazid

化学名为4-吡啶甲酰肼，又名雷米封。

本品为无色结晶，白色或类白色的结晶性粉末；无臭；遇光渐变质。本品在水中易溶，在乙醇中微溶，在乙醚中极微溶解。

本品含酰肼基，不稳定，在酸碱条件下，水解生成异烟酸和游离肼，游离肼毒性较大，故变质后的异烟肼不可药用。光、重金属、温度、pH等均可加速水解反应进行。本品可制备成片剂或粉针剂。

本品在碱性溶液中，在有氧气和金属离子存在时，可分解产生异烟酸盐、异烟酰胺及二异烟酰肼等。

本品含有肼基，具有强还原性，在酸性条件下可被多种弱氧化剂（溴、碘、硝酸银、溴酸钾）氧化，生成异烟酸，同时放出氮气。如与氨制硝酸银作用，即产生气泡（氮气）与黑色浑浊，并在试管壁上生成银镜（银镜反应）。

本品与铜、铁、锌等金属离子发生配位反应，生成有色的配合物，如与铜离子在酸性条件下生成一分子的螯合物显红色。因此微量金属离子的存在可使本品水溶液变色，故配制注射液时应避免与金属器皿接触。

本品含肼基，与香草醛缩合生成异烟腙（黄色结晶），也是抗结核药物。

异烟腙（黄色）

异烟肼对结核杆菌有强抑制和杀灭作用，对细胞内外的结核杆菌均有效，为治疗各种类型结核病的首选药物之一。本品多与链霉素、对氨基水杨酸钠合用，起协同作用，并减少结核杆菌的耐药性。

盐酸乙胺丁醇 Ethambutol Hydrochloride

化学名为 $[2R,2[S-(R^*,R^*)]-R]-(+)2,2'-(1,2-$乙二基二亚氨基$)$-双-1-丁醇二盐酸盐。

本品为白色结晶性粉末；无臭或几乎无臭，略有吸湿性。本品在水中极易溶解，在乙醇中略溶，在三氯甲烷中极微溶解，在乙醚中几乎不溶。

本品分子中有两个手性碳原子，因分子的对称性，有右旋体、左旋体和内消旋体三个光学异构体。右旋体的活性是内消旋体的12倍，为左旋体的200～500倍，药用为右旋体。

本品水溶液与硫酸铜试液混匀，再加氢氧化钠试液，显深蓝色。本品显氯化物的鉴别反应。

本品为二线抗结核药，单用可以产生耐药性，常与异烟肼、链霉素或利福平合用，以增强疗效并延缓耐药性的产生，用于治疗各型结核病。

第四节 抗真菌药

真菌感染按感染机体的部位，可分为浅表真菌感染和深部真菌感染。浅表真菌感染是由癣菌侵犯皮肤、黏膜、皮下组织等体表部位造成的；深部真菌感染是由念珠菌和隐球菌侵犯内脏器官及深部组织造成的。浅表真菌感染是一种传染性强的常见病和多发病，占真菌病患者的90%，如股癣、脚癣、花斑癣等，发病率高，危害性较小。深部真菌感染发病率低，危害性大。真菌感染已成为危害人类健康的主要疾病之一。因此，抗真菌药物的研究与开发日益受到重视。

目前临床上使用的抗真菌药物（antifungal drugs）按化学结构不同可分为唑类抗真菌药物、抗真菌抗生素和其他抗真菌药物。

一、唑类抗真菌药

唑类抗真菌药为20世纪60年代后发展起来的一类合成抗真菌药，是抗真菌药物中最大的一类。

（一）唑类抗真菌药的结构特点和作用机制

1. 唑类抗真菌药物的结构特点

① 分子中至少有一个唑环（咪唑或三氮唑）；

② 都以唑环1位氮原子通过中心碳原子与芳烃基相连，芳烃基一般为一卤或二卤取代苯环。常用的唑类抗真菌药物见表10-2。

表10-2 常用唑类抗真菌药物

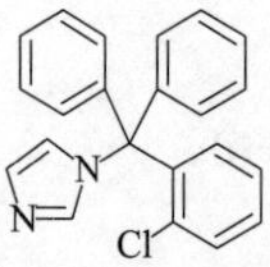 克霉唑(clotrimazole)	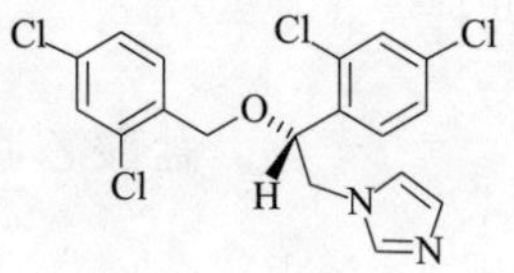 咪康唑(miconazole)
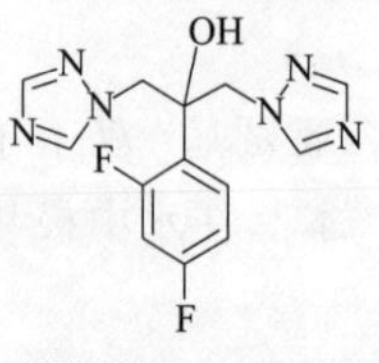 氟康唑(fluconazole)	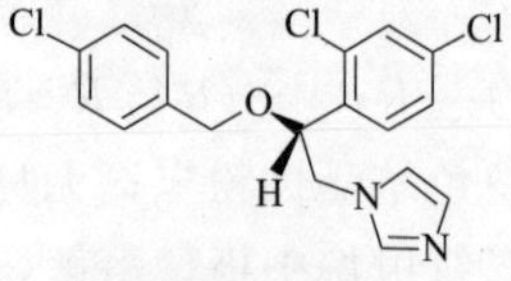 益康唑(econazole)
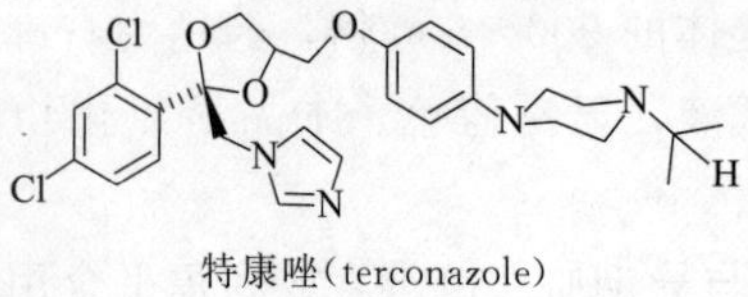 特康唑(terconazole)	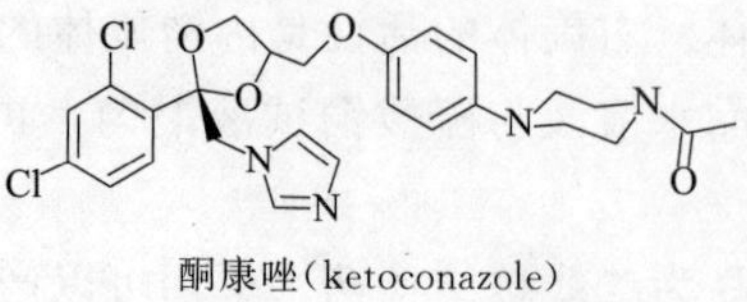 酮康唑(ketoconazole)

续表

伊曲康唑(itraconazole)

克霉唑（1970年发现）是第一个上市的抗真菌药，后又相继发现了益康唑和咪康唑等。最初的咪唑类抗真菌药因其血药浓度低，疗效不佳，现用于浅表真菌感染的治疗。酮康唑（1978年合成）是第一个可以口服的用于治疗深部真菌感染的药物，由于其血药浓度较高，故对深部真菌感染疗效好，但长期大剂量使用仍对肝脏有毒，限制了其应用。

对咪唑类药物进行结构改造，以1,2,4-三氮唑环替换咪唑环，得到于1988年上市的伊曲康唑和氟康唑，临床上用于外阴阴道念珠菌病及皮肤真菌病，如手癣、股癣、足癣和体癣等。氟康唑的结构中引入了氟原子，对代谢更稳定，药物动力学的性能优良，口服吸收好，蛋白结合率低，可渗入脑脊液，其抗链球菌和表皮真菌的作用为酮康唑的5~10倍，为当今评价较好的治疗深部真菌感染的药物之一。

2. 唑类抗真菌药物的作用机制

唑类抗真菌药可抑制真菌细胞色素P450。细胞色素P450能催化羊毛甾醇14位脱α-甲基而为麦角甾醇，唑类药物抑制甾醇14α脱甲基酶，导致14-甲基化甾醇的积累，诱导细胞通透性发生变化，膜渗透细胞的结构被破坏，继而造成真菌细胞的死亡。唑类抗真菌药物环上3位氮原子与血红素辅基中3价铁离子结合，阻止了用于插入羊毛甾醇的氧活化。鉴于人体内普遍存在细胞色素P450酶系，这也是该类药物产生肝和肾毒性的重要原因。

（二）唑类抗真菌药的构效关系

通过对唑类药物结构与活性的研究，将唑类抗真菌药物构效关系总结如下。

$$\text{唑环-N-(CH}_2)_n\text{-C}(R_1)(Ar)\text{-R}_2 \quad n=0、1 \quad X=N、CH$$

① 分子中的氮唑环（咪唑或三氮唑）是必需的，当被其他基团取代时，活性丧失。三氮唑类化合物的治疗指数明显优于咪唑类化合物。

② Ar基团为取代苯环时，其4位上取代基有一定的体积和电负性以及2位有电负性取代基，均对抗真菌活性有利。

③ 氮唑上的取代基必须与氮唑环1位的氮原子相连。

④ 氮唑类抗真菌药对立体化学要求十分严格，特别是在3-三唑基-2-芳基-1-甲基-2-丙醇类化合物中，（1R，2R）立体异构与抗真菌活性有关。

⑤ R_1、R_2上取代基结构类型变化较大，其中活性最好的有两大类：R_1、R_2形成取代二氧戊环结构，成为芳乙基氮唑环状缩酮类化合物，代表性的药物有酮康唑、伊曲康唑。该类药物的抗真菌活性较强，但由于体内治疗时肝毒性较大，而成为目前临床上首选的外用药。R_1为醇羟基，代表性药物为氟康唑，该类药物体外无活性，但体内活性非常强，是治疗深部真菌感染的首选药。

氟康唑 Fluconazole

化学名为 α-(2,4-二氟苯基)-α-(1H-1,2,4-三氮唑-1-基甲基)-1H-1,2,4-三氮唑-1-基乙醇。

本品为白色或类白色结晶或结晶性粉末；无臭或微带特异臭味。

本品在甲醇中易溶，在乙醇中溶解，在二氯甲烷、水或醋酸中微溶，在乙醚中不溶。熔点为137～141℃。

本品显有机氟化物的鉴别反应。

氟康唑属吡咯类抗真菌药，抗真菌谱较广，与蛋白结合率较低，生物利用度高，并具有穿透中枢的特点。本品对新型隐球菌、白色念珠菌及其他念珠菌、黄曲菌、烟曲菌、皮炎芽生菌、粗球孢子菌、荚膜组织胞浆菌等均有抗菌作用，临床既可治疗浅表真菌感染，又可治疗深部真菌感染。

硝酸益康唑 Econazole Nitrate

化学名为(±)-1-[2,4-二氯-β-(4-氯苄氧基)苯乙基]咪唑硝酸盐。

本品为白色至微黄色的结晶或结晶性粉末；无臭。本品在甲醇中易溶，在水中极微溶解。本品熔点为163～167℃，熔融时同时分解。

本品含一个手性碳原子，药用外消旋体。本品加硫酸试液与二苯胺试液反应，显深蓝色。本品经氧瓶燃烧法后显氯化物的鉴别反应。

益康唑用于皮肤念珠菌病的治疗，亦可用于治疗体癣、股癣、足癣、花斑癣。

伊曲康唑 Itraconazole

化学名为(±)1-仲丁基-4-[4-[4-[4-[[(2R*,4S*)2-(2,4-二氯苯基)-2-(1H-1,2,4-三氮唑基-1-甲基)-1,3-二氧环戊-4-基]甲氧基]苯基] T-哌嗪基]苯基]-$\triangle^2$-1,2,4-三氮唑-5-酮。

本品为白色或类白色粉末；无臭。本品在二氯甲烷中易溶，在四氢呋喃中略溶，在水、甲醇或乙醇中几乎不溶，熔点为165～169℃。

本品置坩埚中，加无水碳酸钠加热，放冷后取残渣，加稀硝酸摇匀后滤过，取续滤液，再加水摇匀，溶液显氯化物鉴别反应。

伊曲康唑是具有三唑环的合成唑类抗真菌药，抗菌谱与氟康唑相似，对深部真菌和浅表真菌均有抗菌作用，临床主要应用于深部真菌所引起的感染。

二、抗真菌抗生素

抗真菌抗生素分为多烯和非多烯两类。

多烯类抗生素主要对深部真菌感染有效，主要药物有两性霉素 B（amphotericin B）、制霉菌素（nystatin）等。两性霉素 B（1966 年上市）是第一个用于临床的全身性治疗用庚烯抗真菌药，其一直是治疗各种严重真菌感染的首选药物，也是唯一可供静脉使用的多烯类抗生素类抗真菌药物。该药抗菌谱广，几乎对所有的真菌都有较强抑制作用，但其毒性（肾脏毒性、肝毒性及输液相关毒性）较大，限制了其使用。制霉菌素为丁烯抗真菌药，主要用于白念珠菌感染，如消化道念珠菌病、鹅口疮、念珠菌性阴道炎及外阴炎等，但口服治疗全身性真菌感染或深部真菌感染则无效。

多烯类抗生素因结构中含有 4~7 个共轭双键，性质不稳定，遇光、热、氧气等迅速被破坏，故应在无水、中性、避光、密封条件下，在凉暗处保存。

非多烯类抗生素主要有灰黄霉素（griseofulvin）和西卡宁（siccanin），主要用于浅表真菌感染。灰黄霉素毒性较大，不宜长期应用；西卡宁不良反应少，为较好的外用药。常见的抗真菌抗生素如下。

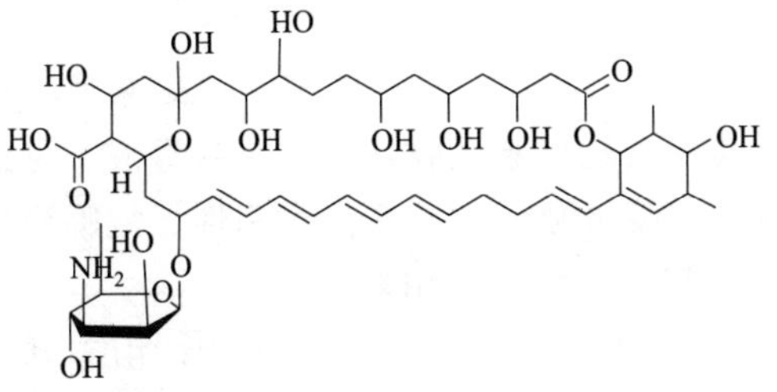

制霉菌素

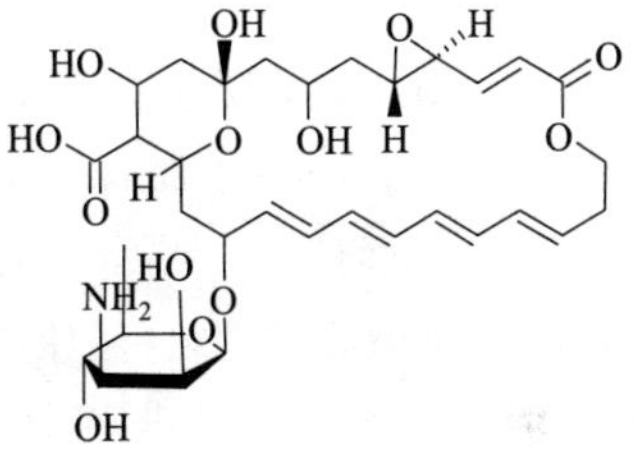

匹马霉素

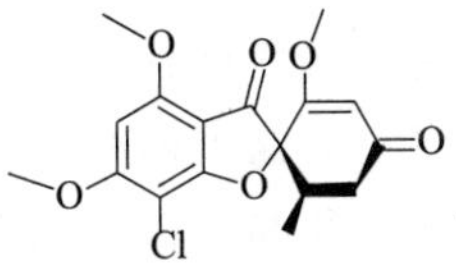

灰黄霉素

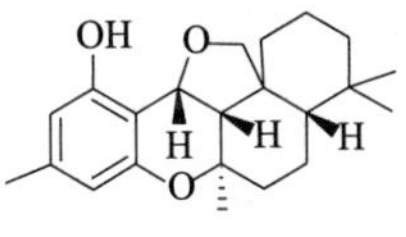

西卡宁

两性霉素 B　Amphotericin

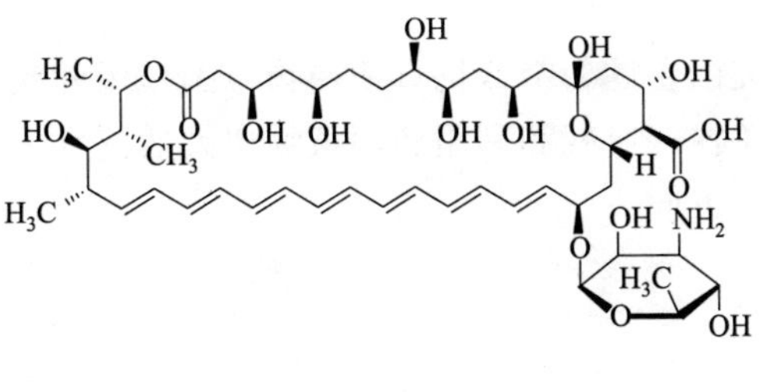

化学名为[1R-(1R*,3S*,5R*,6R*,9R*,11R*,15S*,16R*,17R*,18S*,19E,21E,23E,25E,27E,29E,31E,33R*,35S*,36R*,37S*)]-33-[(3-氨基-3,6-二脱氧-β-D-吡喃甘露糖基)氧]-1,3,5,6,9,11,17,37-八羟基-15,16,18-三甲基-13-氧代-14,39-二氧双环[33.3.1]三十九烷-19,21,23,25,27,29,31-七烯-36-羧酸。

本品为黄色或橙黄色粉末；无臭或几乎无臭，无味；有吸湿性。本品在二甲基亚砜中溶解，在 N,N-二甲基甲酰胺中微溶，在甲醇中极微溶解，在水、无水乙醇或乙醚中不溶。

本品含有氨基和羧基，故具有酸碱两性。本品遇光、热、强酸和强碱均不稳定，在 pH4.0～10.0 时稳定，在日光下易破坏失效。

本品主要用于深部真菌感染，也用于治疗皮肤和黏膜真菌感染，但对肾脏有毒性，需慎用。

三、其他抗真菌药物

1981 年发现了烯丙胺类化合物萘替芬（naftifine）具有广谱抗真菌活性，对皮肤真菌有杀灭作用，对马拉色菌属、念珠菌属及其他酵母菌有抑制作用，对革兰氏阳性菌及革兰氏阴性菌也具有局部杀菌作用。通过对萘替芬进行结构改造，发现了抗真菌活性更高、毒性更低的特比萘芬（terbinafine）和布替萘芬（butenafine）。特比萘芬对皮肤癣菌、丝状真菌、双相真菌、暗色孢属真菌及某些酵母菌均有杀灭作用，对皮肤癣菌作用最强。与灰黄霉素、克霉唑、咪康唑和益康唑等药物相比较，烯丙胺类药物的体外抗真菌活性明显优于咪唑类化合物。

1957 年 Duschinsky 发现了抗肿瘤药物氟胞嘧啶（flucytosine），1968 年发现其治疗人感染隐球菌有效，之后即用于临床抗真菌治疗。其特点是口服吸收好，并在脑脊液中可达到一定的药物浓度，但毒性大，易产生耐药性。氟胞嘧啶单独使用易产生耐药性，故临床上多与作用于细胞膜的抗真菌药物（氟康唑及两性霉素 B 等）联合使用。

1991 年上市的广谱抗真菌药阿莫罗芬（amorolfine）是苯丙基吗啉衍生物，由于其新颖的化学结构，不同于咪唑类的抑菌机制，倍受瞩目，临床用于治疗局部皮肤癣菌病，特别是治疗局部甲癣疗效显著。

棘球白素类药物是 21 世纪初开始在临床应用的一类新型广谱抗真菌药，此类药物是真菌的次级代谢产物。其包含一个带有一条脂类侧链的环状六肽核，该脂类侧链通过非竞争性作用机制抑制 β-(1,3)-D-葡聚糖的合成，从而导致细胞壁葡聚糖的排空、渗透不稳定以及真菌细胞的溶解而发挥抗真菌作用，对耐氟康唑的念珠菌及曲霉菌等真菌均有较好的活性。目前，已上市的药物包括卡泊芬净（caspofungin）、米卡芬净（micafungin）、阿尼芬净（anidulafungin），均为天然或半合成的脂肽。卡泊芬净是该类抗真菌药物中第一个被批准用于临床的品种，对念珠菌性食道炎和侵入性曲霉病疗效显著，并表现出良好的耐受。阿尼芬净为第 3 个上市的棘球白素类抗真菌药物，其活性与氟康唑相当，用于念珠菌和曲霉菌感染的治疗。

当前，抗真菌药物研究的主题为降低抗真菌药物毒副作用和改善耐药性。此外，中草药的抗真菌活性越来越受到关注，寻找和利用药用植物中天然抗真菌活性成分为母体设计新型抗真菌药物也是研究的一个方向。

第五节 抗病毒药

病毒感染，特别是新型冠状病毒的肆虐，已成为现代社会人们关注的一个沉重话题。有数据显示，约有60%的流行性传染病是由病毒感染引起的。病毒感染引起多种疾病，严重危害人类的健康和生命。迄今，全世界已发现的病毒超过3000种，而且新的病毒还在不断被发现。

抗病毒药（antiviral agents）的作用在于抑制病毒的繁殖，使宿主免疫系统抵御病毒侵袭，修复被破坏的组织，或者缓和病情使之不出现临床症状。抗病毒药在某种意义上说只是病毒抑制剂，不能直接杀灭病毒和破坏病毒体，否则也会损伤宿主细胞。

抗病毒药物的问世比抗生素晚15~20年，但其发展速度却远远落后于抗生素。自从1977年阿昔洛韦（aciclovir）问世后，抗病毒药物市场才真正起步。随着获得性免疫缺陷综合征（AIDS）和病毒性肝炎等疾病在全球迅速蔓延，人们对治疗药物的需求急剧增加。同时科学工作者对分子生物学、病毒基因组序列和病毒宿主细胞相互作用的深入研究，也促进了新药研制的迅速发展。

抗病毒药物按结构分为三环胺类、核苷类及类似物和其他类。三环胺类药物有：金刚烷胺（amantadine）、金刚乙胺（rimantadine）；核苷类及类似物药物有：利巴韦林（ribavirin）、阿昔洛韦（aciclovir）、泛昔洛韦（famciclovir）、伐昔洛韦（valacyclovir）、拉米夫定（lamivudine）和齐多夫定（zidovudine）等；其他类药物有：膦甲酸钠（foscarnet sodium）、奈韦拉平（nevirapine）、干扰素（interferon）等。

核苷类药物是目前抗病毒药物中数量最多、发展最快和临床应用最广的一类。该类药物作用于RNA病毒的逆转录酶或DNA病毒的DNA聚合酶，竞争性作用于酶活性中心，嵌入正在合成的病毒DNA链中，终止DNA链的延长，抑制病毒复制。该类药物模拟天然核苷的结构，通过化学结构修饰改变天然碱基或糖基中的基团后形成人工合成的核苷，为天然核苷的抑制剂。

抗病毒药物按其作用部位分为：抑制病毒复制的药物（金刚烷胺类、干扰素及干扰素诱导剂、流感病毒神经氨酸酶抑制剂）、干扰病毒核酸复制的药物（核苷类、非核苷类）和影响核糖体转录的药物（缩氨硫脲）。

盐酸金刚烷胺　　齐多夫定　　拉米夫定　　司他夫定

更昔洛韦　　阿德福韦

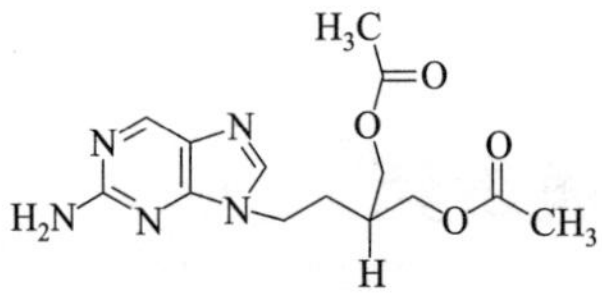

泛昔洛韦 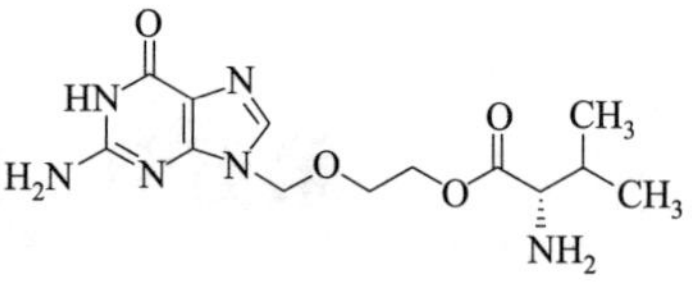　　　　　　　　伐昔洛韦

以下根据结构分类对抗病毒药物分别进行介绍。

一、三环胺类抗病毒药

盐酸金刚烷胺　Amantadine Hydrochloride

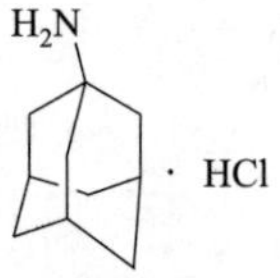

本品化学名为三环[3,3,1,1^{3,7}]癸烷-1-胺盐酸盐。本品为白色结晶或结晶性粉末；无臭，味苦。本品在水或乙醇中易溶，在三氯甲烷中溶解。本品宜避光、密封保存。

本品的作用机制是抑制病毒颗粒穿入宿主细胞，也可以抑制病毒早期复制和阻断病毒的脱壳及核酸向宿主细胞的侵入。其在临床上能有预防和治疗所有 A 型流感毒株，尤其是亚洲流感病毒 A_2 型毒株，另外对德国水痘病毒、B 型流感病毒、一般流感病毒、呼吸道合胞病毒和某些 RNA 也具有一定的活性。

二、核苷类及类似物

本类药物需在体内转变成三磷酸酯的形式而发挥作用，这是此类药物的共有作用机制。

(一) 非开环核苷类抗病毒药

该类药物主要有利巴韦林、齐多夫定、司他夫定（stavudine）和拉米夫定等。

利巴韦林　Ribavirin

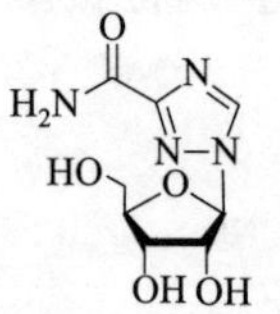

本品化学名为 1-β-D-呋喃核糖基-1H-1,2,4-三氮唑-3-羧酰胺，又名三氮唑核苷、病毒唑。

本品为白色或类白色结晶性粉末，无臭、无味；在水中易溶，在乙醇中微溶，在乙醚或二氯甲烷中不溶。

在本品水溶液中加入氢氧化钠试液，加热至沸，即产生氨气，使湿润的红色石蕊试纸变蓝。本品在常温下稳定，光照下易变质，宜避光、密封保存。

本品在体内经磷酸化，能抑制病毒的聚合酶和 mRNA，破坏病毒 RNA 和蛋白质合成，使病毒复制与传播受到限制。

本品可口服或注射给药，吸收迅速且完全，是一种效果良好的广谱抗病毒药物，不良反应小。本品可用于治疗麻疹、水痘、腮腺炎、小儿呼吸道合胞病毒感染；可用于艾滋病治疗，抑制 HIV 感染者出现艾滋病前期临床症状；可治疗甲型、乙型流感病毒所致的严重感染；可治疗疱疹病毒引起的角膜炎、结膜炎、口炎、带状疱疹；可治疗早期流行性出血热、急性甲型肝炎、慢性丙型肝炎。其对乙型肝炎的治疗有争议。

齐多夫定 Zidovudine

本品为 1-(3-叠氮-2,3-二脱氧-β-D-呋喃核糖基)-5-甲基嘧啶-2,4($1H$,$3H$)-二酮，又名叠氮胸苷，缩写 AZT。

本品为白色至浅黄色结晶性粉末。本品在甲醇、N,N-二甲基甲酰胺或二甲基亚砜中易溶，在乙醇中溶解，在水中略溶；熔点为 122~126℃；在 25℃时，其比旋光度为 +60.5°~+63.0°。

齐多夫定是世界上第一个获得美国 FDA 批准生产的抗艾滋病药品，口服吸收迅速，为胸苷类似物，有叠氮基取代，临床用于艾滋病有关的综合征患者及人类免疫缺陷病毒（HIV）感染的治疗。

（二）开环核苷类抗病毒药

开环核苷类抗病毒药有阿昔洛韦、更昔洛韦（ganciclovir）、喷昔洛韦（penciclovir）和法昔洛韦（famciclovir）等。

阿昔洛韦 Aciclovir

本品化学名为 9-(2-羟乙氧甲基)鸟嘌呤，又名无环鸟苷。

本品为白色结晶性粉末，无臭、无味。本品在冰醋酸或热水中略溶，在乙醚或二氯甲烷中几乎不溶，在氢氧化钠溶液中易溶。

本品 1 位氮上的氢有酸性，故可制成钠盐供配制注射剂使用。本品宜遮光，密封保存。

本品为去氧鸟苷的类似物，由于与其他核苷类抗病毒药物结构不同，因此具有独特的作用机制。本品可选择性地被感染细胞摄取，进入细胞后被病毒的胸苷激酶磷酸化成单磷酸或二磷酸核苷（在正常细胞中不被细胞胸苷激酶磷酸化），而后在细胞酶系中转化为三磷酸形式，进而抑制病毒的 DNA 多聚酶，并将自身掺入到正在延伸的病毒 DNA 链中，从而抑制病毒 DNA 的复制和生长。

本品为开环核苷类抗病毒药物，系广谱抗病毒药物，毒性低，几乎无全身毒性。现已作为抗疱疹病毒首选药物,广泛用于治疗疱疹性角膜炎、生殖器疱疹、全身性带状疱疹和疱疹性脑炎,以及治疗病毒性乙型肝炎。本品除局部给药外,还可口服及静脉注射。

本品与其他药物的相互作用:本品应避免与氨基糖苷类、五孢菌素等具有肾毒性的药物合用。

三、其他类

磷酸奥司他韦　Oseltamivir Phosphate

本品化学名为(3R,4R,5S)-4-乙酰氨基-5-氨基-3-(1-乙基丙氧基)-1-环己烯-1-羧酸乙酯磷酸盐。

本品为白色或类白色结晶性粉末。本品在水或甲醇中易溶,在 N,N-二甲基甲酰胺中微溶,在乙醚中几乎不溶;比旋光度为 $-30.7°\sim-32.6°$。

本品含酯键,易水解。本品的水溶液显磷酸盐的鉴别反应。

磷酸奥司他韦可以竞争性地与流感病毒神经氨酸酶的活动位点结合,通过干扰病毒从被感染的宿主细胞中释放,从而减少甲型或乙型流感病毒的传播,是一种强效的、高选择性的流感病毒神经氨酸酶抑制剂。磷酸奥司他韦临床主要用于治疗无并发症的甲型和乙型流感,也可与其他药物联用治疗小儿肺炎、小儿手足口病等疾病。

目标检测 >>>

一、单项选择题

1. 有关于喹诺酮类药物的构效关系的说法正确的是(　　)。
① 1 位取代基应为乙基或乙基的生物电子等排体;② 3 位的羧基和 4 位氧是必要基团;③ 5 位被氨基取代后可使抗菌活性显著增强;④ 7 位引入侧链可扩大抗菌谱;⑤ 6 位引入氟原子可增效

A. ①②③④⑤　　B. ①③⑤　　C. ①②④　　D. ①⑤

2. 氟哌酸的性质是(　　)。
A. 酸性　　B. 碱性　　C. 中性　　D. 酸碱两性

3. 氧瓶燃烧法破坏有机结构后与 $Ce(NO_3)_3$ 和茜素氟蓝作用,此法用于鉴别(　　)。
A. F^-　　B. Cl^-　　C. Br^-　　D. I^-

4. 喹诺酮类药物影响儿童对钙离子吸收的结构因素是(　　)。
A. 1 位上的脂肪烃基　　B. 6 位的氟原子　　C. 1 位氮原子
D. 3 位的羧基和 4 位的酮羰基　　E. 7 位的脂肪杂环

5. 下列有关异烟肼的说法不正确的是(　　)。

A. 注射用的异烟肼必须做成粉针剂
B. 异烟肼可将硝酸银氧化
C. 异烟肼易发生水解
D. 异烟肼可在酸性条件下与铜离子起呈色反应

二、比较选择题

A. 异烟肼　　　　B. 诺氟沙星　　　　C. 两者都是　　　　D. 两者都不是

1. 抗病毒药（　　）
2. 含六元杂环（　　）
3. 含五元杂环（　　）
4. 抗结核病药（　　）
5. 调血脂药（　　）
6. 具酸碱两性（　　）
7. 具还原性（　　）
8. 破坏后，遇茜素氟蓝试液及硝酸亚铈试液显蓝紫色（　　）。

A. 磺胺嘧啶　　　　B. 甲氧苄啶　　　　C. 两者都是　　　　D. 两者都不是

9. 不单独使用（　　）
10. 治疗和预防流行性脑脊髓膜炎的首选药物（　　）
11. 具酸碱两性（　　）
12. 与硫酸铜反应呈深红色（　　）
13. 钠盐水溶液能吸收空气中二氧化碳（　　）
14. 具对氨基苯磺酰胺结构（　　）
15. 杂环上含氧（　　）
16. 有嘧啶环（　　）
17. 抑制二氢叶酸还原酶（　　）
18. 抑制二氢叶酸合成酶（　　）

三、配伍选择题

A. 诺氟沙星　　　B. 磺胺甲噁唑　　　C. 甲氧苄啶　　　D. 环磷酰胺　　　E. 氯霉素

1. 化学名为 4-氨基-N-(5-甲基-3-异噁唑基)-苯磺酰胺的是（　　）。
2. 化学名为 $1R,2R$-(－)-1-对硝基苯基-2-二氯乙酰氨基-1,3-丙二醇的是（　　）。
3. 化学名为 5-[(3,4,5-三甲氧苯基)甲基]-2,4-嘧啶二胺的是（　　）。
4. 化学名为 1-乙基-6-氟-4-氧代-1,4-二氢-7-(1-哌嗪基)-3-喹啉羧酸的是（　　）。
5. 化学名为 N,N-双(β-氯乙基)-四氢-$2H$-1,3,2-氧氮磷六环-2-胺-2-氧化物一水合物的是（　　）。

A. 干扰细菌细胞壁的合成　　　　　　　B. 影响细菌蛋白质的合成
C. 抑制细菌核酸的合成　　　　　　　　D. 抑制叶酸的合成

1. 头孢菌素的作用机制为（　　）。
2. 磺胺类药物的作用机制为（　　）。
3. 利福平的作用机制为（　　）。
4. 四环素的作用机制为（　　）。

四、简答题

1. 写出磺胺类药物的基本结构，并说明怎样分类。
2. 根据药物的结构，用化学方法区别药物 SA-Na（磺胺醋酰钠）和 SD（磺胺嘧啶）。
3. 根据药物的结构，用化学方法区分 SD（磺胺嘧啶）与 SMZ（磺胺甲噁唑）。
4. 根据药物的结构，用化学方法区分 SMZ（磺胺甲噁唑）和 TMP（甲氧苄啶）。
5. 配制磺胺嘧啶钠注射液时，处方中常加入硫代硫酸钠或乙二胺四乙酸二钠，各有什么用途？
6. 配制磺胺嘧啶钠注射液时，注射用水为什么需要预先煮沸放冷后再用？

第十一章
甾体激素

甾体激素，特指含有甾体母核结构的激素类物质，是具有重要生理作用的化学物质，在维持生命、调节性功能、机体发育、免疫调节、皮肤疾病治疗及生育控制等方面具有极其重要的作用。

第一节 概述

甾体激素包括性激素和肾上腺皮质激素，是一类促进性器官发育、维持生殖功能的重要活性物质。其基本化学结构是环戊烷并多氢菲的甾环，即甾烷。甾烷由 A、B、C、D 四个环组成，天然甾体化合物的 C10 和 C13 上可带有甲基，C17 上可连接侧链，就像甾体母核上长出的三根辫子。所以汉字"甾"非常生动和形象地表示出了此类化合物的骨架结构特征。甾体结构骨架碳原子都具有固定的编号，其结构及编号如下图。

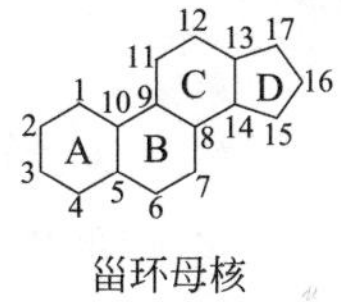

甾环母核 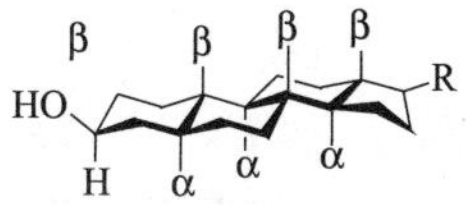　　　　反-反-反稠合

甾体激素按化学结构可分为雌甾烷类、雄甾烷类、孕甾烷类。当甾烷结构中只有 C13 位有一个甲基时为雌甾烷；当 C10、C13 位均有甲基时为雄甾烷；当 C10、C13 位均有甲基，C17 位又有乙基时则为孕甾烷。

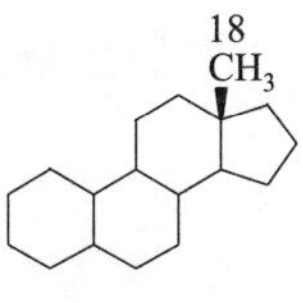

雌甾烷 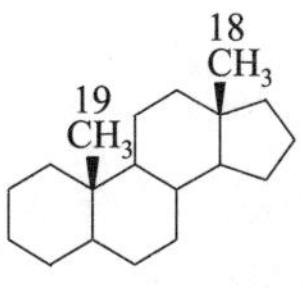　　　雄甾烷 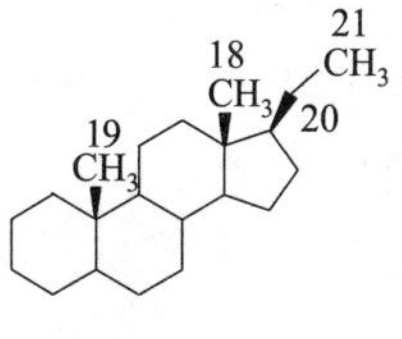　　　孕甾烷

另外，甾体激素也可以按药理作用分类，具体可分为雌激素类、雄激素类、孕激素类、肾上腺皮质激素类。

第二节　雄性激素和同化激素

雄性激素可维持雄性生殖器（附睾、前列腺、阴茎、阴囊等男性附性器官）生长、发育及成熟和刺激并维持第二性征（骨骼粗壮、肌肉发达、声音低沉浑厚、喉结突出、长胡须等），还具有蛋白同化作用，即促使体内蛋白质的合成代谢，使肌肉发达，体重增加。雄性激素及同化激素多用于治疗病后虚弱、营养不良、消耗性疾病等。

一、雄性激素

1931年Butenandt从15t男子尿液中分离得到15mg雄酮（estrone，雄甾酮）结晶，1935年又从雄仔牛睾丸中提取制得睾酮（睾丸酮，睾丸素）。对其结构进行改造得到了睾酮（testosterone）及其衍生物。

雄酮　　　　睾酮

睾酮口服后，经肝脏的首过效应，绝大部分因代谢而失活，口服无效。故将睾酮制成丙酸酯前药，使脂溶性增加，延长作用时间，如丙酸睾酮（testosterone propionate）注射一次则可维持2～4天，环戊丙酸睾酮（testosterone cyclopentanepropionate）注射一次则可维持2～4周。前药进入体内后，可逐渐水解释放出睾酮起作用。

丙酸睾酮　　　　甲睾酮

在睾酮的17α位引入烷基，增大17位的代谢空间位阻，使口服有效。如甲睾酮是第一个口服的雄激素药物，作用强度与睾酮相当。由于17α位烷基的影响，降低了肝脏的氧化代谢速率。甲睾酮的口服吸收快，生物利用度好，不易在肝脏内被破坏，现为常用的口服雄激素。其可促进男性性器官的形成、发育、成熟，并对抗雌激素，抑制子宫内膜生长及卵巢垂体功能；也可促进蛋白质合成代谢、兴奋骨髓造血功能、刺激血细胞的生成。

甲睾酮长期大剂量应用易致胆汁淤积性肝炎，出现黄疸。舌下给药可致口腔炎，表现为疼痛、流涎等症状。本品可引起女性男化、浮肿、肝损害、头晕、痤疮，长期使用可致黄胆和肝功障碍，有过敏反应者应停药。

二、同化激素

由于蛋白同化作用有较多的适应证，对雄性激素的化学结构改造的主要目的是为了获得同化激素。对睾酮的结构进行修饰，如A环引入卤素或除去19位角甲基可显著增加蛋白同化作用,降低雄性激素作用;另外,去除甲睾酮 19-甲基可显著降低雄性作用,提高蛋白同化作用。同化激素主要用于蛋白质同化或吸收不足,以及蛋白质分解亢进或损失过多等情况,如严重烧伤、手术后慢性消耗性疾病、老年骨质疏松和肿瘤恶液质等病人。

药理实验的数据常用于判别雄性激素作用和同化作用的大小:一个是以去势雄大鼠提肛肌质量的增加为同化活性或称生肌作用的指标 M;另一个是以前列腺或储精囊增重的总和表示雄性激素活性的指标 A,两者比值 M/A 称为分化指数。分化指数愈大表示同化活性愈明显。

现有同化激素药物依结构分为四类:睾丸酮及甲睾酮类;氢睾酮及氢甲睾酮类;19-去甲睾酮类;雄甾杂环、扩环类及其他类。它们的名称、活性和使用剂量见表 11-1。

表 11-1 常用同化激素药物

化合物名称	M	A	M/A	剂量/mg
丙酸睾酮	1	1	1	20~100/周
氯司替勃(氯睾酮)	0.85	0.1	8.5	50/天
雄诺龙(二氢睾酮)	2.5	1.53	1.6	50/天
屈他雄酮	2	0.5	4	100/月
苯丙酸诺龙	1.5	0.15	10	10~25/月
甲睾酮	1	1	1	10~20/天
美雄酮	2.14	0.57	3.7	5/天
羟甲烯龙(康复龙)	4.09	0.39	10.5	5~10/天
司坦唑醇	30	0.25	120	4~6/天
己雌烯醇	3	0.2	15	2~16/天

苯丙酸诺龙　　Nandrolone Phenylpropionate

本品化学名为 17β-羟基雌甾-4-烯-3-酮-3-苯丙酸酯。

本品为白色或类白色结晶性粉末,有特殊臭味,在甲醇或乙醇中溶解,在植物油中略溶,在水中几乎不溶。熔点为 93~99℃,比旋光度为 +48°~+51°(二噁烷)。

苯丙酸诺龙是 19 位去甲基的雄激素类化合物。19 位失碳后雄激素的活性降低,但蛋白同化激素的活性仍被保留。

苯丙酸诺龙既能促进氨基酸合成蛋白质,又能抑制氨基酸分解生成尿素,并有促进体内钙质蓄积的功能。其同化作用较其他睾丸素类衍生物强大而持久,而其男性激素作用却较小。本品主要用于蛋白质缺乏症,如严重灼伤、恶性肿瘤患者手术前后、骨折后不易愈合和严重骨质疏松症、早产儿生长发育显著迟缓等。苯丙酸诺龙是最早使用的同化激素类药物,主要的副作用是男性化及对肝脏的毒性。

三、抗雄性激素药物

按作用机制分类,包括两种类型,雄激素生物合成抑制剂和阻断雄激素受体的药物。

5α-还原酶是使睾酮转化为活性的二氢睾酮的重要酶。选择性地抑制 5α-还原酶可降低血浆和前列腺组织中二氢睾酮的浓度，减少雄性激素的作用。例如：非那雄胺（finasteride）是4-氮甾体激素化合物，为特异性Ⅱ型5α-还原酶抑制剂，抑制外周睾酮转化为二氢睾酮，降低血液和前列腺、皮肤等组织中二氢睾酮水平。临床上用于治疗良性的前列腺增生。

非那雄胺　　　　　氟他胺

雄性激素受体拮抗剂能与二氢睾酮竞争受体，阻断或减弱雄激素在其敏感组织的效应。临床用于治疗痤疮、前列腺增生和前列腺癌。例如氟他胺（flutamide），能在靶组织内与雄激素受体结合，阻断二氢睾丸素（雄激素的活性形式）与雄激素受体结合，抑制靶组织摄取睾丸素，从而起到抗雄激素作用。临床用于前列腺癌患者及治疗痤疮。

第三节　雌激素及抗雌激素

雌激素是促进雌性生殖器官的成熟和第二性征发育并维持其正常功能的一类激素。其主要用于治疗更年期综合征、卵巢功能不全、闭经、晚期乳腺癌、放射病及骨质疏松症，还用作女性避孕药物的配伍成分。

一、甾体雌激素

天然的雌激素有雌二醇（estradiol）、雌酮（estrone）及雌三醇（estriol）。人们从孕妇尿中分离出雌性激素雌酮、雌二醇及雌三醇的结晶纯品。前两种激素直接从卵巢分泌，雌三醇是它们的代谢产物，三种激素中雌二醇的活性最强。

雌酮　　　　　雌二醇　　　　　雌三醇

这些天然的雌激素是A环芳香化的雌甾烷化合物，3位有酚羟基，17位有氧代或β-羟基，雌三醇16位有α-羟基。雌激素极具价值，用于治疗女性性功能疾病、更年期综合征、骨质疏松，作为口服避孕药以及对预防放射线、对脂质代谢都有十分有利的作用。

临床用的雌激素类药物主要是它们的衍生物。

雌二醇　Estradiol

本品化学名为雌甾-1,3,5(10)-三烯-3,17β-二醇。

本品为白色或类白色结晶性粉末，在丙酮中溶解，乙醇中略溶，水中不溶。熔点为175～180℃，比旋光度76°～83°（二噁烷）。

本品溶于硫酸后显黄绿色荧光，加三氯化铁试液呈草绿色，再加水稀释，则变为红色（甾核的反应）。

雌二醇可从皮肤、黏膜、肌肉和胃肠道等途径吸收，口服后在肝脏内迅速代谢失活。失活的途径主要是17位羟基氧化成酮，以及雌二醇的羟基与硫酸盐或葡糖醛酸结合，结合产物具有水溶性，可从尿中排出。雌二醇进入体内后主要贮存在脂肪组织中，或与性激素球蛋白或白蛋白结合后再释放起作用。

雌二醇的活性相当高，化学结构修饰的重点为获得使用方便、药效持久、作用专一或副作用少的药物。雌二醇的活性强，但易被代谢失活，作用维持时间短。根据前药原理将雌二醇3位及17位羟基酯化制成雌二醇的前药，例如苯甲酸雌二醇（estradiol benzoate）、戊酸雌二醇（estradiol valerate）、环戊丙酸雌二醇（estradiol cypionate）等。这些药物口服无效，肌内注射后，缓慢水解释放产生雌二醇，产生药理作用，作用时间较长。

天然雌激素及雌二醇酯类口服均无效，在雌二醇17位引入α-乙炔基，使17β-羟基稳定不易被代谢，得到半合成强效雌激素炔雌醇（ethinylestradiol），口服有效。将炔雌醇的3位羟基制成环戊醚，称为炔雌醚（quinestrol），活性约为炔雌醇的4倍，作用可维持一个月以上，常与孕激素配伍用作长效口服避孕药。尼尔雌醇（nilestriol）为口服长效雌激素，临床用于治疗雌激素缺乏引起的更年期综合征。

炔雌醇　Ethinylestradiol

炔雌醇为19-去甲-17α-孕甾-1,3,5(10)-三烯-20-炔-3,17-二醇。

炔雌醇具有左旋光性，结构中含有甾核，溶于硫酸显橙红色，在反射光下有黄绿色荧光。将其倾入水中有玫瑰红色沉淀生成。炔雌醇结构中17位有α-乙炔基，与硝酸银试液反应生成白色沉淀。炔雌醇为可口服的强效雌激素，常与孕激素配伍用作口服避孕药。

二、非甾体雌性激素

反式二苯乙烯衍生物具有很强的雌激素活性，其中用于临床的己烯雌酚（diethylstilbestrol）为全合成的非甾雌激素。

己烯雌酚 Diethylstilbestrol

本品化学名为(E)-4,4′-(1,2-二乙基-1,2-亚乙烯基)双苯酚。

本品在甲醇中易溶，在乙醇、乙醚或脂肪油中溶解，在三氯甲烷中微溶，在水中几乎不溶；在稀氢氧化钠溶液中溶解。熔点为169～172℃（顺式异构体79℃，不作药物使用）。

结构中有双键，反式异构体供药物使用。反式己烯雌酚空间结构与天然雌激素极相似，活性与雌二醇相近，顺式异构体的活性仅为反式的十分之一。由于其结构中有酚羟基，可溶于稀氢氧化钠溶液。溶于硫酸后溶液显橙黄色，加水稀释后颜色消失。

其药理作用与雌二醇相同，但活性更强。在肝脏中失活很慢，口服有效，临床治疗作用除与雌二醇相同外，也用于前列腺癌，也可作为事后应急避孕药。

己烯雌酚衍生物有很多，例如：丙酸己烯雌酚（stilbestrol dipropionate）、磷酸己烯雌酚（diethylstilbestrol phosphate）等。丙酸己烯雌酚，它的油针剂吸收慢，注射一次可延效2～3天。磷酸己烯雌酚是水溶性化合物，可用于口服，也可供静脉注射，作用快，耐受性好，对前列腺癌具有选择性，进入癌细胞后受磷酸酶的作用，释放出己烯雌酚而显效。

R=COCH$_2$CH$_3$ 丙酸己烯雌酚

R=PO$_3$H$_2$ 磷酸己烯雌酚

三、抗雌激素和选择性雌激素受体调节剂

三苯乙烯类仅有很弱的雌激素活性，却有明显的抗雌激素活性。三苯乙烯类化合物能与雌激素受体产生较强且持久的结合。在靶细胞中竞争性阻断雌激素与细胞质受体的结合，形成生物活性较低的抗雌激素化合物-雌激素受体复合物。其较难进入靶细胞的细胞核，即使少量缓慢地进入细胞核后，也不能够与核染色质的受体部位相互作用而激发出雌激素活性。同时也干扰雌激素受体的循环，使细胞溶质不能及时得到受体的补充，从而表现出抗雌激素作用。

R′=CH$_2$CH$_2$N(C$_2$H$_5$)$_2$ R=Cl 氯米芬

R′=CH$_2$CH$_2$N(CH$_3$)$_2$ R=CH$_2$CH$_3$ 他莫昔芬

枸橼酸氯米芬 Clomifene Citrate

本品化学名为N,N-二乙基-2-[4-(1,2-二苯基-2-氯乙烯基)苯氧基]乙胺顺反异构体混合

物枸橼酸盐。

本品为白色或类白色粉末,在乙醇中略溶,在水或氯仿中微溶。

本品有顺、反两种立体异构,其 Z(cis-异构体)具有雌激素样活性,而 E(trans-异构体)有抗雌激素活性。药用为两种异构体的混合物,反式异构体占 30%~50%,为部分激动剂。本品对卵巢的雌激素受体亲和力较大,诱发排卵成功率高达 20%~80%,主要用于不孕症的治疗。

他莫昔芬(tamoxifen)对乳腺雌激素受体亲和力大,临床上用于乳腺癌的治疗。

雷洛昔芬(raloxifene)是选择性雌激素受体调节剂,结构也可看成三苯乙烯化合物,但具有更好的刚性,无几何异构体。雷洛昔芬对卵巢、乳腺的雌激素受体均为拮抗作用,但对骨骼的雌激素受体却产生激动作用,故用于骨质疏松症的治疗。

他莫昔芬　　　　　雷洛昔芬

第四节　孕激素

孕激素是卵泡排卵后形成的黄体分泌的激素,黄体酮(progesterone)为天然的孕激素。孕激素对于宫内膜的分泌转化、蜕膜化过程、维持月经周期及保持妊娠等起重要的作用。在寻找口服孕激素的研究中,第一个成为口服有效药物的不是黄体酮衍生物,而是睾丸素的衍生物——炔孕酮(ethisterone),17α 位引入乙炔基后,雄激素活性减弱而显示出孕激素活性,且口服有效。

黄体酮　　　　　炔孕酮

一、孕酮类孕激素

天然来源的黄体酮因在胃肠道吸收时,易受到 4-烯还原酶、20-羟甾脱氢酶等的作用而失活,所以临床常用供注射用油剂。

孕酮类失活的主要途径是 6 位羟基化、16 位和 17 位氧化或 3,20-二酮被还原成二醇,所以结构修饰主要是在 C6 及 C16 位上引入占位基团。由此得到了目前最常用的口服避孕药 17α-乙酰氧基黄体酮的 6α-甲基衍生物,即醋酸甲羟孕酮(medroxy progesterone acetate);△⁶-6-氯衍生物,即醋酸氯地孕酮(chlormadinone acetate)。它们均为强效的口服孕激素,其活性分别是炔诺酮的 20 倍、50 倍。

醋酸甲羟孕酮　　　醋酸氯地孕酮

醋酸甲羟孕酮　Medroxyprogesterone Acetate

本品化学名为 6α-甲基-17α-羟基孕甾-4-烯-3,20-二酮-17-醋酸酯，又名甲孕酮、安宫黄体酮。

本品具有右旋光性，与醇制氢氧化钾试液一起加热，17α 位乙酸酯结构被水解，再与硫酸一起加热即发生乙酸乙酯香味。

醋酸甲羟孕酮为孕激素，作用较强，无雌激素活性，可口服或注射给药，临床用于痛经、功能性子宫出血、先兆流产或习惯性流产等。

醋酸甲地孕酮　Megestrol Acetate

本品化学名为 6-甲基-17α-羟基孕甾-4,6-二烯-3,20-二酮-17-醋酸酯。

本品为白色或类白色的结晶性粉末，无臭，在三氯甲烷中易溶，在丙酮或乙酸乙酯中溶解，在乙醇中略溶，在乙醚中微溶，在水中不溶。熔点为 216～219℃，比旋光度＋9°～＋12°。

本品具右旋光性。醋酸甲地孕酮与醇制氢氧化钾试液一起加热，17α 位乙酸酯结构被水解，再与硫酸一起加热即发生乙酸乙酯香味。

本品为强效口服孕激素，作用较强。临床上主要与雌激素配伍用作口服避孕药。

二、19-去甲睾酮类孕激素

在睾酮的结构中引入 17α-乙炔基得到具有孕激素活性的炔孕酮（ethisterone，妊娠素），为发展新的一类孕激素开辟了途径。在炔孕酮（妊娠素）结构中去除 19-甲基得到炔诺酮（norethisterone），其孕激素活性较妊娠素强 5 倍。将炔诺酮结构中 18 位的甲基换成乙基得到炔诺孕酮（norgestrel），为消旋体，其中仅左旋体即左炔诺孕酮有活性，右旋体无活性，称为左炔诺孕酮（levonorgestrel），其孕激素活性为炔诺酮的 5～10 倍，临床用作口服避孕药。

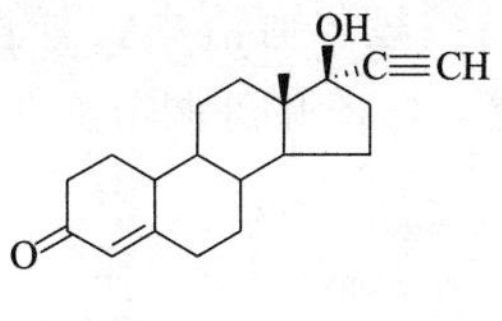

炔诺酮

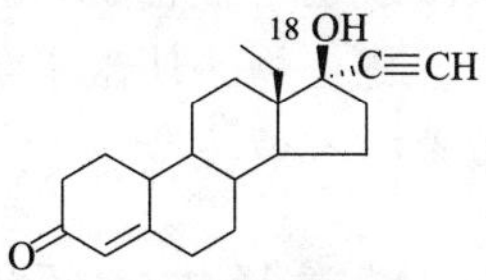

左炔诺孕酮

炔诺酮　Norethisterone

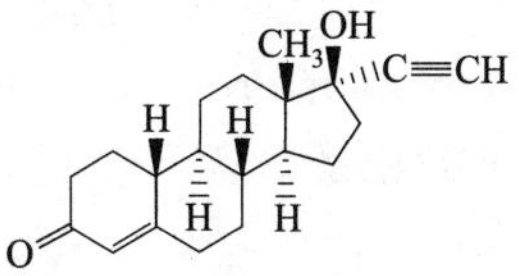

本品化学名为 17β-羟基-19-去甲-17α-孕甾-4-烯-20-炔-3-酮。本品为白色或类白色粉末或结晶性粉末；无臭，味微苦；在三氯甲烷中溶解，乙醇中微溶，丙酮中略溶，水中不溶。熔点为 202～208℃，比旋光度为 $-32°$～$-37°$。

炔诺酮结构中有乙炔基，溶于乙醇后可与硝酸银试液反应，生成白色炔诺酮银盐沉淀。

炔诺酮为口服有效的孕激素，能抑制垂体释放黄体化激素和促卵泡成熟激素，抑制排卵作用比黄体酮强。临床上用于功能性子宫出血、痛经、子宫内膜异位等孕激素适应证，与雌激素配伍用作口服避孕药。

三、孕激素拮抗剂

米非司酮　Mifepristone

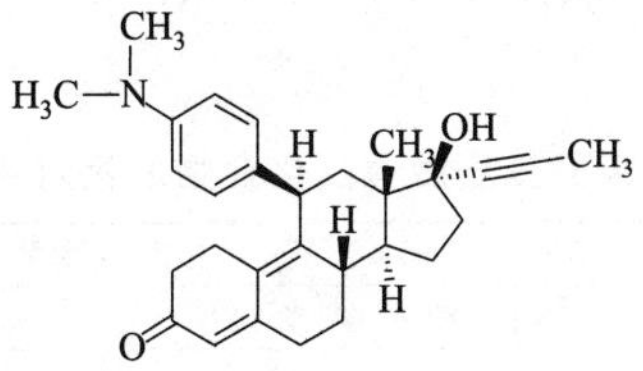

本品化学名为 11β-[4-(N,N-二甲氨基)-1-苯基]-17β-羟基-17α-(1-丙炔基)-雌甾-4,9-二烯-3-酮。

本品为淡黄色结晶性粉末；无臭，无味；在甲醇或二氯甲烷中易溶，在乙醇或乙酸乙酯中溶解，在水中几乎不溶。本品熔点为 192～196℃。取本品加二氯甲烷溶解并定量稀释制成每 1ml 中约含 5mg 的溶液，比旋光度为 $+124°$～$+129°$。

本品是孕激素受体拮抗剂。本身无孕激素活性，与子宫内膜孕激素受体的亲和力比孕酮高出 5 倍左右，体内作用的部位在子宫，不影响垂体-下丘脑的分泌调节。本品在妊娠早期使用可诱发流产，为非手术性抗早孕药。

第五节　肾上腺皮质激素

肾上腺皮质激素是肾上腺皮质合成和分泌的一类甾体化合物，主要功能是调节动物体内的盐代谢和糖代谢。皮质激素进入血液循环后，一般与血液中特异性的蛋白质-皮质激素运输蛋白形成可逆的非共价键复合物，使激素免受破坏，并可调节血液中游离甾体的浓度，从而调控作用于靶细胞的激素的有效浓度。

一、肾上腺皮质激素的种类及生物活性

从肾上腺皮质分离出近 50 种化合物，其中 7 种生理活性强，其中以可的松（cortisone）、氢化可的松（hydrocortisone）、（11-去氢）皮质酮（corticosterone）、17α-羟基-11-去氧皮质酮（17α-hydroxy-11-deoxycorticosterone）的生物活性较高，统称为天然皮质激素。17 位含有羟基的化合物命名为可的松类，无羟基的化合物为皮质酮类化合物。后又分离出醛固酮（aldosterone）。

可的松　　　氢化可的松　　　皮质酮

11-去氢皮质酮　　17α-羟基-11-去氧皮质酮　　醛固酮

为了表示两种皮质激素活性的大小，药理学以水钠潴留活力作为盐皮质激素活性大小的指标；以肝糖原沉积作用及抗炎作用大小作为糖皮质激素的活性指标。一些天然皮质激素的活性见表 11-2。

表 11-2　天然皮质激素类化合物的相对生物活性

化合物	相对生物活性			
	生命维持	肝糖原沉积	抗炎	钠潴留
可的松	1.00	1.00	1.00	1.00
皮质酮	0.75	0.54	0.03	2.55
11-去氢皮质酮	0.58	0.45	—	0
11-去氢皮质醇	4.00	0	0	30.00
醛固酮	80.00	0.30	0	600.00

二、皮质激素类药物

可的松、氢化可的松主要调节糖、脂肪和蛋白质的生物合成及代谢，能促进蛋白质转化为糖，增加肝糖元，增强机体免疫力，具有抗炎、抗风湿作用，可称为抗炎皮质激素；由于其主要影响糖代谢，对水盐代谢影响小，也称糖皮质激素。糖皮质激素有极广泛的、效果非常明显的临床用途。醛固酮主要调节机体水盐代谢，维持电解质平衡，促进体内保留钠离子、排出钾离子，主要影响体内水盐平衡，称为盐皮质激素。

糖皮质激素的结构特征：具有孕甾烷骨架；均具有 $\triangle^4$-3-酮结构；C17 上有 17β-酮醇侧链、17α-羟基；C11 位上有 11β-羟基或酮基。

糖皮质激素化学结构改造的主要目标集中在如何将糖皮质激素、盐皮质激素的两种活性

分开,以减少副作用。

(一) 21位羟基衍生物

将氢化可的松分子中的21位羟基进行酯化得到醋酸氢化可的松,作用时间延长且稳定性增加。

醋酸氢化可的松 Hydrocortisone Acetate

本品化学名为$11\beta,17\alpha,21$-三羟基孕甾-4-烯-3,20-二酮-21-醋酸酯。

本品溶于硫酸后即显黄至棕黄色并带绿色荧光,具有右旋光性。

本品与乙醇制氢氧化钾试液一起加热,21位醋酸酯结构被水解,再与硫酸一起加热即发生乙酸乙酯香味。醋酸氢化可的松结构中有羰基,与硫酸苯肼试液反应,生成苯腙显黄色。

本品为天然糖皮质激素,抗炎作用强于可的松,还具有免疫抑制作用、抗休克作用,临床用于肾上腺皮质功能减退症、严重感染并发的毒血症、自身免疫性疾病、过敏性疾病等。本品也有一定的盐皮质激素活性,长期应用可引起水钠潴留、水肿等多种副作用。

(二) $\triangle^{1,2}$衍生物

将氢化可的松的1、2位碳脱氢,即在A环引入双键后,其抗炎活性增大4倍,但水钠潴留作用不变。例如:醋酸泼尼松和醋酸泼尼松龙。

醋酸泼尼松　　　　　　醋酸泼尼松龙

(三) 6α-氟及9α-氟衍生物

在母核结构中引入氟原子是获得强效糖皮质激素的最重要的手段。在6α或9α引入氟原子,其活性明显增加,但盐代谢作用增大。如醋酸9α-氟代氢化可的松的活性比醋酸可的松强,但由于其水钠潴留作用也有增加,因此只可外用。

醋酸9α-氟代氢化可的松

(四) 16位甲基衍生物

如在9α位引入氟原子、C16引入羟基并与C17-α-羟基一道制成丙酮的缩酮,可抵消9α-氟

原子取代增加的水钠潴留作用，糖皮质激素作用大幅度增加，如曲安西龙、曲安奈德。在16位引入阻碍17位氧化代谢的甲基，使抗炎活性增加，水钠潴留作用减少，是目前临床上应用最广泛的强效糖皮质激素，如地塞米松（dexamethasone）和倍他米松（betamethasone）。

地塞米松　　　　　　　倍他米松

醋酸地塞米松 Dexamethasone Acetate

本品化学名为16α-甲基-11β,17α,21-三羟基-9α-氟孕甾-1,4-二烯-3,20-二酮-21-醋酸酯，又名醋酸氟美松。

本品为白色或类白色结晶或结晶性粉末，无臭，味微苦；易溶于丙酮，可溶于甲醇和无水乙醇，略溶于乙醇和三氯甲烷，在乙醚中极微溶解，不溶于水。熔点为223～233℃（分解）。取本品加二氧六环溶解并定量稀释制成每1ml中约含10mg的溶液，比旋光度为+82°至+88°。

本品具有右旋光性，与乙醇制氢氧化钾试液一起加热，21位醋酸酯结构被水解，再与硫酸一起加热即发生乙酸乙酯香味。结构中17位有还原性的α-羟基酮结构，在甲醇溶液中与碱性酒石酸铜试液反应，生成橙红色氧化亚铜（Cu_2O）沉淀。

用氧瓶燃烧法进行有机破坏后，显氟离子鉴别反应。（有机破坏后吸收在氢氧化钠液中，生成氟化钠，加茜素氟蓝试液、12％醋酸钠的稀醋酸溶液及硝酸亚铈试液即显蓝紫色）。本品与醋酸氢化可的松相比，抗炎作用增强约25倍，几乎无水钠潴留作用。

本品本身的抗炎活性不强，但C21羟基酯化后，由于亲脂性增加，在软膏基质中的药物固体微粒或药物分子接触到皮肤后，容易溶解在角质层中，很快渗过表皮到达皮下血管而发挥作用。

本品主要用于过敏性与自身免疫性炎症性疾病，多用于结缔组织病、活动性风湿病、类风湿性关节炎、红斑狼疮、严重支气管哮喘、严重皮炎、溃疡性结肠炎、急性白血病等，也用于某些严重感染及中毒、恶性淋巴瘤的综合治疗。

目标检测 >>>

一、单项选择题

1. 下列药物中，不属于雌激素的是（　　）。
   A. 雌二醇　　　B. 雌三醇　　　C. 黄体酮　　　D. 尼尔雌醇　　　E. 炔雌醇
2. 雌激素的适应证是（　　）。
   A. 痛经　　　B. 功能性子宫出血　　　C. 消耗性疾病

D. 先兆性流产　　E. 绝经期前的乳腺癌

3. 雌二醇口服无效，采用何种方法可得到口服有效的药物（　　）。

A. 将3-羟基醚化　　　　　　B. 引入17α-乙炔基

C. 将17β-羟基酯化　　　　　D. 将17β-羟基氧化成羰基

4. 雌激素类药和孕激素类药均可用于（　　）。

A. 前列腺癌　　B. 绝经期综合征　　C. 乳房胀痛

D. 晚期乳腺癌　　E. 痤疮

5. 关于黄体酮的叙述，下列说法正确的是（　　）。

A. 是天然孕激素

B. 是短效类口服避孕药的组成成分

C. 是长效类口服避孕药的组成成分

D. 具有雄激素作用

E. 增强子宫对缩宫素的敏感性

6. 甾体的基本母核结构是（　　）。

A. 环己烷并菲　　　　　　B. 环戊烷并菲　　C. 环己烷并多氢菲

D. 环戊烷并多氢菲　　　　E. 苯并蒽

7. 未经结构改造直接作药物使用的甾类药物是（　　）。

A. 炔雌醇　　B. 甲基睾丸素　　C. 炔诺酮

D. 黄体酮　　E. 氢化泼尼松

二、比较选择题

A. 炔雌醇　　B. 己烯雌酚　　C. 两者都是　　D. 两者都不是

1. 具有甾体结构（　　）

2. 与孕激素类药物配伍可作避孕药（　　）

3. 遇硝酸银产生白色沉淀（　　）

4. 是天然存在的激素（　　）

5. 在硫酸中呈红色（　　）

A. 甲基睾丸素　　B. 黄体酮　　C. 两者都是　　D. 两者都不是

6. 孕激素类药物（　　）

7. 雌激素类药物（　　）

8. 与盐酸羟胺反应生成二肟（　　）

9. 结构不具19-角甲基（　　）

10. A环具4-烯-3-酮（　　）

11. 为天然激素（　　）

三、配伍选择题

A. 17β-羟基-17α-甲基雄甾-4-烯-3-酮

B. 11β,17α,21-三羟基孕甾-1,4-二烯-3,20-二酮-21-醋酸酯

C. 雌甾-1,3,5(10)-三烯-3,17β-二醇

D. 17α-羟基-6-甲基孕甾-4,6-二烯-3,20-二酮醋酸酯

E. 孕甾-4-烯-3,20-二酮

1. 雌二醇化学名为（　　）

2. 甲睾酮的化学名为（　　）
3. 黄体酮的化学名为（　　）
4. 醋酸泼尼松龙的化学名为（　　）
5. 醋酸甲地孕酮的化学名为（　　）

A. 泼尼松　　　B. 炔雌醇　　　C. 苯丙酸诺龙　　　D. 甲羟孕酮　　　E. 甲睾酮

1. 雄激素类药物（　　）
2. 同化激素（　　）
3. 雌激素类药物（　　）
4. 孕激素类药物（　　）
5. 皮质激素类药物（　　）

A. 甲睾酮　　　B. 苯丙酸诺龙　　　C. 甲地孕酮　　　D. 雌二醇　　　E. 黄体酮

1. 3位有羟基的甾体激素（　　）
2. 临床上注射用的孕激素（　　）
3. 临床上用于治疗男性缺乏雄激素病的甾体激素（　　）
4. 用于恶性肿瘤手术前后、骨折后愈合（　　）
5. 与雌激素配伍用作避孕药的孕激素（　　）

四、多项选择题

1. 雌甾烷的化学结构特征是（　　）。
   A. 10位角甲基　　B. 13位角甲基　　C. A环芳构化　　D. 17α-OH
2. 下面哪些药物属于孕甾烷类（　　）。
   A. 甲睾酮　　　B. 可的松　　　C. 睾酮　　　D. 雌二醇　　　E. 黄体酮
3. 甾体药物按其结构特点可分为哪几类（　　）。
   A. 肾上腺皮质激素类　　　　B. 孕甾烷类　　　　C. 雌甾烷类
   D. 雄甾烷类　　　　　　　　E. 性激素类

五、简答题

1. 可的松和氢化可的松有哪些副作用？改进情况如何？
2. 雌激素与孕激素合并用药为什么可以避孕？
3. 在雄甾烷母核中不同的部位引入不同的基团可以增强或减弱雄激素的活性，请举例说明结构对性质的影响。
4. 雌激素活性结构要求必须存在什么基团？

第十二章 降糖药及利尿药

第一节 降糖药

降糖药是治疗糖尿病的主要药物。糖尿病是由于胰岛素分泌绝对或相对不足,或胰岛素受体功能异常以及胰高血糖素分泌过多,而引起的糖、蛋白质、脂肪等全身慢性代谢障碍性疾病。临床表现有高血糖、尿糖、多食、多饮、多尿、乏力及消瘦等;往往随病情发展合并心脑血管疾病、急性肾衰竭、眼底微血管和神经系统病变、感染及结核。严重时可发生糖尿病酮症酸中毒、高渗性高血糖昏迷,甚至发生循环衰竭而危及生命。糖尿病的发病率逐年上升,已成危害人类健康的重要疾病之一。

糖尿病主要分为1型糖尿病和2型糖尿病。

1型糖尿病(胰岛素依赖型,IDDM):属于自身免疫系统疾病,表现为胰腺β细胞分泌胰岛素的功能受损,体内胰岛素分泌绝对不足,必须依赖外源性胰岛素,口服降血糖药无效。可发生在任何年龄,但多见于青少年。

2型糖尿病(非胰岛素依赖型,NIDDM):多是由于与正常细胞受体结合减少,胰岛素抵抗所引起的胰岛素相对缺乏。多数口服降血糖药能控制病情,少数需用胰岛素治疗。可发生在任何年龄,但多见于中老年。

目前,临床上采用在控制饮食和加强体育锻炼的基础上,用降血糖药控制患者的血糖正常或接近正常范围,纠正代谢紊乱,防止或减少并发症的发生。

降血糖药主要分为胰岛素及胰岛素衍生物和口服降血糖药。根据口服降糖药的作用机制,可分为胰岛素分泌促进剂、胰岛素增敏剂、α-葡糖苷酶抑制剂等。

一、胰岛素及其衍生物

(一)胰岛素

胰岛素是由胰腺β细胞受内源或外源性物质如葡萄糖、乳糖、核糖、精氨酸、胰高血糖素等的刺激而分泌的一种多肽激素。它对代谢过程具有广泛的影响,是治疗1型糖尿病的有效药物。

1. 胰岛素的结构

胰岛素由17种51个氨基酸组成，分成A、B两个肽链。A链有11种21个氨基酸，B链有16种30个氨基酸。其中A7（Cys，半胱氨酸）-B7（Cys），A20（Cys）-B19（Cys）四个半胱氨酸中的巯基形成两个二硫键，使A、B链连接起来。此外A链中的A6（Cys）与A11（Cys）之间两个半胱氨酸的巯基也可以形成一个二硫键相连接。胰岛素的一级结构见图12-1。

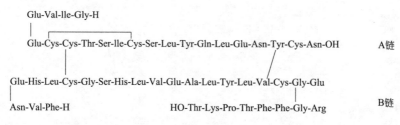

图12-1　胰岛素的一级结构

2. 胰岛素的理化性质

胰岛素为白色或类白色结晶粉末，在水、乙醇、三氯甲烷或乙醚中几乎不溶，易溶于矿酸或氢氧化钠溶液中。

胰岛素有典型的蛋白质性质，等电点在pH5.35～5.45，易被强酸、强碱破坏，对热不稳定，在微酸性pH2.5～3.5环境中稳定，故冷冻后的胰岛素注射液不可使用。未开瓶的胰岛素应在2～8℃条件下冷藏保存。已开瓶使用的胰岛素注射液可在室温（最高25℃）保存最长4～6周。胰岛素粉末应该避光贮存在密封容器中，温度为－10～－25℃。

胰岛素在溶液中不稳定，如胰岛素锌溶液在pH为2～3（4℃）时，其A链C端门冬酰胺的脱氨反应以每个月1%～2%的速率进行，先转化为酸酐，再与水反应水解成酸，或与B链上N端的苯丙氨酸反应，生成交联分子。若在26℃放置半年，则90%的胰岛素转化成无活性的脱氨产物。在中性条件下，脱氨反应发生在B链3位的门冬酰胺残基上，生成门冬氨酸衍生物。此外，胰岛素的降解反应还可发生A链8位苏氨酸和9位丝氨酸间的裂解、胰岛素之间或胰岛素与鱼精蛋白之间的交联反应。

3. 胰岛素的作用及临床应用

胰岛素可促进血循环中葡萄糖进入肝细胞、肌细胞、脂肪细胞及其他组织细胞合成和贮存糖原和肌糖原，并能促进葡萄糖转变为脂肪，抑制糖原分解和糖异生而使血糖降低。此外还能促进脂肪合成并抑制其分解，使酮体生成减少，纠正酮症酸中毒的各种症状，同时可促进蛋白质合成，抑制蛋白质分解。因此临床上主要用于糖尿病，特别是胰岛素依赖型糖尿病患者的治疗。

（二）胰岛素类似物

天然的胰岛素只有在低浓度下才以单体的形式存在，并能穿过毛细血管被吸收。当浓度较高时或在锌离子存在下，则以二聚体或六聚体的形式存在，只有多聚体解离后才能被吸收。现开发的多数胰岛素类似物均是在B链C末端28位氨基酸上置换或增加氨基酸残基，从而影响其二聚体的形成和解离,因此所得到的胰岛素类似物比天然胰岛素更为速效或长效。临床上常用的胰岛素品种繁多,根据作用时间长短可将胰岛素分为短、中、长效。常见的胰岛素类似物见表 12-1。

表 12-1 常见的胰岛素类似物

类型	药物名称	结构及作用特点
超短效胰岛素	门冬胰岛素	是将人胰岛素的 B 链 28 位和 29 位的脯氨酸和赖氨酸的位置互换,使其更易于分解成单体而迅速起效。吸收速率快,起效快,作用持续时间短。一般须紧邻餐前注射,用药 10 min 内须进食含糖类食物
	赖脯胰岛素	将人胰岛素 B 链 28 位和 29 位的脯氨酸和赖氨酸的位置互换而得,皮下注射 15~20min 起效,30~60min 达峰。
短效胰岛素	普通胰岛素	来源包括动物和人胰岛素,动物胰岛素的过敏反应发生率较人胰岛素高,剂量需要也较大。人胰岛素是唯一可以静脉注射的胰岛素制剂,只有在急症(如糖尿病性昏迷)时才用
中效胰岛素	低精蛋白锌胰岛素	由胰岛素和适量鱼精蛋白、氯化锌相结合而制成,皮下注射后在注射部位形成沉淀,此时溶解度最低,缓慢溶解吸收,作用时间延长,加入微量锌使其稳定。适合于血糖波动较大,不易控制的患者
长效胰岛素	精蛋白锌胰岛素	是在低精蛋白锌胰岛素基础上加大鱼精蛋白的比例,使溶解度更低,释放更加缓慢,作用持续时间更长。作用维持 24~36h
超长效胰岛素	甘精胰岛素	是以甘氨酸取代 A 链 21 位的门冬酰胺,在 B 链的 C 端增加两个精氨酸(31 和 32 位),皮下注射后易产生沉淀,故可形成储库,缓慢释放药物,因此每天给药 1 次,在 24h 内持续释药而无峰值变化
	地特胰岛素	是 B 链 29 位赖氨酸的 N 上 14-碳肉豆蔻酰化产物,该脂肪酸侧链与血浆白蛋白结合而产生长效作用

二、胰岛素分泌促进剂

胰岛素分泌促进剂可促使胰岛 β 细胞分泌更多的胰岛素,发挥降糖作用。按化学结构分为磺酰脲类及非磺酰脲类。

(一)磺酰脲类

1. 磺酰脲类结构特点

磺酰脲类口服降糖药具有苯磺酰脲的基本结构,不同药物的苯环上及脲基末端带有不同的取代基。这些取代基导致药物作用强度及持续时间存在差别,因此治疗范围、适应人群、服药次数和剂量都不尽相同。常见的磺酰脲类药物见表 12-2。

磺酰脲的基本结构

表 12-2　常见的磺酰脲类药物

药物名称	药物的结构	作用特点及用途
格列吡嗪 (glipizide)	(吡嗪环-5-甲基-2-甲酰胺基乙基-苯基-磺酰脲-环己基结构)	1. 除能促进胰岛 β 细胞分泌胰岛素,还能刺激胰岛 α 细胞使胰高血糖素分泌受到抑制,降低餐后血糖作用明显。 2. 本品主要用于单用饮食控制未能达到良好效果的轻、中度 2 型糖尿病患者
格列喹酮 (gliquidone)	(7-甲氧基-4,4-二甲基-异喹啉-1,3-二酮乙基-苯基-磺酰脲-环己基结构)	与其他磺酰脲类降糖药不同,只有 5% 经肾排泄,适用于糖尿病合并轻至中度肾功能减退者。半衰期短,持续时间短,引起严重持久的低血糖危险性小
格列美脲 (glimepiride)	(3-乙基-4-甲基-2-氧-2,5-二氢吡咯-1-甲酰胺乙基-苯基-磺酰脲-反式-4-甲基环己基结构)	1. 脲基上的甲基环己基被氧化成羟甲基环己基仍有明显的降血糖作用。 2. 高效,长效,用药量少,副作用小,每天服用 1 次即可。 3. 可与胰岛素同时使用,具有较强的节省胰岛素作用

2. 磺酰脲类构效关系

① 苯环对位 R 为简单的取代基,如甲基、氨基、乙酰基、卤素、甲硫基和三氟甲基等都可增强降血糖活性,并因代谢差异而影响该类药物的作用时间。当苯环的对位引入体积较大的取代基如 β-芳酰胺乙基时,即可得到活性更强的第二代口服降糖药,如格列本脲、格列美脲、格列吡嗪等,其特点是吸收迅速,与血浆蛋白的结合率高,作用强且长效,毒性低。

② 脲基上的取代基 R_1 应具有一定的体积和亲脂性。N-甲基、乙基取代没有活性;取代基的碳数在 3～6 时,具有显著的降糖活性;当碳数超过 12 时,活性消失。R_1 可以是直链、脂环(五元环、六元环或七元环)或是某些杂环。

3. 磺酰脲类理化性质

磺酰脲具有弱酸性,其酸性来自与磺酰基相连的脲氮原子上氢质子的解离,pK_a 约为 5。可溶于氢氧化钠溶液,因此可采用酸碱滴定法进行含量测定。

磺酰脲结构中的脲部分不稳定,在酸性溶液中受热易水解,析出磺酰胺的沉淀。此性质可被用于此类药物的鉴别。

磺酰脲类易从胃肠道吸收进入血液,与其他弱酸性药物一样,与蛋白结合力强,可与其他弱酸性药物竞争血浆蛋白的结合部位,如果同服,导致游离药物的浓度提高。在临床联合用药时,应注意这种药物间的相互作用。

4. 磺酰脲类作用机制

该类药物均能选择性地作用于胰腺 β 细胞,促进胰岛素的分泌。不同磺酰脲类化合物介导的胰岛素分泌模式都是相似的,但与葡萄糖介导的胰岛素分泌并不相同。该类药物对胰岛素分泌的影响是随时间而变化的，开始用药时血胰岛素水平会升高，但用药一段时间后血胰岛素就会降至正常水平（格列吡嗪除外，其血胰岛素水平升高可持续 2 年）。另外，磺酰脲类化合物对肝脏糖异生具有抑制作用。同时，也能增强外源性胰岛素的降血糖作用。

格列本脲 Glibenclamide

本品化学名为 N-[2-[4-[[[(环己氨基)羰基]氨基]磺酰基]苯基]乙基]-2-甲氧基-5-氯苯甲酰胺。

本品为白色结晶性粉末，几乎无臭，无味。不溶于水或乙醚，略溶于三氯甲烷，微溶于甲醇或乙醇。熔点为 170～174℃，熔融时同时分解。

本品具有弱酸性，脲氮原子上氢质子解离，可溶于氢氧化钠溶液，可采用酸碱滴定法进行含量测定。

本品在室温、干燥环境中稳定。其结构中脲部分不稳定，在酸性溶液中受热易水解，析出磺酰胺沉淀。

格列本脲的代谢以脲基上环己烷的羟基化为主，主要代谢物为仍具有 15% 活性的反式 4′-羟基格列本脲和顺式 3′-羟基格列本脲。代谢物一半由胆汁经肠道、一半由肾脏排泄。由于代谢物仍具有活性，肾功能不良者因排除减慢可能导致低血糖，尤其老年患者要慎用。因易发低血糖，应从小剂量用起。

反式-4′-代谢物　　　　　　　　　　顺式-3′-代谢物

本品属于强效降血糖药，适用于饮食不能控制的中、重度 2 型糖尿病人。不良反应少，但肾功能不良者因排除减慢可能导致低血糖，不适用于老年患者。

（二）非磺酰脲类

非磺酰脲类是磺酰脲结构用其电子等排体取代得到的，具有氨基羧酸结构的新型口服降糖药。与磺酰脲类的作用机制相同，均是通过与胰岛 β 细胞膜上的特异受体结合，促进释放胰岛素。但非磺酰脲类又有着区别于传统胰岛素促分泌剂的重要特点，对 K^+-ATP 通道具有快开和快闭作用，起效迅速，作用时间短，使胰岛素的分泌达到模拟人体生理模式（即餐时胰岛素迅速升高，餐后及时回落到基础分泌状态），被称为餐时血糖调节剂。常见的非磺酰脲类药物见表 12-3。

表 12-3 常见的非磺酰脲类药物

药物名称	药物的结构	作用特点及用途
瑞格列奈 (repaglinide)		1. 本品结构是氨甲酰甲基苯甲酸的衍生物。 2. 含有一手性碳原子，S-(＋)-异构体的活性是 R-(－)-异构体的 100 倍，临床上使用其 S-(＋)-异构体。 3. 构象分析：其优势构象呈 U 型，疏水性支链处于 U 型的顶部，U 型的底部是酰胺键，无活性的类似物不呈现此构象。 4. 作为餐时血糖调节剂，在餐前 15min 服用，用于 2 型糖尿病、老年糖尿病患者的治疗
那格列奈 (nateglinide)		1. 结构是 D-苯丙氨酸衍生物，氨基酸结构决定了其毒性很低，降糖作用良好。 2. 是手性药物，其 R-(－)-异构体活性高出 S-(＋)-异构体活性 100 倍。 3. 适用于通过控制饮食和运动不能有效控制高血糖的 2 型糖尿病患者，使用二甲双胍不能有效控制或对二甲双胍不能耐受的患者及老年患者，但不能替代二甲双胍
米格列奈 (mitiglinide)		1. 降血糖作用更强，起效更迅速，作用时间更短。在有葡萄糖存在时，促进胰岛素分泌量比无葡萄糖时约增加 50%，故其作用就像是一个体外胰腺，只是在需要时提供胰岛素。 2. 临床上主要用于降低餐后高血糖

三、胰岛素增敏剂

研究表明，机体对胰岛素的敏感性下降就会产生胰岛素抵抗，胰岛素抵抗和胰岛素分泌不足是 2 型糖尿病发生、发展的重要原因。因此胰岛素增敏剂通过改善胰岛素抵抗，使患者提高对胰岛素的敏感性，可以有效对 2 型糖尿病进行治疗。

胰岛素增敏剂根据化学结构可分为双胍类及噻唑烷二酮类。常见胰岛素增敏剂类降糖药见表 12-4。

12-4 胰岛素增敏剂类降糖药

分类	药物名称	药物的结构	作用特点及用途
双胍类	二甲双胍 (metformin)		双胍类药物能明显降低糖尿病人的血糖水平，但对正常的血糖无影响，临床上应用广泛，毒性较低
噻唑烷二酮类	吡格列酮 (pioglitazone)		降血糖作用与罗格列酮相比无明显差异或稍低，但在降血脂方面效果较好。还可以改善血管内膜功能和降低心脑血管危险因素，有助于降低冠心病、脑卒中等心脑血管疾病发生的危险，可用于 2 型糖尿病
	罗格列酮 (rosiglitazone)		可用于降血压、调节脂代谢、抑制炎症反应，在抗动脉粥样硬化和肾脏的保护方面有一定作用。但因其潜在的心血管风险，现仅适用于其他降糖药无法达到血糖控制目标的 2 型糖尿病患者

噻唑烷二酮类与酰脲类药物不同，该类药物不刺激胰岛素分泌，而是减少胰岛素抵抗而发挥作用。它能增强脂肪细胞、肝细胞及骨骼细胞对胰岛素的敏感性，促进胰岛素靶细胞对血糖的摄取、转运和氧化利用，增强胰岛素的作用，从而增加肝脏对葡萄糖的摄取，抑制肝糖原的输出。

双胍类的降糖机制不是直接促进胰岛素的分泌，而是抑制糖异生，增加骨骼肌和脂肪组织的葡萄糖氧化和代谢，减少胃肠道对葡萄糖的吸收，有利于降低餐后血糖，改善机体的胰岛素敏感性。它能明显改善患者的糖耐量和高胰岛素血症，降低血浆游离脂肪酸和血浆甘油三酯水平，成为肥胖伴胰岛素抵抗的 2 型糖尿病患者的首选药。

盐酸二甲双胍　　Metformin Hydrochloride

本品化学名为 1,1-二甲基双胍盐酸盐。

本品为白色结晶或结晶性粉末，无臭；易溶于水，溶于甲醇，微溶于乙醇，不溶于乙醚和三氯甲烷。熔点为 220～225℃。

本品具有高于一般脂肪胺的强碱性，其 pK_a 值为 12.4。其盐酸盐的 1% 水溶液的 pH 为 6.68，呈近中性。

本品的水溶液显氯化物的鉴别反应；本品的水溶液加入 10% 亚硝酸铁氰化钠溶液、铁氰化钾试液、10% 氢氧化钠溶液后，3min 内溶液呈现红色。

本品吸收快，半衰期短（1.5～2.8h），很少在肝脏代谢，不与血浆蛋白结合，几乎全部以原形由尿排出，因此肾功能损害者禁用，老年人慎用。

本品具降低血脂、血压，控制体重的作用，是肥胖伴胰岛素抵抗的 2 型糖尿病患者的首选药；也可与胰岛素或磺酰脲合用治疗中、重度患者，以增强疗效，减少胰岛素用量。本品不良反应小，仅有 20% 的人有轻度胃肠道反应，罕有乳酸性酸中毒，也不引起低血糖，使用安全。

四、α-葡糖苷酶抑制剂

α-葡糖苷酶抑制剂是一类新型的口服降糖药，对 1、2 型糖尿病均有效。该类药物可竞争性地与 α-葡糖苷酶结合，抑制该酶的活性，从而减慢食物中主要的碳水化合物淀粉和蔗糖水解为葡萄糖的速率，从而减缓了葡萄糖的吸收，降低餐后血糖，但并不增加胰岛素的分泌。α-葡糖苷酶抑制类降糖药见表 12-5。

表 12-5　α-葡糖苷酶抑制类降糖药

药物名称	药物的结构	作用特点及用途
阿卡波糖（acarbose）		本品是从放线菌属微生物中分离得到的低聚糖，主要作用于淀粉、葡萄糖水解的最后阶段，可通过降低单糖的吸收速率而显著降低餐后血糖水平以及血浆高胰岛素水平，减少三酰甘油的生成及肝糖原的生成。临床适用于 1、2 型糖尿病，副作用是胃肠道功能紊乱

续表

药物名称	药物的结构	作用特点及用途
伏格列波糖（voglibose）		本品是氨基糖的类似物，能降低多聚体物质释放单糖的速率，因而可以降低餐后的葡萄糖水平
米格列醇（miglitol）		本品结构类似葡萄糖，对 α-葡糖苷酶有较强的抑制作用，口服给药后能被迅速而且完全地吸收进入血液，使血糖、血胰岛素水平明显改善

第二节 利尿药

利尿药是一类作用于肾脏，通过增加体内水和电解质的排出，使尿量增加的药物。临床主要用于消除各种原因引起的水肿、慢性心功能不全、高血压以及加速毒物排出等。

利尿药直接作用于肾脏的不同部位，影响肾小管和集合管对 Na^+、Cl^- 等电解质和水的重吸收，促进电解质和水，特别是 Na^+ 的排出，增加肾脏对尿的排泄速率，使尿量增加。

根据利尿药的作用强度及作用部位可分为以下三类。

1. 高效利尿药

作用于髓袢升支粗段髓质部和皮质部，在 Na^+/K^+-ATP 酶的作用下，抑制 Na^+/K^+-$2Cl^-$ 协转运，干扰肾的稀释功能和浓缩功能，作用强而快，所以又被称为高效能利尿药。如呋塞米（furosemide）、布美他尼（bumetanide）、依他尼酸（etacrynic acid）等。

2. 中效利尿药

作用于髓袢升支粗段皮质部及远曲小管近端，通过抑制 Na^+-Cl^- 协转运系统，从而使原尿 Na^+、Cl^- 重吸收减少而发挥利尿作用，如噻嗪类利尿药及氯噻酮（chlortalidone）等。

3. 弱效利尿药

作用于远曲小管和集合管，干扰 Na^+ 再吸收、K^+ 分泌的保钾利尿药。如螺内酯（spironolactone）、氨苯蝶啶（triamterene）等留钾利尿药，以及碳酸酐酶抑制药乙酰唑胺（acetazolamide）等。

一、高效利尿药

呋塞米 Furosemide

本品化学名为 2-[(2-呋喃甲基)氨基]-5-(氨磺酰基)-4-氯苯甲酸。

本品为白色或类白色结晶性粉末；无臭，几乎无味。在水中不溶，在乙醇中略溶，在丙酮中溶解。熔点为 206～210℃，熔融时同时分解。

本品的钠盐水溶液，加硫酸铜试液即生成绿色沉淀；其乙醚溶液，沿管壁加对二甲氨基苯甲醛试液即显绿色，渐变深红色。

本品口服 1h 内起效，维持时间 6～8h；静脉注射时起效快，可维持 2h；与白蛋白结合率为 91%～99%，生物利用度为 60%～69%。在体内多以原形药排出，17.8%～21.3%与葡糖醛酸结合，大约有 1.9%代谢为 4-氯-5-磺酰氨基邻氨基苯甲酸。

本品的结构中含有一个游离的羧基，亲水性强，起效快，是强效的利尿药。临床上用于心脏性水肿、肾性水肿、肝硬化腹水、肺水肿，多用于其他利尿药无效的严重病例，同时具有温和降压的作用，可用于抗药性高血压患者，但是老年患者服用后可产生直立性低血压。

二、中效利尿药

噻嗪类利尿药是一类弱酸性化合物，在磺酰氨基的强吸电子作用下 2 位的氢原子酸性最强，7 位较 2 位弱些。这些酸性质子能够形成水溶性溶液。噻嗪类药物基本结构相似，是临床最常用的中效利尿药，常用中效利尿药见表 12-6。

表 12-6　常用中效利尿药

药物名称	R_3	R_2	R_1	相对活性	作用时间/h
氢氯噻嗪（hydrochlorothiazide）	Cl	H	H	1.4	8～12
氢氟噻嗪（hydroflumethiazide）	CF_3	H	H	1.3	18～24
苄氟噻嗪（bendroflumethiazide）	CF_3	$CH_2C_6H_5$	H	1.8	18～24
三氯噻嗪（trichlormethiazide）	Cl	$CHCl_2$	H	1.7	24～36

噻嗪类利尿药的构效关系如图 12-2。

图 12-2　噻嗪类利尿药的构效关系

氢氯噻嗪　Hydrochlorothiazide

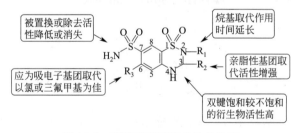

本品化学名为 6-氯-3,4-二氢-2H-1,2,4-苯并噻二嗪-7-磺酰胺-1,1-二氧化物。

本品为白色结晶性粉末；无臭，味微苦；在丙酮中溶解，在乙醇中略溶，在水、三氯甲烷或乙醚中不溶。因结构中磺酰氨基的吸电子效应，氢氯噻嗪具有酸性，可溶于无机碱水溶液（氢氧化钠、氨水）、有机碱和正丁醇。熔点为 265~273℃（分解）。

本品固态稳定，在日光、加热下均稳定，但不能经强光暴晒。本品在碱性溶液中易水解为 4-氯-6-氨基间苯二磺酰胺和甲醛，前者因含有芳伯氨基，经重氮化后与变色酸偶合，生成红色偶氮化合物；后者用浓硫酸酸化，再加变色酸少许，微热，溶液变成蓝紫色。

本品为利尿降压药，口服吸收迅速但不完全，服药后 2h 即可发生作用，4h 后作用最大，生物利用度约为 65%，与食物一起服用生物利用度可超过 70%。其主要以原形由尿排泄。

临床用于轻中度心性水肿、高血压、中枢性或肾性尿崩症和肾石症。长期用药可引起电解质紊乱：低血钾、低血钠、低氯碱血症等。通常用 KCl 来补钾或加服保钾利尿药（氨苯蝶啶）阻止低血钾的发生。

三、弱效利尿药

螺内酯　Spironolactone

本品化学名为 17β-羟基-3-氧-7α-（乙酰硫基）-17α-孕甾-4-烯-21-羧酸-γ-内酯。

本品为白色或类白色细微结晶性粉末；有轻微硫醇臭；在三氯甲烷中极易溶解，在苯或乙酸乙酯中易溶，在乙醇中溶解，在水中不溶。熔点为 203~209℃，熔融时同时分解。

取本品约 10mg，加硫酸 2ml，摇匀，溶液显橙黄色，有强烈黄绿色荧光，缓缓加热，溶液即变为深红色，并有硫化氢气体产生，遇湿润的醋酸铅试纸显暗黑色；颜色的产生与浓硫酸对甾环氧化，形成大的共轭系统有关。将此溶液倾入约 10ml 水中，即成为黄绿色的乳状液。

本品在空气中稳定，室温下久置可发生降解产生坎利酮，但药品的此降解反应在体外很少产生。口服后，绝大部分螺内酯立即被吸收，在肝脏很容易被代谢，脱去乙酰巯基，生成有活性的代谢物坎利酮，坎利酮结构中内酯环继续水解生成无活性的代谢物坎利酮酸。坎利酮酸很容易又酯化为坎利酮。

螺内酯　　　　坎利酮(活性代谢物)　　坎利酮酸(无活性代谢物)

螺内酯是醛固酮的竞争性地抑制剂，其代谢产物坎利酮与醛固酮结构相似，可竞争性地与醛固酮受体结合，拮抗醛固酮的保钠排钾作用，产生排钠保钾作用。其利尿作用与体内醛固酮的水平有关。

螺内酯属于弱效利尿药。临床主要用于伴有醛固酮增高的顽固性水肿，如肝硬化腹水、充血性心力衰竭和肾病综合征水肿。久用易致高血钾，与氢氯噻嗪合用可以克服此不良反应。此外，该药还有抗雌激素作用，长期用药导致女性面部多毛、男性乳腺发育等，停药后可恢复。

目标检测

一、单项选择题

1. 下列哪项与瑞格列奈的特点不符合（　　）。
   A. 是氨甲酰甲基苯甲酸的衍生物
   B. 含有一手性碳原子，临床上使用其 R 异构体
   C. 构象分析其优势构象呈 U 形
   D. 作为餐时血糖调节剂，用于 2 型糖尿病患者
   E. 非磺酰脲类胰岛素分泌促进剂

2. 对 1、2 型糖尿病都适用的降血糖药是（　　）。
   A. 瑞格列奈　　B. 阿卡波糖　　C. 吡格列酮
   D. 那格列奈　　E. 格列本脲

3. 肥胖伴胰岛素抵抗的 2 型糖尿病患者的首选药是（　　）。
   A. 瑞格列奈　　B. 阿卡波糖　　C. 吡格列酮
   D. 二甲双胍　　E. 格列本脲

4. 属于胰岛素增敏剂的药物是（　　）。
   A. 格列齐特　　B. 那格列奈　　C. 盐酸二甲双胍
   D. 米格列醇　　E. 胰岛素

5. 下列可以称作餐时血糖调节剂的是（　　）。
   A. 格列齐特　　B. 米格列奈　　C. 米格列醇
   D. 吡格列酮　　E. 二甲双胍

6. α-葡糖苷酶抑制剂降低血糖的作用机制是（　　）。

A. 增加胰岛素分泌

B. 减少胰岛素清除

C. 增加胰岛素敏感性

D. 抑制α-葡糖苷酶，加快葡萄糖生成速率

E. 抑制α-葡糖苷酶，减慢葡萄糖生成速率

7. 下列有关甲苯磺丁脲的叙述不正确的是（　　）。

A. 结构中含磺酰脲，具酸性，可溶于氢氧化钠溶液，因此可采用酸碱滴定法进行含量测定

B. 结构中脲部分不稳定，在酸性溶液中受热易水解

C. 可抑制α-葡糖苷酶

D. 可刺激胰岛素分泌

E. 可减少肝脏对胰岛素的清除

8. 下列有关磺酰脲类口服降糖药的叙述，不正确的是（　　）。

A. 可水解生成磺酰胺类

B. 结构中的磺酰脲具有酸性

C. 第二代较第一代降糖作用更好、副作用更少，因而用量较少

D. 第一代与第二代的体内代谢方式相同

E. 第二代苯环上磺酰基对位引入了较大结构的侧链

9. 下列与 metformin hydrochloride 不符的叙述是（　　）。

A. 具有高于一般脂肪胺的强碱性

B. 水溶液显氯化物的鉴别反应

C. 可促进胰岛素分泌

D. 增加葡萄糖的无氧酵解和利用

E. 肝脏代谢少，主要以原形由尿排出

10. 坎利酮是下列哪种利尿药的活性代谢物（　　）。

A. 氨苯蝶啶　　　B. 螺内酯　　　C. 速尿

D. 氢氯噻嗪　　　E. 乙酰唑胺

11. 分子中含有α、β-不饱和酮结构的利尿药是（　　）。

A. 氨苯蝶啶　　　B. 洛伐他汀　　　C. 吉非罗齐

D. 氢氯噻嗪　　　E. 依他尼酸

12. 下述哪一种疾病不是利尿药的适应证（　　）。

A. 高血压　　　B. 青光眼　　　C. 尿路感染

D. 脑水肿　　　E. 心力衰竭性水肿

13. 螺内酯和异烟肼在甲酸溶液中反应生成可溶性黄色产物，这是因为螺内酯含有结构（　　）。

A. 10 位甲基　　　B. 3 位氧代　　　C. 7 位乙酰巯基

D. 17 位螺原子　　　E. 21 位羧酸

14. 氨苯蝶啶属于哪一类利尿药（　　）。

A. 磺酰胺类　　　B. 多羟基类　　　C. 有机汞类　　　D. 含氮杂环类

E. 抗激素类

15. 合成双氢氯噻嗪的起始原料是（　　）。
A. 苯酚　　　　B. 苯胺　　　　C. 间氯苯胺
D. 邻氯苯胺　　E. 对氯苯胺

二、配伍题

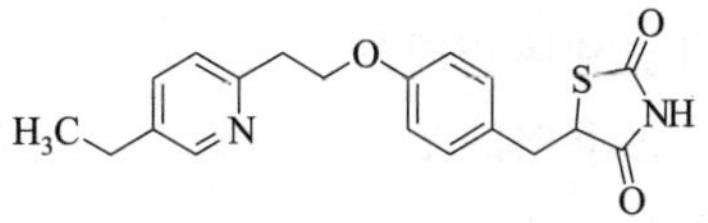

1. 属于磺酰脲类胰岛素分泌促进剂的降血糖药物是（　　）。
2. 属于 α-葡糖苷酶抑制剂类的降血糖药物是（　　）。
3. 属于噻唑烷二酮类胰岛素增敏剂的降血糖药物是（　　）。
4. 含有手性碳，S-（＋）异构体活性是 R 的 100 倍的是（　　）。
5. 肥胖伴胰岛素抵抗的 2 型糖尿病患者的首选药是（　　）。

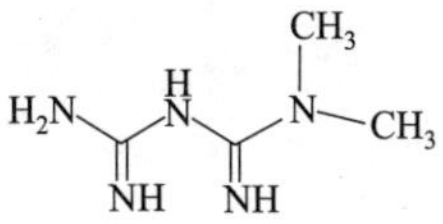

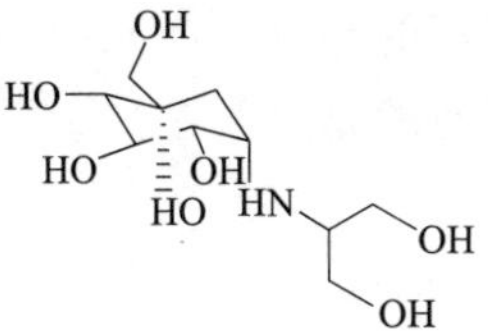

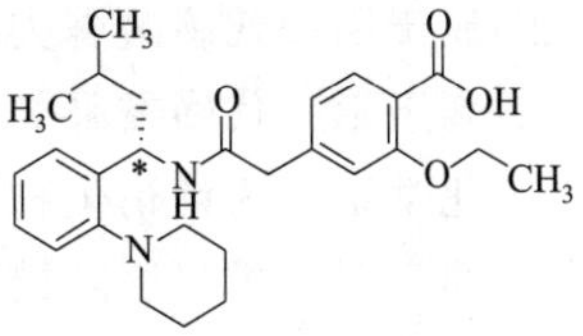

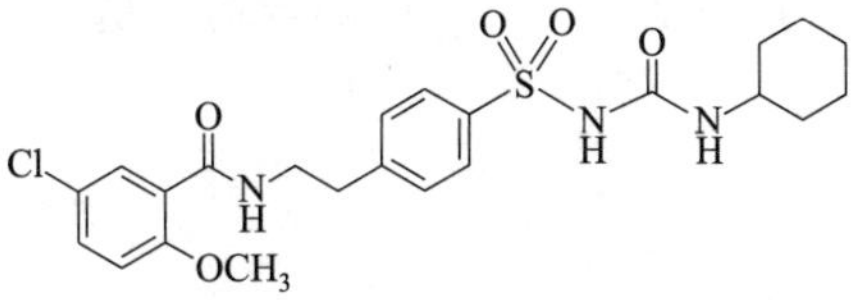

A. 咖啡因　　　　B. 吗啡　　　　C. 阿托品
D. 氯苯拉敏　　　E. 西咪替丁

6. 具五环结构（　　）
7. 具硫醚结构（　　）
8. 具黄嘌呤结构（　　）
9. 具二甲氨基取代（　　）
10. 常用硫酸盐（　　）

三、比较选择题

A. 呋塞米　　　　B. 依他尼酸　　　　C. 氢氯噻嗪
D. 螺内酯　　　　E. 乙酰唑胺

1. 其化学结构如下图的是（　　）。

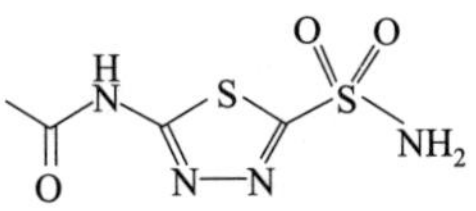

2. 为略黄白色结晶性粉末，有少许硫醇气味，难溶于水的是（　　）。
3. 在甲酸中，和盐酸羟胺、三氯化铁反应产生红色络合物的是（　　）。
4. 结构中的亚甲基与碳酸酐酶的巯基结合的是（　　）。
5. 合成原料是 2，4-二氯苯甲酸的是（　　）。

A. tolbutamide　　B. glibenclamide　　C. 两者均是　　D. 两者均不是

1. 属于 α-葡糖苷酶抑制剂的是（　　）。
2. 属于第一代磺酰脲类口服降糖药的是（　　）。
3. 属于第二代磺酰脲类口服降糖药的是（　　）。
4. 主要代谢方式是苯环上磺酰基对位的氧化的是（　　）。

5. 主要代谢方式是脂环上的氧化羟基化的是（　　）。

A. glipizide　　　B. miglitol　　　C. 两者均是　　　D. 两者均不是
1. 属于 α-葡糖苷酶抑制剂的是（　　）。
2. 属于第一代磺酰脲类口服降糖药的是（　　）。
3. 属于第二代磺酰脲类口服降糖药的是（　　）。
4. 化学结构为糖衍生物的是（　　）。
5. 属于双胍类口服降糖药的是（　　）。

A. 氢氯噻嗪　　　B. 螺内酯　　　C. 两者均是　　　D. 两者均不是
1. 为口服利尿药的是（　　）。
2. 结构为下图的是（　　）。

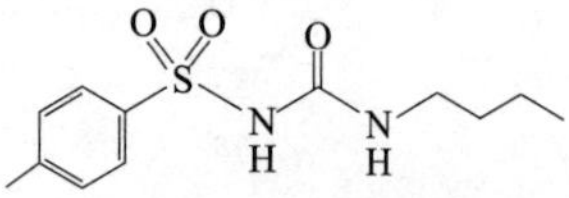

3. 分子中有硫酯结构的是（　　）。
4. 具有排钾的副作用，久用应补充 KCl 的是（　　）。
5. 属于醛固酮拮抗剂，作用在远曲小管和集尿管的是（　　）。

四、多选题

1. 口服降糖药按作用机制可分为（　　）。
   A. 胰岛素　　　　　　　　　B. 胰岛素分泌促进剂
   C. 胰岛素增敏剂　　　　　　D. 醛糖还原酶抑制剂　　　　E. α-葡糖苷酶抑制剂
2. 格列本脲具有哪些结构特点（　　）。
   A. 磺酰脲结构　　B. 酰胺键　　　C. 有甲氧苯基
   D. 吡嗪环　　　　E. 环己基
3. 属于磺酰脲类的降血糖药物有（　　）。
   A. 甲苯磺丁脲　　B. 格列吡嗪　　C. 瑞格列奈
   D. 格列美脲　　　E. 氟尿嘧啶
4. 属于黄嘌呤类的中枢兴奋剂有（　　）。
   A. 咖啡因　　　　B. 尼可刹米　　C. 可可豆碱
   D. 吡乙酰胺　　　E. 茶碱
5. 有关胰岛素的正确论述有哪些（　　）。
A. 胰岛素是由胰腺 β-细胞受细胞内源或外源性物质等的激动而分泌的一种蛋白激素
B. 胰岛素可用于治疗糖尿病
C. 胰岛素由 A、B 两个肽链组成
D. 室温及冷冻下均稳定，不变性
E. 胰岛素有典型的蛋白质性质，在微酸性溶液中稳定，注射用的是偏酸水溶液
6. 属于高效利尿药的药物有（　　）。
   A. 依他尼酸　　　B. 乙酰唑胺　　C. 布美他尼
   D. 呋塞米　　　　E. 甲苯磺丁脲
7. 久用后需补充 KCl 的利尿药是（　　）。

A. 氨苯蝶啶　　B. 氢氯噻嗪　　C. 依他尼酸
D. 格列本脲　　E. 螺内酯

8. 从间氯苯胺到双氢氯噻嗪的合成路线中，采用了哪些反应（　　）。
A. 氧化　　B. 重氮化　　C. 氯磺化
D. 氨解　　E. 缩合

五、问答题

1. 请简述第一代和第二代磺酰脲类口服降糖药的体内代谢过程。

2. 根据磺酰脲类口服降糖药的结构特点，设计简便方法对 tolbutamide（熔点为 126~130℃）和 chlorpropamide（熔点为 125~130℃）进行鉴别。

　　从 spironolactone 的结构出发，简述其理化性质、体内代谢特点和副作用。

3. 简述苯骈噻嗪磺酰胺类化合物的构效关系。

4. 多羟基化合物中的甘露醇和山梨醇，哪一个利尿作用较强？为什么？

第十三章
维 生 素

维生素是一类参与机体多种代谢过程所必需的微量有机物。它们在体内含量很少,虽然不是构成机体组织的基础物质,也不能为机体提供能量,但可参与机体的能量转移和代谢,绝大多数维生素以辅酶或辅基的形式参与各种酶促反应。

目前已经发现的维生素有 60 多种,通常人们根据发现的先后顺序,命名为维生素 A、维生素 B、维生素 C、维生素 D、维生素 E、维生素 K 等,后来随着分离测试技术的进步,发现有些维生素实际上是几种成分混合物。如维生素 B 可分出维生素 B_1、维生素 B_2 等。

维生素的结构上基本没有相似性,来源也各异,其分类方式与其他药物不同,按溶解性分为脂溶性和水溶性两类。常用的脂溶性维生素有维生素 A、维生素 D、维生素 E、维生素 K 等。水溶性维生素有维生素 B 族(B_1、B_2、B_6、B_{12} 等)、维生素 C、烟酸、烟酰胺、肌醇、叶酸及生物素(维生素 H)等。

在正常饮食的情况下,人们一般不会缺乏维生素。但在不均衡的饮食中,或处于某些疾病,或在怀孕等特殊生理情况下,则需补充维生素或用维生素治疗,维生素已成为一类常用药物。

第一节 脂溶性维生素

脂溶性维生素易溶于大多数有机溶剂而不溶于水,它们在食物中是与脂类共存,并随脂类物质一同被吸收,可贮存于脂肪组织及肝脏中。当脂类吸收不良时(如肠梗阻或长期腹泻),脂溶性维生素的吸收也随之减少,甚至会引起维生素缺乏;长期使用广谱抗生素使肠道细菌不能合成维生素,也会导致缺乏。由于脂溶性维生素排泄比较慢,易在体内积蓄,故摄取过多会引起中毒。

一、维生素 A 类

维生素 A 存在于动物来源的食物如肝、奶、蛋黄中,尤以海洋鱼类肝油中含量最丰富。植物中不含维生素 A 类，但存在的胡萝卜素、玉米素等，称为维生素 A 原，在体内可转化为维生素 A，如 β-胡萝卜素在小肠黏膜细胞中的 β-胡萝卜素 15,15′-加氧酶作用下，会分解成两分子维生素 A_1 而发挥作用。维生素 A 是一类维生素的总称，主要有维生素 A_1、维生素 A_2 和新维生素 A 等。现在临床使用的维生素 A 主要是维生素 A_1，《中国药典》中收载的维生素 A 是维生素 A_1 的醋酸酯油溶液，所以通常用维生素 A_1 代表维生素 A。

维生素 A 醋酸酯　　Vitamin A Acetate

本品化学名为全反式-3,7-二甲基-9-(2,6,6-三甲基-1-环己-1-烯基)-2,4,6,8-壬四烯-1-醇乙酸酯。

本品为淡黄色油状液体，不溶于水，易溶于乙醇、氯仿和乙醚，可溶于植物油。

本品为酯类化合物，稳定性强于维生素 A 醇。维生素 A 醇对紫外线不稳定，且易被空气中氧所氧化，在加热或有金属离子存在时，可促进反应。氧化的初产物为环氧化合物，这种环氧化合物在酸性介质中重排，生成呋喃型氧化物，但在无氧情况下，可耐热至 120℃。

环氧化维生素A　　环氧化维生素A　　重排维生素A

在体内可被脱氢酶（或遇氧化剂）氧化，生成与维生素 A 活性相同的第一步代谢物视黄醛（是构成视觉细胞的感光物质，参与视觉的形成），接着还可被脱氢酶氧化生成视黄酸即维生素 A 酸（活性大大降低）。

视黄醇　　视黄醛　　视黄酸

本品为酯类化合物，在酸或碱的催化作用下，易发生水解反应。

维生素 A 与铝不发生作用，因此将其贮存于铝制容器中，充氮气驱除空气后密封置阴凉干燥处保存。也常将维生素 A 溶于油中，或加入稳定剂，如对羟基叔丁基茴香醚（BHA）、叔丁基对苯甲酸（BHT）等，以防止其氧化。维生素 A 在长期贮存中，即使放在暗处或在氮气中，也可部分发生顺反异构化，生成的异构体使维生素 A 活性下降。维生素 A 对紫外线不稳定。

另外，路易斯（Lewis）酸或无氯化氢乙醇溶液可使维生素 A 分子结构中对酸不稳定的烯丙醇脱水，生成脱水维生素 A。活性仅为维生素 A 的 0.4%。所以制成维生素 A 醋酸酯以增加其稳定性。

维生素 A 醇的无水氯仿溶液与三氯化锑的无水氯仿溶液作用显不稳定的蓝色，可用于鉴别。

维生素 A 构效关系：①维生素 A 的 1-环己烯是必要基团，环内增加双键，如维生素 A_2，则活性下降；②1-环己烯环上双键发生位移，则活性消失；③维生素 A 环己烯双键必须共轭，否则活性消失；共轭双键若氢化，活性也消失；④顺反式异构体对活性也有影响，全反式构型活性最强，其他异构体活性均下降；⑤将侧键链端的伯醇基酯化或将羟甲基换为醛基，活性保持不变，换为羧基时活性仅为维生素 A 的 1/10。

本品用于防治维生素 A 缺乏症，如角膜软化症、眼干燥症、夜盲症、皮肤干燥及皮肤硬化症等。维生素 A 还具有预防和治疗癌症作用。维生素 A 一般无毒性，长期大剂量服用，可引起皮肤发痒、食欲不振、脱发、骨痛等病。

二、维生素 D 类

维生素 D 类属于甾醇的衍生物，具有抗佝偻病作用，是抗佝偻病维生素的总称。目前已知维生素 D 类药物至少有十多种，其中以维生素 D_2（麦角骨化醇）和维生素 D_3（胆骨化醇）最为重要，两者的结构和作用强度相似，区别在于维生素 D_2 比维生素 D_3 多了 22 位双键和 24 位甲基，故稳定性低于维生素 D_3。

维生素D_2 维生素D_3

维生素 D 主要来源于鱼肝油，并常与维生素 A 共存，在牛乳、奶油、蛋黄中含量也较高。

人体皮肤内储存有由胆固醇生成的 7-脱氢胆固醇（维生素 D_3 的前体），经日光或紫外线的照射下，可转化为维生素 D_3，这是人体获得维生素 D 的主要途径。另外，植物和酵母中含有维生素 D_2 的前体，经日光或紫外线照射可转变为维生素 D_2。

胆固醇   7-脱氢胆固醇   维生素D_3

维生素 D₃ Vitamin D₃

本品化学名为9,10-开环胆甾-5,7,10(19)-三烯-3β-醇,又名胆骨化醇。

本品性状、稳定性与维生素 D_2 相似,但由于在结构上维生素 D_3 比维生素 D_2 少一个双键和甲基,所以化学稳定性高于维生素 D_2。

本品本身不具有生物活性。20世纪60年代后期,发现维生素D在体内经肝、肾代谢为 $1\alpha,25$-二羟基维生素 D_3,即骨化三醇。骨化三醇是维生素D的活化形式,在肠、骨、肾和甲状腺等靶器官中发挥作用,促进对钙、磷的吸收,促进骨代谢,维持血钙、血磷平衡。代谢过程如下:

维生素D₃ → (25-羟化酶, 肝) → 25-羟基维生素D₃ → (1α-羟化酶, 肾) → 1α-2,5-二羟基维生素D₃(活性代谢物)

当维生素D缺乏时,儿童可导致佝偻病,老年人可致骨质疏松。维生素D常与维生素A共存于鱼肝油中,维生素D有许多种,其中临床最常用、最有效的是维生素 D_2 和维生素 D_3。人体皮肤内含有维生素D元,经紫外线照射后,分别转换成维生素 D_2 和维生素 D_3,因此,在夏秋季节,尤其是夏季,阳光充足、紫外线丰富,人们一般不会缺乏维生素D。

专家指出,服用维生素D剂量不宜过大,时间不宜过长,否则可引起血钙过高、软组织异位钙化。滥用导致低热、烦躁、厌食、肝脏肿大、肾脏损害、骨骼硬化等,比佝偻病的危害更大。

三、维生素E类

20世纪20年代,人们用当时知道的所有营养成分配制人工食品饲养小鼠,发现小鼠出现生育方面障碍;后在该食物中添加谷物、蔬菜等,就不出现类似疾病。1922年人们发现有一类脂溶性物质具有抗不孕作用,将其命名为维生素E,又称生育酚,是一类与动物生殖功能有关的维生素的总称。其广泛存在于绿色蔬菜和植物油中,尤以小麦胚芽中含量最丰富,药用主要从小麦胚芽和大豆油中提取。

维生素E是一类有一个16碳侧链的苯并二氢吡喃衍生物,均含有一个酚羟基。由于苯并二氢吡喃环上取代基数目和位置不同,16碳侧链上双键数目不同,维生素E被分为α、β、γ、δ等8种,其中α-生育酚活性最强,天然的维生素E均为右旋体。《中国药典》收载的即

为 α-生育酚的醋酸酯。

维生素 E 醋酸酯　Vitamin E Acetate

本品化学名为(±)-2,5,7,8-四甲基-2-(4,8,12-三甲基十三烷基)-6-苯并二氢吡喃醇醋酸酯，又名 α-生育酚醋酸酯。

本品为微黄色或黄色黏稠透明液体，几乎无臭。易溶于无水乙醇、丙酮、乙醚或石油醚，不溶于水。

本品为酯类化合物，与氢氧化钾溶液共热发生水解反应，生成 α-生育酚（具有还原性，容易被氧化，故维生素 E 可以作为脂溶性的抗氧化剂）。

本品游离的 α-生育酚与氯化铁反应，生成对生育醌和二价铁离子，后者与 2,2'-联吡啶作用生成血红色配离子，可用于鉴别本品。

本品游离体 α-生育酚遇光或空气易变质，需避光、密封保存。遇强氧化剂如硝酸，微热可被氧化成生育红，其溶液呈现鲜红色，渐变为橙红色。

生育酚对氧十分敏感，在空气中发生自氧化反应。其侧链上的叔碳原子（$C4'$、$C8'$、$C12'$）氧化生成 $C4'$—OH、$C8'$—OH 和 $C12'$—OH 化合物。环状结构部位的氧化产物为 α-生育醌及 α-生育酚二聚体。遇光促进氧化反应进行。

本品临床主要用于习惯性流产、不育症、进行性肌营养不良及动脉粥样硬化的防治等，对抗衰老亦有作用。长期过量使用可产生眩晕、视物模糊等毒副作用。

四、维生素K类

维生素K是一类具有凝血作用的维生素的总称,常见的维生素K有维生素K_1～维生素K_7,其中维生素K_1～维生素K_4均属于2-甲基-1,4-萘醌衍生物,维生素K_5～维生素K_7均为萘胺类衍生物。维生素K_3的生物活性最强,而维生素K_1的作用快而持久,临床上常用的维生素K制剂有维生素K_1、维生素K_3注射剂,主要用于凝血酶过低症、新生儿出血症等的防治。

维生素K在肝脏内参与合成凝血酶原,还促进血浆凝血因子Ⅷ、Ⅸ和Ⅹ的合成。当维生素K缺乏时,将导致凝血酶原和上述凝血因子减少而出血。

维生素K广泛存在于绿色植物界,多数微生物均能合成维生素K。维生素K_1、维生素K_2主要存在于绿色植物中,尤以苜蓿、菠菜中含量最为丰富。维生素K_2也可由人体肠道细菌产生,并被机体吸收利用,故长期服用抗菌药会使肠道细菌合成维生素K_2减少。新生儿的肠道无细菌,或长期使用广谱抗菌药导致肠内菌群失调时,需要补充维生素K。维生素K_3、维生素K_4为化学合成品,维生素K_3的生物活性最强,维生素K_1作用同维生素K_3,但作用迅速、持久。维生素K_4适于制成片剂供口服。

维生素K_3 Vitamin K_3

本品为白色结晶或结晶性粉末;几乎无臭;有吸湿性,遇光变色;易溶于水,微溶于乙醇,不溶于苯和乙醚。

本品的水溶液与甲萘醌、亚硫酸氢钠存在动态平衡,遇酸、碱或空气中的氧作用,平衡破坏,分解析出2-甲萘醌沉淀,光和热加速上述反应。加入NaCl或焦亚硫酸钠可增加稳定性。

本品水溶液在密闭的容器中加热24h,约有20%～30%转变为2-甲基-1,4-萘氢醌-3-磺酸钠,异构体化合物的活性仅为本品的1/10。异构化合物能与邻二氮杂菲试液作用,析出深红色沉淀。

为了防止这一异构化反应发生,可将溶液的pH调至2～5,并加亚硫酸氢钠作稳定剂。本品临床上用于凝血酶原过低症、维生素K缺乏症和新生儿出血症的治疗。

第二节 水溶性维生素

水溶性维生素包括维生素 B 类及维生素 C 等。水溶性维生素在体内代谢快、易排泄，过量摄取不易积蓄中毒，如营养不良则极易缺乏，产生多种疾病，故应给予相应补充。

一、维生素 B 类

维生素 B 类至少包括 10 余种维生素。其共同特点是：在自然界常共同存在，最丰富的来源是酵母和肝脏；从低等微生物到高等动物包括人类都需要它们作为营养要素；从化学结构看，除个别例外，大多含氮。

维生素 B_1　Vitamin B_1

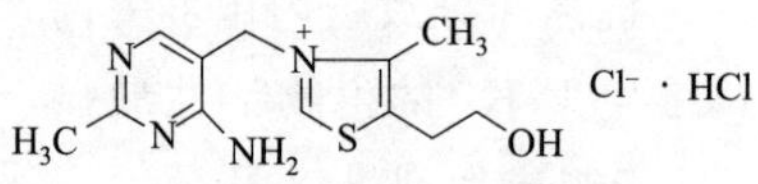

本品化学名为氯化 4-甲基-3-[（2-甲基-4-氨基-5-嘧啶基）甲基]-5-（2-羟基乙基）噻唑鎓盐酸盐，又名盐酸硫胺。

本品为白色结晶或结晶性粉末；有微弱的特臭，味苦；易溶于水，微溶于乙醇，在乙醚中不溶。其广泛存在于各种食物中，如谷物、蔬菜、牛乳、鸡蛋等。

本品遇光易变色。固体状态稳定，水溶液在碱性条件下很快分解，发生噻唑环的开环，生成硫醇型化合物，与空气长时间接触或遇氧化剂（铁氰化钾），可被氧化成具荧光的硫色素而失效。光照或有铜、铁、锰等金属离子存在时，均能加速氧化作用。分解生成的巯基甲酰胺衍生物，在空气中也可发生自动氧化，转变为二硫化合物。所以本品在临床上要避免与碱性药物配伍使用，本品不能用亚硫酸钠做抗氧剂。

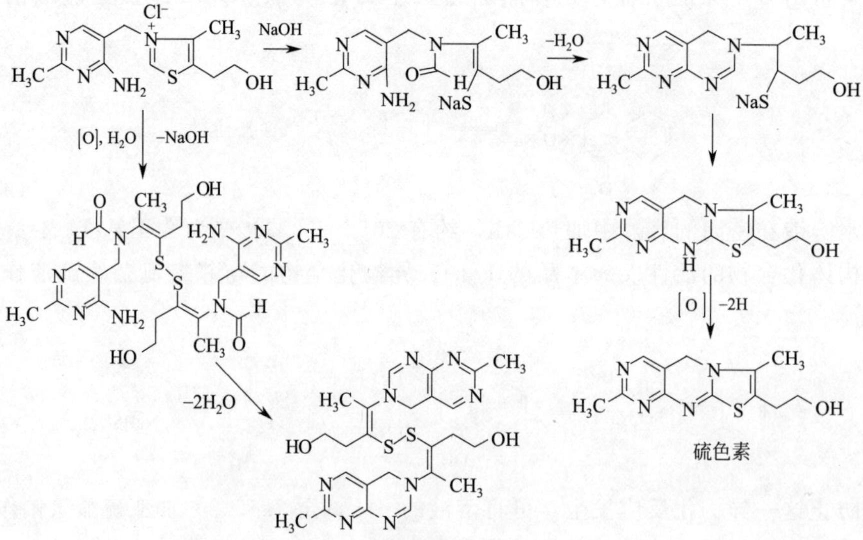

硫色素

二硫化合物

本品与氢氧化钠、铁氰化钾作用产生硫色素，显蓝绿色荧光的反应称为硫色素反应，利用此反应可将本品与其他药物相区别。本品分子中含有嘧啶环和噻唑环，可与某些生物碱沉淀剂作用生成沉淀，如与碘化汞钾反应生成淡黄色沉淀。

本品水溶液在 pH 为 5.0～6.0 时，与碳酸氢钠或亚硫酸氢钠可发生分解反应，故本品制剂不能用上述两种物质作稳定剂。

本品与糖代谢关系密切，具有维持神经传导和消化系统功能的作用，临床可用于治疗脚气病、多发性神经炎、消化不良等疾病。缺乏维生素 B_1 可导致神经系统、心血管系统生理紊乱。

维生素 B_2　Vitamin B_2

化学名为 7,8-二甲基-10-[(2S,3S,4R)-2,3,4,5-四羟基戊基]-3,10-二氢苯并蝶啶-2,4-二酮。本品结晶称卵黄素，又名核黄素。

维生素 B_2 广泛存在于动植物中，其中以酵母、绿色植物、谷物、动物肝脏、蛋黄、乳类中含量最为丰富。但作药物使用的维生素 B_2 多为人工合成品，常用制剂有维生素 B_2 片剂及注射液。为延长其作用时间，可将其酯化制成月桂酸酯。动物不能自身合成维生素 B_2，但昆虫体内及哺乳动物肠道内寄生的微生物能合成维生素 B_2，并被动物所吸收。

本品为橙黄色结晶性粉末；微臭，味微苦。本品溶于稀氢氧化钠溶液，几乎不溶于水、乙醇、三氯甲烷或乙醚。本品水溶液呈黄绿色荧光，pH 为 6～7 时荧光最强，但加入酸或碱，荧光立即消失。

本品结构中含有酰亚胺和叔胺结构，因此维生素 B_2 为两性化合物，可溶于酸或碱，饱和溶液 pH 为 6。

本品干燥固体性质稳定，但对光极不稳定，其分解速率随温度升高和 pH 改变而加速。在碱性溶液中分解为感光黄素；在酸性和中性溶液中分解为光化色素（蓝色荧光素）。故维生素 B_2 宜避光保存。此外，在酸性或碱性溶液中还生成微量的核黄素-10-乙酸。

感光黄素　　　　光化色素　　　　核黄素-10-乙酸

维生素 B_2 分子由 7,8-二甲基异咯嗪及核糖醇两部分组成。在异咯嗪 N1 位和 N5 位间形成双键共轭体系，易发生氧化还原反应，在体内氧化还原过程中起传递氢的作用。

本品对一般氧化剂稳定，遇强氧化剂如铬酸和高锰酸钾则被氧化；遇还原剂如连二亚硫酸钠、维生素 C 等被还原成无荧光的二氢核黄素从水中析出。但在空气中二氢核黄素又可氧化成核黄素，又现荧光。

二氢核黄素

维生素 B_2 在体内经磷酸化生成黄素单核苷酸和黄素腺嘌呤二核苷酸才有生物活性，其作为氧化还原酶的辅基，维持机体正常代谢。二者与维生素 B_2 一样以氧化型和还原型 2 种形式存在，有传递氢的作用。

黄素单核苷酸　　　　　　　　　　黄素腺嘌呤二核苷酸

本品用于治疗维生素 B_2 缺乏引起的各种黏膜及皮肤炎症。如口角炎、唇炎、舌炎、眼结膜炎和阴囊炎等。

维生素 B_6　Vitamin B_6

本品化学名为 6-甲基-5-羟基-3,4-吡啶二甲醇盐酸盐，又名吡多辛、吡多醇、抗皮炎维生素。本品易溶于水，在乙醇中微溶，在三氯甲烷或乙醚中不溶水溶液显酸性，加热能升华。

维生素 B_6 在动植物中分布很广，谷类外皮含量尤为丰富。缺乏维生素 B_6 可产生呕吐、中枢神经兴奋等。维生素 B_6 是 3 种结构类似化合物的总称，即吡多醇、吡多醛和吡多胺，三者可在体内相互转化。一般以吡多醇作为维生素 B_6 的代表。

吡多醇、吡多醛和吡多胺在体内的相互转化及作用特点如下。

吡多醇　　吡多醛　　　　　　　　吡多胺

以上三者在生物体内可互相转化，参与代谢的主要是吡多醛及吡多胺，作为药物则专指吡多醇。吡多醛及吡多胺在体内以辅酶形式参与氨基酸的转氨基、脱羧和消旋过程。

本品干燥品对空气和光稳定；水溶液可被空气氧化变色，但其酸性溶液较稳定，在中性或碱性溶液中遇光分解，氧化加速。在中性溶液中加热发生聚合，颜色变黄而失效。

本品与 2,6-二氯对苯醌氯亚胺试液作用，生成蓝色化合物，几分钟后蓝色消失，变为红色。区别本品与吡多醛和吡多胺时可用先加硼酸，后加 2,6-二氯对苯醌氯亚胺试液，本品不变色，后二者仍变色的方法加以区别。

长期服用异烟肼者易缺乏维生素 B_6，维生素 B_6 会消除左旋多巴的治疗作用，本品临床用于治疗妊娠呕吐、脂溢性皮炎、糙皮病等。

维生素 B_{12} Vitamin B_{12}

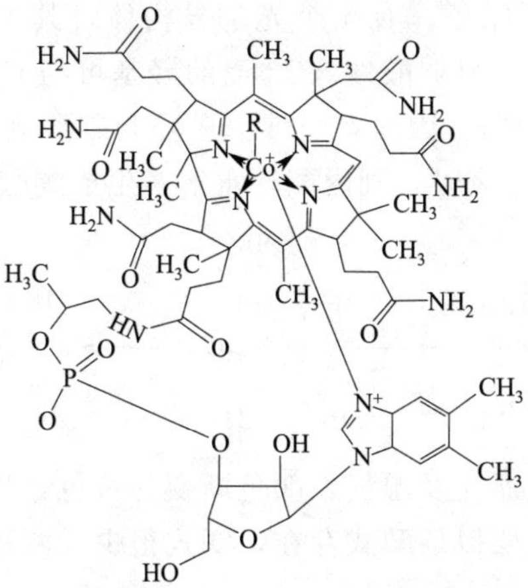

R=CN   氰钴胺
R=OH   羟钴胺

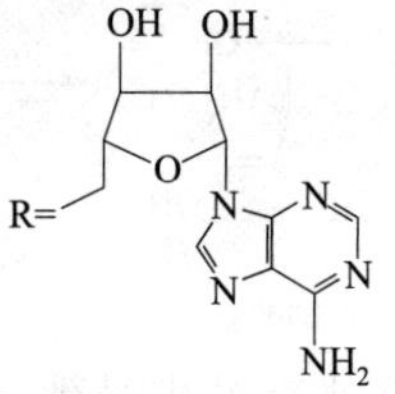

R= 腺苷（腺苷钴胺）

R=CH_3 甲钴胺

维生素 B_{12} 是一类含钴的咕啉衍生物，又称钴胺素（cobalamine）、抗恶性贫血维生素、动物蛋白因子和 LLD 因子等，是对人和动物有生物活性类咕啉（corrinoid）同工维生素的总称，是维生素中结构最为复杂的环系化合物。

本品在中性或弱酸性条件下稳定，在强酸或强碱中易分解，日光和氧化剂可将其破坏，但耐热性较好。

本品与叶酸的作用相互关联，当机体缺乏维生素 B_{12} 时，由于核酸和蛋白质合成受阻，会导致恶性贫血（巨幼红细胞贫血）、神经病变（精神障碍、痴呆）、幼儿和幼小动物生长发育迟缓、脂类代谢异常等。研究还发现维生素 B_{12} 能刺激某些微生物如乳酸乳杆菌（*Lactobacil lus lactis* Dorner）生长、防治病毒感染、保护机体免受放射线伤害、止痛、治疗自身免疫病和某些皮肤病、调节睡眠节律等。临床上主要用于治疗恶性贫血。

二、维生素 C 类

维生素 C   Vitamin C

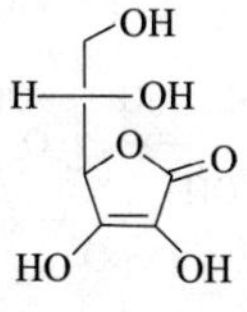

化学名为(R)-5-[(S)-1,2-二羟乙基]-3,4-二羟基-5H-呋喃-2-酮,又名抗坏血酸。

本品为白色结晶或结晶性粉末,无臭,味酸,易溶于水,水溶液显酸性,略溶于乙醇,不溶于三氯甲烷或乙醚。固体干燥维生素 C 较稳定,遇光及少量水分,颜色渐变微黄。故本品应避光、密封保存。

本品分子中有 2 个手性碳原子,有 4 个光学异构体,其中 L(+)-抗坏血酸效力最强。由于本品含有 2 个烯醇式羟基,显弱酸性。C2 上的羟基可与 C1 上的羰基形成分子内氢键,故 C2 羟基的酸性较 C3 羟基的弱。因此,当维生素 C 与碳酸氢钠或稀氢氧化钠溶液反应时,可生成 C3 烯醇钠盐;与强碱反应时,则内酯环水解,生成酮酸钠盐。

本品干燥固体较稳定,但遇光及湿气,颜色渐变为黄色,故应避光、密封保存。本品在水溶液中可发生互变异构,主要以烯醇式存在,酮式很少。两种酮式中,2-酮式较稳定而 3-酮式不稳定,易变成烯醇式结构。

连二烯醇结构具有很强的还原性,在水溶液中易被空气中的氧所氧化,生成去氢抗坏血酸。后者有同等的生物活性,两者间可以相互转化,故维生素 C 有氧化态(去氢抗坏血酸)和还原态(抗坏血酸)两种形式。

另外,弱氧化剂如硝酸银、氯化铁、碱性酒石酸铜、碘和碘酸盐及 2,6-二氯靛酚也能氧化维生素 C 成为去氢抗坏血酸。本品水溶液与 2,6-二氯靛酚试液作用,溶液颜色由红色变成无色;本品溶液中加入硝酸银试液,即产生黑色沉淀。以上反应可以用于维生素 C 的鉴别。

去氢抗坏血酸在氢碘酸、硫化氢等还原剂作用下，可被还原生成维生素C。

本品在酸性条件下即可被碘氧化，故可用碘量法进行含量测定。以新沸放冷的蒸馏水溶液，在乙酸的环境下，以淀粉为指示剂用碘液滴定，终点为蓝色。

本品水溶液在 pH 为 5.0~6.0 时稳定。在空气、光和热的影响下，维生素 C 分子中的内酯环可水解，并可进一步脱羧而生成糠醛，以致氧化聚合而呈色，这也正是维生素 C 在贮存过程中变色的主要原因。

因此，除密封、避光贮存外，溶液配制时应使用二氧化碳饱和过的水，并将 pH 控制在 5.0~6.0，还可加入 EDTA、焦亚硫酸钠或半胱氨酸等稳定剂。

维生素 C 具有广泛的生理作用。在体内能促进胶原蛋白和黏多糖的合成，使微血管致密，降低其通透性和脆性，增强机体抵抗力，促进伤口和骨折愈合。还能作为一些疾病（如心血管疾病、性疾病等）的辅助治疗药物，缓解某些药物的毒性作用等。此外，维生素 C 还可作为一种副作用极小的营养保健药物，用于激活 T 细胞，增加机体干扰素合成，限制肿瘤发展。

本品临床用于防治坏血病，增加机体抵抗力，预防冠心病和感冒，大量静脉注射可用于治疗克山病。

维生素 C 不仅是世界卫生组织和联合国工业发展组织共同确定的人类 26 种基本药物之一，也是一种重要的食品添加剂。可补足某些食品维生素 C 的不足，还利用它的强还原性用作食品的抗氧化剂，大量用于脂肪、油、冷藏食品、啤酒、葡萄酒、饮料等的保藏，在腌制食品中可减少亚硝酸的形成。此外，维生素 C 还可作为冷冻食品的保鲜剂、烘焙食品的烘焙剂以及饲料添加剂和催熟剂等。维生素 C 的商品形式有 L-抗坏血酸、L-抗坏血酸钠和 L-抗坏血酸钙。

三、叶酸

叶酸　Folic Acid

本品化学名为 N-[4-[（2-氨基-4-氧代-1,4-二氢-6-蝶啶）甲氨基]苯甲酰基]-L-谷氨酸，又名维生素 B_c，或维生素 M、蝶酰谷氨酸。

叶酸为黄色至橙黄色结晶性粉末，无臭，无味，不溶于水，可溶于氢氧化钠和或10%碳酸钠溶液中，为红细胞发育生长必需因子。其广泛存在于绿叶、酵母、蘑菇以及动物肝脏中，最初从菠菜叶中分离提取，现用化学合成方法制备。

叶酸族维生素包括6-羟基蝶呤、蝶酸、β-甲酰蝶酸等许多蝶啶衍生物，但有药用价值的是本品。

本品分子由三部分构成，这三部分分别为2-氨基-4-羟基-6-甲基蝶啶、对氨基苯甲酸和L-谷氨酸，其中前两部分合在一起被称作蝶酸。

2-氨基-4-羟基-6-甲基蝶啶　对氨基苯甲酸　　L-谷氨酸
　　　　　蝶酸
　　　　　　　叶酸

叶酸是物质代谢过程中催化一碳基团转移反应的辅酶的构成部分。叶酸在叶酸还原酶催化下，以还原型磷酸烟酰胺腺嘌呤二核苷酸（NADPH）为供氢体，经还原反应，形成四氢叶酸（FH_4）。四氢叶酸在各种生物合成反应中，以四氢叶酸辅酶的形式转移和利用一碳基团（如甲基、亚甲基、甲酰基等）。许多重要物质如嘌呤、嘧啶、核苷酸等的合成过程中，必须有四氢叶酸作为一碳基团的供体来参与。叶酸是骨髓红细胞成熟和分裂必需的物质。

临床用于治疗巨幼红细胞贫血、白血病，与维生素B_{12}合用治疗恶性贫血。叶酸与维生素C合用会减弱各自的作用，若因治疗贫血必须使用时，不得同时服用，应间隔至少半小时。叶酸最丰富的食物来源是动物肝脏、肾脏，其次是绿叶蔬菜、酵母等。同时，肠道细菌又能合成叶酸，故一般人类不易发生叶酸缺乏。但是，怀孕时由于对叶酸需求量增加，可能导致叶酸缺乏；肠道吸收不好，可导致继发性叶酸缺乏；几乎所有治疗癫痫的抗惊厥剂都能使血清中叶酸浓度下降而导致叶酸缺乏。

目标检测

一、单项选择题

1. 与人体视力有关，缺乏容易得夜盲症的脂溶性维生素是（　　）。
A. 维生素A　　B. 维生素B_1　　C. 维生素D　　D. 维生素K

2. 属于脂溶性维生素的是（　　）。
A. 维生素B_1　　B. 维生素A　　C. 维生素B_2　　D. 维生素C

3. 与人体骨骼有关，缺乏容易得骨质疏松的脂溶性维生素是（　　）。
A. 维生素A　　B. 维生素B_1　　C. 维生素D　　D. 维生素K

4. 维生素A原是（　　）。
A. β-胡萝卜素　　B. 花青素　　C. 固醇　　D. 磷脂

5. 肠道细菌可以合成下列哪种维生素（　　）。
A. 维生素A　　B. 维生素D　　C. 维生素E　　D. 维生素K

6. 维生素 D 的主要功能是（　　）。
   A. 调节钙、磷浓度，维持正常骨骼
   B. 调节钙、磷浓度，抗氧化
   C. 维持正常骨骼，保持红细胞完整性
   D. 维持正常骨骼和上皮组织的健全
7. 海产鱼的鱼肝油中的（　　）含量极为丰富，在防治佝偻病方面有重要意义。
   A. 维生素 A　　　B. 维生素 D　　　C. 维生素 C　　　D. 维生素 E
8. （　　）是一种很重要的自由基清除剂，会对人体机体的抗衰老产生重要的影响。
   A. 尼克酸　　　B. 维生素 C　　　C. 维生素 B_{12}　　　D. 维生素 E
9. 与甾体的结构比较相近的一类维生素是（　　）。
   A. 维生素 A　　　B. 维生素 B_1　　　C、维生素 C　　　D. 维生素 D_2
10. 维生素 A 见光不稳定，主要是由哪一部分结构所引起的（　　）。
    A. 多个双键的共轭系统　　　B. 羟基
    C. 羧基　　　D. 烯醇式结构
11. 维生素 K_3 注射液与 NaOH 作用，将出现（　　）。
    A. SO_2 气体　　B. 有色沉淀　　C. 溶解度增大　　D. 异构化
12. 维生素 A 制剂中常常加入少量维生素 E 的目的是（　　）。
    A. 增溶　　　B. 增效　　　C. 防水解　　　D. 抗氧化
13. 维生素 E 要做成醋酸酯来使用的原因是（　　）。
    A. 为了增强稳定性　　　B. 为了增强油溶性
    C. 为了避光　　　D. 为了耐高温
14. 不对药物水解速率起影响的外界因素有（　　）。
    A. 温度　　　B. 光　　　C. 溶剂　　　D. 浓度　　　E. 水分
15. 不易被氧化的药物结构有（　　）。
    A. 芳伯氨基　　　B. 巯基　　　C. 吩噻嗪类　　　D. 连二烯醇　　　E. 苷键
16. 下列药物所加入的抗氧剂不合理的是（　　）。
    A. 维生素 C 中加入焦亚硫酸钠　　　B. 盐酸普鲁卡因注射液中加入维生素 C
    C. 维生素 A 中加入维生素 E　　　D. 维生素 D 中加入维生素 C

二、比较选择题
   A. 维生素 B_1　　　B. 维生素 B_2　　　C. 两者都是　　　D. 两者都不是
1. 水溶性维生素（　　）
2. 脂溶性维生素（　　）
3. 可治疗唇炎、舌炎（　　）
4. 有酸碱两性（　　）
5. 具有氧化还原性（　　）
6. 具有荧光，加酸或碱荧光消失（　　）
   A. 核黄素　　　B. 维生素 C　　　C. 两者都是　　　D. 两者都不是
7. 水溶性维生素（　　）
8. 脂溶性维生素（　　）
9. 可治疗唇炎、舌炎（　　）
10. 有酸碱两性（　　）

11. 具有氧化还原性（　　）
12. 具有强还原性（　　）
13. 有水解性（　　）
14. 人体自身不能合成（　　）

三、配伍选择题

A. 开环胆甾　　B. 苯并二氢吡喃　　C. 壬四烯　　D. 连二烯醇

1. 维生素 E 的重要结构部分是（　　）。
2. 维生素 D_2 的重要结构部分是（　　）。
3. 维生素 A 的重要结构部分是（　　）。
4. 维生素 C 的重要结构部分（　　）。

四、多项选择题

1. 属于水溶性维生素的有（　　）。

A. 维生素 A　　　　　　　B. 维生素 C　　　　　　C. 维生素 K_3
D. 氨苄西林　　　　　　　E. 核黄素

2. 下面关于维生素 C 的叙述，正确的是（　　）。

A. 维生素 C 又名抗坏血酸
B. 本品有三个互变异构体，主要以烯醇式存在
C. 分子中有两个手性碳原子，故有 4 个光学异构体
D. 本品易被空气中的氧氧化生成去氢抗坏血酸

五、简答题

1. 维生素 C 在贮存中变色的主要原因是什么？
2. 维生素 A 为何不稳定？可以采取什么方法使维生素 A 不被破坏？
3. 为什么不能过量服用维生素？
4. 请简述维生素 A 的构效关系。
5. 人和动物所需要的维生素的来源是什么？

第十四章 药物的变质反应与代谢反应

研究药物的化学结构和理化性质,在药品生产、制剂、包装、贮存、调配和使用等环节控制药物的质量,保证药物的质量和药物的疗效,对安全用药起到非常重要的作用。药物的化学稳定性直接影响药品的质量,研究药物的化学稳定性变化,即变质反应,对于指导安全用药具有重要意义。

药物在进入人体内的转运过程(吸收、分布、排泄)中可发生代谢反应,使药物的化学结构发生变化,大多数引起药效的降低或丧失,也有少数药物的活性增强,药理作用发生改变,或使药物产生毒副作用,从而影响用药的安全性和有效性等。药物的代谢对药物的作用、副作用、毒性、给药剂量、给药方式、药物作用的时间、药物的相互作用等有较大的,甚至是决定性的影响。因此,药物代谢的研究对现有药物的合理使用有重大的意义,在新药研究和开发中有着重要的指导作用。

第一节 药物的变质反应

药物在生产、制剂、包装、贮存、调配和使用等过程中,由于自身结构发生变化或受到外界因素的影响都会引起变质反应,从而导致其药效下降,甚至产生毒副作用。因此,掌握药物的变质反应规律非常重要。药物的变质反应主要有水解反应、氧化反应、异构化反应、脱羧及聚合反应等。其中,最常见的是水解反应和氧化反应。

一、药物的水解反应

水的广泛存在和药物分子较多含有易水解基团,是使药物水解的主要原因。易被水解的基团主要包括盐类、酯类、酰胺类、酰肼类、酰脲类、苷类、醚类、卤烃类、肟类、腙类、多糖、多肽等。其中以盐类、酯类、酰胺类、苷类的水解最为常见。

（一）药物水解反应的类型

1. 盐类的水解

盐类药物的水解反应是指盐和水作用产生酸和碱的反应，一般是可逆反应，但如果生成的酸或碱难溶于水，则几乎可以完全水解。强酸强碱盐在水中只电离而不水解，强酸弱碱盐、强碱弱酸盐、弱酸弱碱盐在水溶液中均发生不同程度的水解反应。水解一般不发生变质，但是水解产生的沉淀会影响溶液的稳定性，从而影响制剂的使用。如强碱弱酸盐磺胺嘧啶钠水溶液吸收空气中的二氧化碳发生水解，生成磺胺嘧啶沉淀。

$$\text{磺胺嘧啶钠} \xrightarrow[CO_2]{H_2O} \text{磺胺嘧啶} \downarrow + NaOH$$

2. 酯类的水解

酯及内酯类药物在酸碱的催化下易水解。无机酸酯、有机酸酯及内酯类药物，易水解生成相应的酸和醇，或水解开环。

（1）无机酸酯 包括亚硝酸酯、硝酸酯、硫酸酯、磺酸酯及磷酸酯等。如盐酸普鲁卡因水解生成对氨基苯甲酸和二乙氨基乙醇。

盐酸普鲁卡因的水解反应

（2）有机酸酯 R-COOR′水解的难易程度与R、R′的结构有关。

① 含有低级脂肪酸酯的药物，如含有醋酸酯、丙酸酯、琥珀酸酯和对氨基甲酸酯结构，R空间位阻较小，易水解，如阿司匹林等。

② 芳香酸及芳香基取代的脂肪酸所生成的酯也易水解，如阿托品、后马托品、普鲁卡因、丁卡因、溴丙胺太林等均可水解。水解难易视R、R′的空间位阻的大小而定，空间位阻较大，则水解速率较慢。如普鲁卡因与徒托卡因，后者空间位阻较大，水解较前者难。

③ 内酯类药物，如维生素C、大环内酯类抗生素等，碱性条件下易水解开环。

3. 酰胺类的水解

酰胺类药物的水解与酯类的水解机制相似，产物为羧酸和氨基化合物。

（1）酰胺及内酰胺类 酰胺及内酰胺类药物水解生成相应的酸和胺或水解开环。酰胺类如对乙酰氨基酚、氯霉素等，青霉素类和头孢菌素等所含的β-内酰胺环，地西泮结构中所含的七元亚胺内酰胺环，属内酰胺类结构。该类药物在酸性或碱性溶液中受热易水解失效。

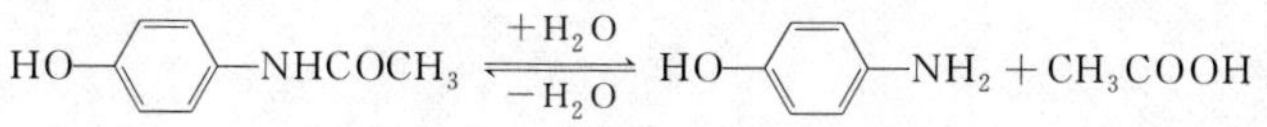

对乙酰氨基酚的水解反应

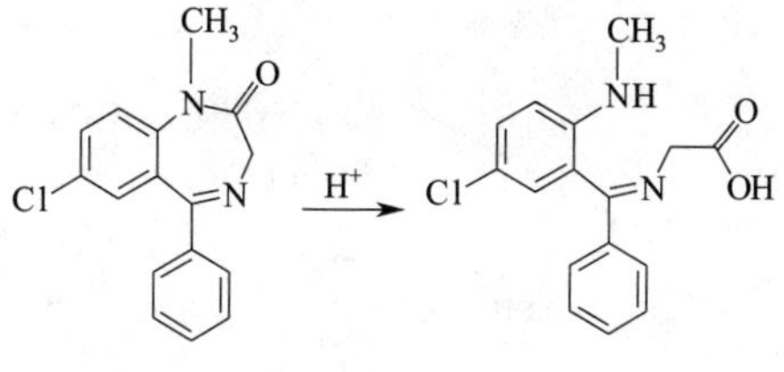

地西泮在酸性条件下 1,2 位的水解反应

(2) 酰脲及内酰脲类 如巴比妥类药物、苯妥英、咖啡因、甲苯磺丁脲等酰脲类药物也可水解。

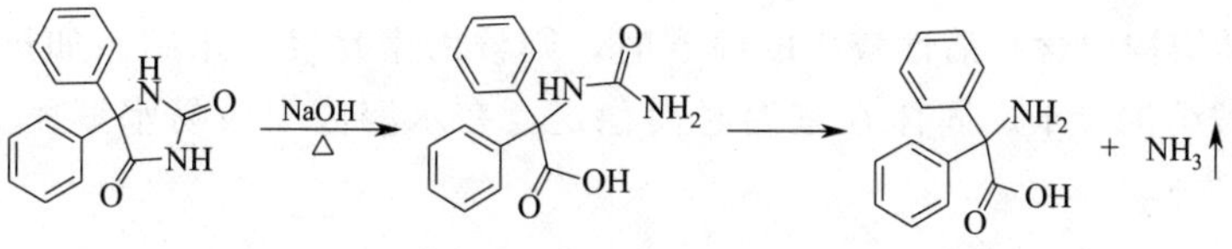

苯妥英的水解反应

(3) 酰肼类 如异烟肼水解后生成异烟酸和肼。

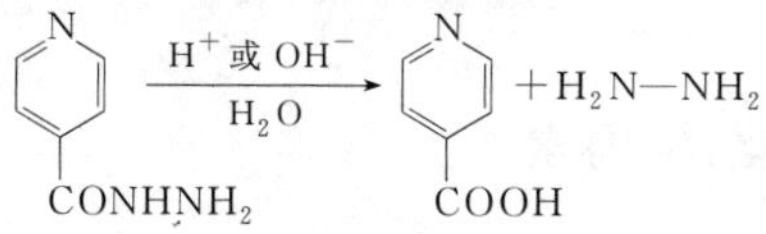

(4) 磷酰胺类 如环磷酰胺结构中的磷酰氨基不稳定、易分解，失去生物烷化作用。

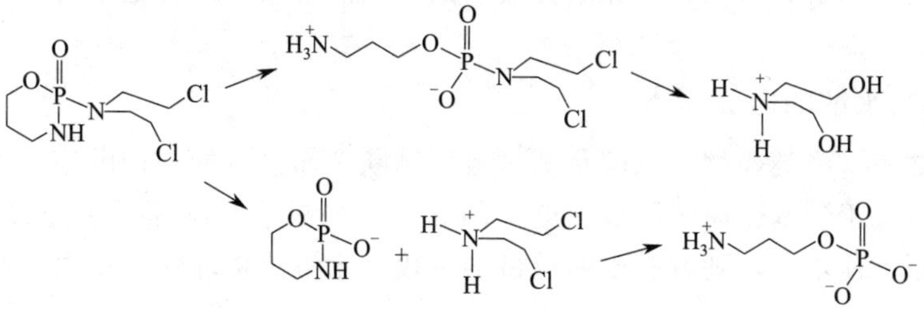

环磷酰胺的体内水解

4. 苷类和醚类的水解

苷类和醚类药物结构中有类似结构（R—O—R），在酶或酸性条件下易水解生成两分子含醇羟基的化合物。苷类一般均较易水解，如氨基醚类的苯海拉明、氨基糖苷类的抗生素硫酸链霉素、强心苷类的洋地黄毒苷等。

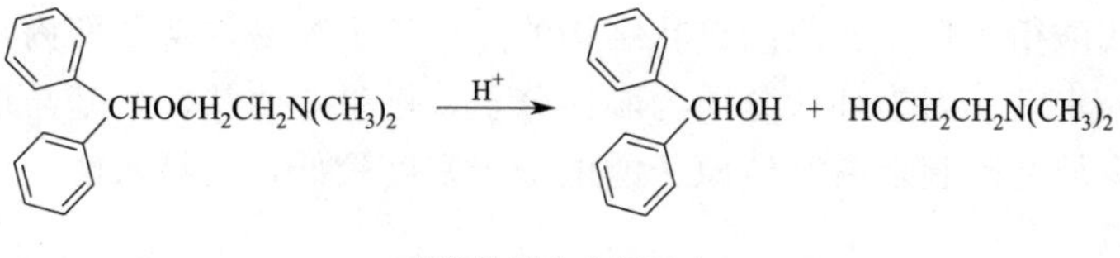

苯海拉明的水解反应

5. 肟类

肟类药物能在酸或碱性溶液中水解,如碘解磷定水溶液在 pH 值为 4~5 时最稳定,pH 值偏高或偏低均促进其分解,温度升高也加速分解。

碘解磷定的体内水解反应

6. 卤烃类

药物的化学结构中含有活性较大的卤素时,则该卤素易发生水解。如抗癌药盐酸氮芥,由于其 β-氯乙胺结构,干燥固体在室温时尚稳定,在水溶液中极易水解而失活,因而需制成粉针剂。

盐酸氮芥的水解反应

(二)影响药物水解的结构因素

药物结构中必须含有能被水解的官能团,在一定条件下才能发生水解反应。这些能被水解的官能团是药物水解的内因,外界条件是外因,应该将二者结合起来研究,才能取得规律性的认识。

1. 影响药物水解的内部因素

(1) 电性效应　酯类药物的水解是通过酰氧键断裂而进行的,羧酸衍生物(RCOX)的水解难易程度取决于羰基碳原子所带正电荷的大小。如果羰基碳原子上连接的 R 和 X 使羰基碳原子所带正电荷增大,则有利于亲核试剂进攻,水解速率加快;反之,则不利于亲核试剂进攻,水解速率减慢。

当 RCOX 的 R 相同而 X 不同时,离去酸酸性越强,越易水解。如离去酸的酸性强弱顺序是 $HX > RCOOH > ArOH > ROH > H_2NCONH_2 > H_2NNH_2 > NH_3$,所以羧酸衍生物类药物水解速率的快慢是:酰卤>酸酐>酚酯>醇酯>酰脲>酰肼>酰胺。

当 RCOX 的 R 不相同而 X 相同时,即不同羧酸与同一化合物组成的羧酸衍生物,羧酸的酸性强者易水解。

无机酸酯比羧酸酯易水解。因无机酸酯极性较大,易与水分子结合。

环状结构的羧酸衍生物比相应的链状结构的羧酸衍生物易水解,即内酯和内酰胺类易水解;稠环比单环易水解。因为环状分子为刚性分子,键呈弯曲状,酰基与所连接的原子不在同一平面,电子离域受限制,酰基碳原子的电子云密度较低,故易水解。

(2) 空间效应
① 邻助作用加速水解:若在酰基的邻近位有亲核基团时,能发生分子内亲核进攻,起

到催化作用而加速水解。如阿司匹林在中性水溶液中的水解，除酚酯容易发生水解外，还由于邻位羧基负离子的邻助作用。

② 空间位阻的掩蔽作用减慢水解速率：在水解基团邻位引入体积较大的非亲核性取代基时，会产生空间位阻效应，而使水解速率减慢。如利多卡因因酰胺键的邻位有两个甲基产生空间位阻而变得不易水解，哌替啶因空间位阻的掩蔽作用而使其稳定性增加。

利多卡因　　　　哌替啶

2. 影响药物水解的外界因素

(1) 水分的影响　水的存在是水解反应的必要条件，易水解的药物在生产、贮存和使用时应注意防水防潮，尤其在升温时更要注意。对一些易水解的药物应尽量考虑制成固体制剂如片剂、胶囊剂等。若需注射给药时，则应考虑制成粉针剂，如青霉素钠（钾）、环磷酰胺等。易水解的药物，贮存时应避免与潮湿空气接触。用塑料或金属膜分片包装是防水解的有效方法。

(2) 溶液酸碱性的影响　溶液的酸碱性对药物的水解影响很大，一般羧酸衍生物、卤烃类和多肽类等药物在强酸、碱性条件下易水解，而苷类、醚类和多糖类等在酸性条件下易水解。一般情况下，溶液的pH值增大，药物的水解反应速率加快。为防止或延缓药物的水解，通常加入缓冲剂将药物溶液的酸碱度调节至水解反应速率最小的pH（称为最稳定pH）。

(3) 温度的影响　药物水解速率随温度的增高而加快，加热时间愈长，分解愈多。在药物的生成和贮存中应注意控制温度，一般温度升高10℃，水解反应速率增加2~4倍。如制备半合成青霉素的酰化反应宜在低温进行，以防止β-内酰胺环的水解。除温度高低对水解速率有影响外，受热时间的长短，亦影响水解速率。注射剂灭菌温度和加热时间应根据药物溶液的稳定性而选择。

(4) 溶剂的影响　多数药物为弱酸或弱碱与相应的碱或酸所形成的盐，在水溶液中解离成离子，再被溶液中的氢离子或氢氧根离子催化水解。当药物离子与溶液中离子电荷相同时，溶剂的介电常数对其解离和水解有一定影响。如苯巴比妥钠在碱性溶液中先解离成负离子，与溶液中丰富的氢氧根离子电荷相同，当以介电常数比水小的60%丙二醇为溶剂，苯巴比妥钠的解离减少，水解减慢，其稳定性比以水为溶剂时高。

(5) 重金属离子的影响　一些重金属离子（如Cu^{2+}、Fe^{3+}、Zn^{2+}等）可促使药物（如青霉素钠、维生素C等）发生水解，为避免重金属离子对水解反应的催化作用，常加入金属离子配合剂乙二胺四乙酸二钠（EDTA）。

二、药物的氧化反应

很多药物具有还原性，易发生氧化反应。药物的氧化反应分为化学氧化反应和自动氧化反应。自动氧化基本上是由空气中的氧引发的游离基链式的自动氧化过程，多见于药物贮存过程的变质反应。化学氧化多为化学氧化剂引起的离子型氧化过程，常用于药物分析中的定性鉴别或含量测定等。

（一）自动氧化的结构类型

发生自动氧化的结构类型主要包括酚类（烯醇类）、醇类、芳伯胺类、巯基类、醛基类、肼及胺类、碳碳双键类、杂环类等。

1. 酚类

具有酚类（Ar—OH）结构的药物易发生自动氧化反应而生成有色的醌类化合物。如肾上腺素在空气中氧化为红色的肾上腺素红，进一步聚合为棕色的多聚物。

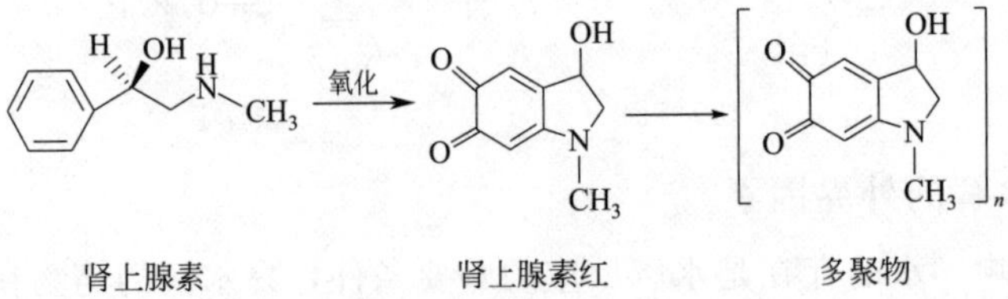

肾上腺素　　　　肾上腺素红　　　　多聚物

2. 烯醇类

具有烯醇类（RCH=CH—OH）结构的药物发生自动氧化与酚类相似。如维生素 C 的氧化。

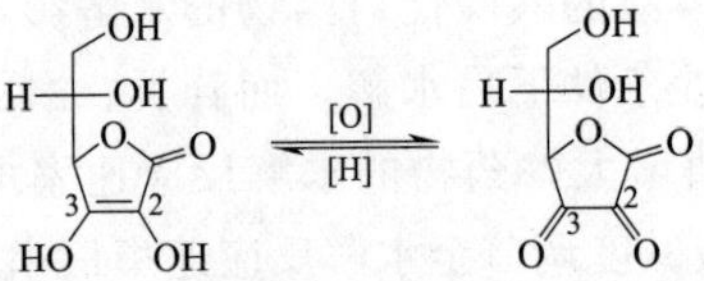

维生素C的氧化反应

3. 醇类

醇类的羟基一般只具有较弱的还原性，但有羰基、羟基、氨基等连接在有醇羟基碳链上时，则其还原性增强，较易被氧化，乃至被空气氧化。如丙羟茶碱、麻黄碱、可的松、甘露醇等。

芳伯胺类：具有芳伯氨基结构（Ar—NH$_2$）的药物易自动氧化为有色的醌类、偶氮和氧化偶氮类化合物。常见的有普鲁卡因、磺胺类药物等。

4. 巯基类

巯基具有还原性，具有巯基（R—SH）结构的药物易氧化为二硫化合物。常见的有卡托普利、巯嘌呤等。

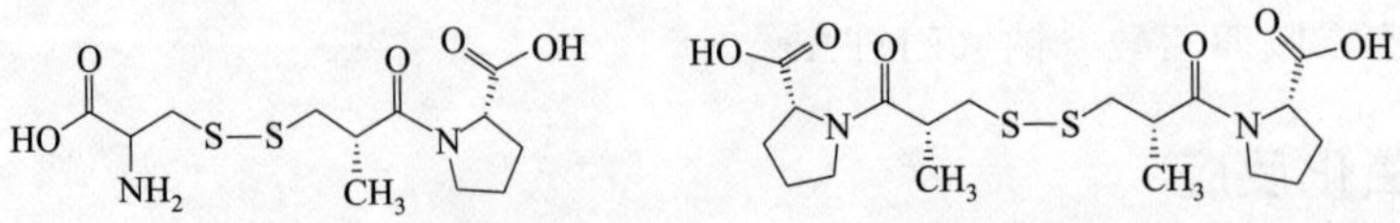

卡托普利的氧化产物（二硫半胱卡托普利二聚物）

5. 醛基类

具有 R—CHO 及 α-羟酮基（—COCH$_2$OH）氧化为酸衍生物，如链霉素、地塞米松。

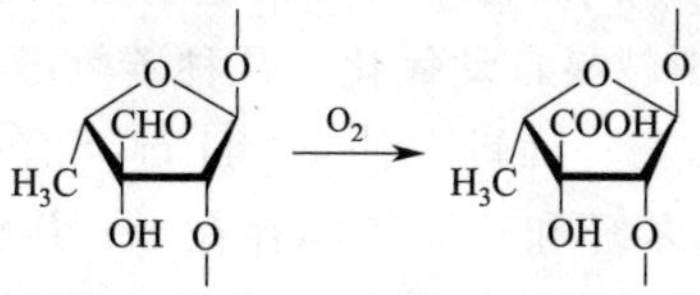

链霉素结构中链霉糖的醛基氧化反应

6. 肼及胺类

肼（—NH—NH$_2$）类及胺类等低氧化数的含氮药物，具有一定的还原性。如异烟肼、肼屈嗪、对氨基水杨酸钠、盐酸普鲁卡因、磺胺类药物等。

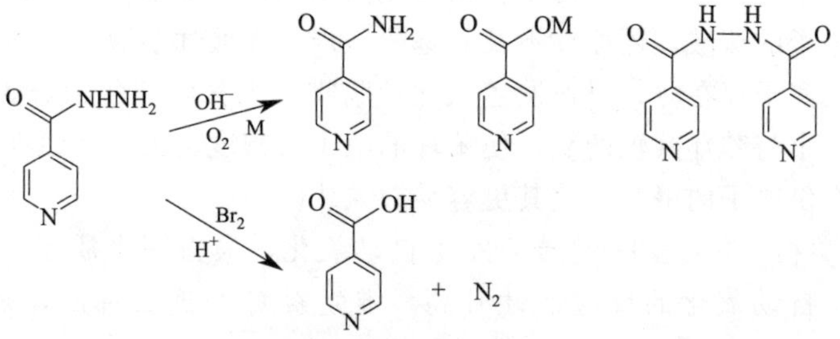

异烟肼在酸碱条件下的氧化反应

7. 碳碳双键类

具有碳碳不饱和双键的共轭双键体系药物易被氧化为环氧化物，如维生素 A、两性霉素 B，以及含有不饱和脂肪酸的药物如亚油酸，含蒎烯、萜烯等的挥发油（如松节油）等。

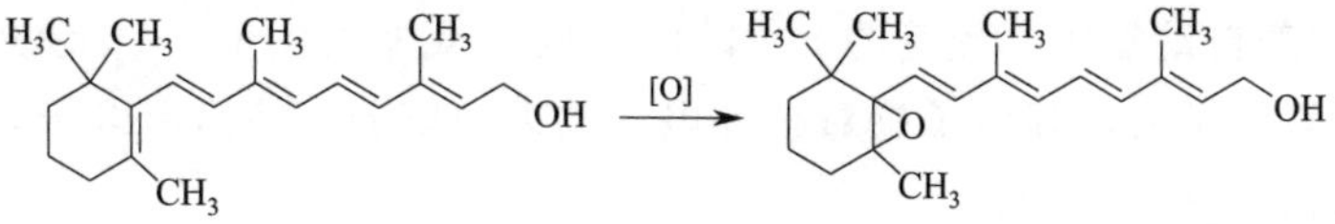

维生素 A 的自动氧化反应

8. 杂环类

含有呋喃环、噻吩环、噻唑环、吲哚环、吩噻嗪环等杂环结构的药物都能不同程度地被氧化，生成开环化合物、醌型化合物，或在杂原子上生成氧化物。如呋喃类药物在空气中易水解氧化成黑色聚合物。

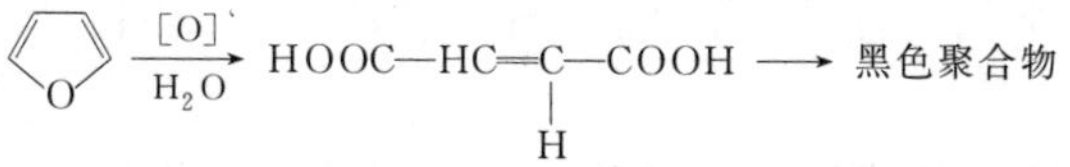

（二）影响药物氧化的因素

1. 影响氧化的结构因素

依据自动氧化机制，如果药物结构有利于形成 C—H 键的均裂和 O—H、N—H 和 S—H 键的异裂，则自动氧化反应就容易发生。

(1) C—H 键的自动氧化 不同结构中 C—H 键的解离能不同,通常 C—H 键的解离能越小,越易均裂生成自由基,则越易自动氧化。几种碳氢键发生自动氧化的活性顺序为:醛基 C—H 键>α 位 C—H 键>叔 C—H 键>仲 C—H 键>伯 C—H 键。

① 酚类易被氧化,是由于苯环和氧原子间存在 p-π 共轭,使电子云偏向苯环而 O—H 键易断裂,有利于形成苯氧负离子,故易发生异裂而自动氧化。苯环上若引入氨基、羟基、烷氧基及烷基等供电子基时,易发生自动氧化。苯环上若引入硝基、羧基、磺酸基及卤素原子等吸电子基,则较难发生自动氧化。

例如对羟基苯甲酸及其酯类(尼泊金等),因对位有吸电子基羟基或酯基取代,故还原性降低,自动氧化不易进行;酚类药物如肾上腺素、去甲肾上腺素、异丙肾上腺素、甲基多巴等为邻苯二酚衍生物,均比苯酚易于自动氧化而变色;对氨基水杨酸钠分子中,有供电子的氨基,又有吸电子的羧酸,还原性不及氨基酚,当其在酸性溶液中脱羧成氨基酚,还原性增强,特别在金属离子存在时,迅速发生氧化;吗啡、生育酚等药物分子中都具有酚羟基,又各在邻对位有一个与苯环共轭的氧,使苯环的电子云密度增大,还原性比苯酚强;生育酚的苯环上还有数个供电子的甲基,使其更容易被氧化。

② 烯醇与酚类相似,O—H 键异裂发生自动氧化,失去一个质子,生成烯氧负离子。在 pH 值增大时,自动氧化的反应活性升高。维生素 C 为连二烯醇,是这类药物的典型代表。

③ 醇的氧化不是 O—H 键的异裂或均裂,而是先在 α 位 C—H 键发生均裂。叔醇无 α 位 C—H 键,难发生氧化;仲醇比伯醇易氧化。

(2) N—H 键的自动氧化 胺类的 N—H 键可异裂氧化。芳胺比脂肪胺更容易自动氧化。常温下脂肪族胺不被空气氧化,而芳香族胺可被空气氧化成有色化合物。芳胺类药物中又以芳伯胺和肼基的还原性较强,易发生自动氧化。磺胺类药物具有芳伯氨基,能发生自动氧化,但因磺酰氨基的吸电子效应,自动氧化不如苯胺强。

(3) S—H 键的自动氧化 巯基的 S—H 键比酚类或醇类的 O—H 键更易自动氧化,因为硫原子半径比氧原子大,其原子核对核外电子约束力较弱,易给出电子,故巯基较酚羟基或醇羟基更易氧化。

2. 影响氧化的外界因素

影响自动氧化的外界因素主要有氧气、光线、温度、酸碱度、重金属离子等。

(1) 氧气 氧气是发生自动氧化的必要条件。应避免具有还原性的药物与氧接触,可以用安瓿充惰性气体(常用的有 N_2 和 CO_2 等),药物应密封密闭保存,注射用水可用预先煮沸排氧或加适当抗氧剂等措施防止氧化。

常用的水溶性的抗氧剂有硫酸氢钠、焦亚硫酸氢钠、亚硫酸钠、硫代硫酸钠、硫脲、半胱氨酸和维生素 C 等。常用的油溶性的抗氧剂有没食子酸丙酯、氢醌、维生素 E 和二叔丁基对甲基苯酚。

(2) 光线 日光中的紫外线能加速药物的自动氧化,且光的热辐射会导致温度升高而加速药物氧化。药物对光线是否敏感,与药物的化学结构有关。结构中具酚羟基、共轭双键、吩噻嗪母环等的药物,均易受光线影响而氧化变质。如肾上腺素注射液见光后可逐渐由无色变成粉红色,最后变为棕黑色;维生素 B_2 干燥时稳定,在密封、室温、避光下贮存 5 年无明显变化,而注射液在碱性溶液中遇光产生光化黄,在中性或酸性溶液中遇光生成光化色素;氯丙嗪的自动氧化与光照密切相关,5%氯丙嗪以 10%氢氧化钾调至 pH 值 7 以上,在日光照射下，可测知吸氧量随时间而增加，停止光照则吸氧停止，继续照射吸氧又随时间增加。因此，易氧化的药物均应避光保存，使用棕色玻璃瓶或遮光容器盛放贮存是防止氧化的有效措施之一。

(3) 温度　温度升高会加速自动氧化。温度升高 10℃，氧化反应数倍加速。因此，易氧化药物的制剂要选择不加热或低温度的灭菌条件，宜采用蒸汽灭菌法，有的甚至采用间歇灭菌法。药品宜贮存在阴凉处，易氧化变质的药物宜低温保存。

(4) 酸碱度　自动氧化一般在碱性条件下易发生，在酸性条件下药物较稳定。故延缓氧化的有效方法通常是将药物溶液酸碱度调至最稳定状态下的 pH 值。

(5) 重金属离子　金属离子来自原料、辅料、容器或溶剂，常对某些药物的自动氧化起催化作用，其中尤其以 Cu^{2+}、Fe^{3+}、Pb^{2+}、Mn^{2+} 等的影响较为突出。金属离子微量存在即对氧化反应起催化作用，如 Cu^{2+} 在 0.06×10^{-6} mol/L 时就可催化维生素 C 的自动氧化。通常可以在药物溶液中添加 EDTA 等配合剂来掩蔽重金属离子，以消除或减弱其催化作用。

(6) 溶剂极性　溶剂极性的大小对一些药物的自动氧化有一定影响。如维生素 C 在 Cu^{2+} 催化下的自动氧化速率常数与溶剂极性呈线性关系，极性增大，氧化速率加快。

(7) CO_2 对药物稳定性的影响　空气中的二氧化碳极易溶于水生成碳酸。药物的水溶液吸收了空气中的二氧化碳后，生成的碳酸会与药物发生反应，引起药物酸碱度的改变、产生沉淀、浑浊或变质，从而影响药物质量。

① CO_2 溶于水产生的碳酸，可以使水溶液的酸性增强，改变药物的酸碱度。

② 某些药物吸收 CO_2 后引起分解，如硫代硫酸钠注射液吸收 CO_2 后分解，析出硫沉淀；碘化钠或碘化钾水溶液吸收 CO_2 后分解生成氢碘酸，继而被空气氧化析出游离碘使溶液变黄。

③ CO_2 导致药物水溶液发生沉淀。其主要原因是：二氧化碳溶于水生成碳酸，使一些酸性低于碳酸的弱酸强碱盐析出游离的难溶性弱酸。如氢氧化钙溶液及氯化钙注射液极易吸收 CO_2 而产生 $CaCO_3$ 沉淀；磺胺类的钠盐注射液、巴比妥类的钠盐注射液、苯妥英钠注射液等均可吸收 CO_2 而析出游离体沉淀。

④ 固体药物在吸收二氧化碳的同时也吸收水分，在药物的表层发生化学反应，使一些碱性金属氧化物生成碱式碳酸盐。如氧化锌可吸收二氧化碳及水分转变成碱式碳酸锌。

三、药物的其他变质反应

(一) 异构化反应

某些药物在光照、受热及溶液 pH 值改变时会发生顺反异构、旋光异构和差向异构等异构化反应，从而导致药物变质、疗效降低，甚至产生毒副作用。如四环素在 pH 值为 2~6 时易发生差向异构化，生成无抗菌活性的差向异构体。

(二) 脱羧、脱水反应

某些药物受酸、碱等因素影响，会发生脱羧或脱水反应而变质。如普鲁卡因水解生成对氨基苯甲酸，然后在一定条件下进一步脱羧成有毒的苯胺；吗啡和红霉素遇酸可发生脱水反应等。

普鲁卡因 →(水解) → →(脱羧)→ 苯胺（有毒）

（三）聚合反应

聚合反应也是常见的药物变质反应。药物发生聚合反应常会产生沉淀或变色等现象，影响药物的使用和疗效。如氨苄青霉素在一定条件下易聚合成大分子聚合物，从而导致机体发生过敏反应。

第二节 药物的代谢反应

当药物进入机体后，一方面药物对机体产生许多生理作用，即药效和毒性；另一方面，机体对药物也产生作用，即对药物进行吸收、分布、代谢和排泄。

药物代谢也称生物转化，是指药物被机体吸收后，在体内各种酶的催化作用下发生化学变化，使药物的极性和水溶性增加，再通过人体排泄系统排出体外的过程。

药物的代谢反应分为第Ⅰ相代谢和第Ⅱ相代谢。第Ⅰ相代谢是指药物进行官能团化的反应，通过氧化、还原、水解等反应后，药物分子中引入或暴露出羟基、氨基、巯基、羧基等极性基团，从而使药物水溶性增加，易于排泄。第Ⅱ相代谢又称为结合反应，将第Ⅰ相代谢中药物产生的极性基团与体内的内源性极性分子经共价键结合生成极性大、易溶于水的结合物，以利于排泄。但有一些药物不经第Ⅱ相代谢，仅第Ⅰ相代谢后即排出体外；同样也有一些药物不经第Ⅰ相代谢，直接进行第Ⅱ相代谢而排出体外。

一、第Ⅰ相的代谢反应

第Ⅰ相的代谢反应主要包括氧化反应、还原反应、水解反应等。

（一）氧化反应

氧化反应是指在CYP450酶系、单加氧酶、过氧化物酶等酶的催化下进行的反应，它包括失去电子、氧化反应、脱氢反应等。

1. 芳环的氧化

含芳环药物的氧化是在CYP450酶系催化下进行，芳香化合物首先氧化成环氧化合物，再经重排生成酚，或被环氧合酶水解生成二羟基化合物。环氧化合物可与体内的谷胱甘肽（GSH）生成硫醚，或与体内生物大分子如DNA或RNA中亲核基团反应，生成共价键化合物，而使大分子失活，产生毒性，甚至在一定条件下可致癌或引起肝坏死。

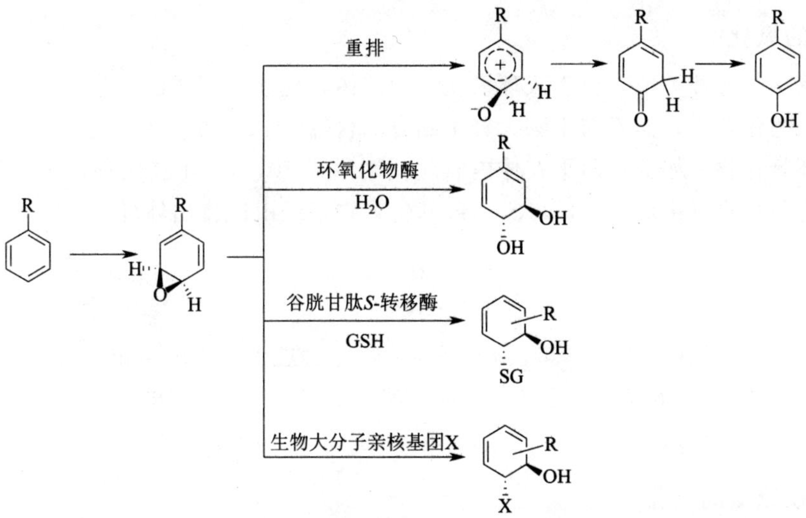

含芳环药物的氧化代谢是以生成酚的代谢产物为主，芳环上取代基的性质对羟基化反应有较大的影响。如芳环上有吸电子取代基时则削弱反应进行，在取代基的间位生成酚羟基。如果是强吸电子基取代的芳环药物如丙磺舒，则不发生芳环的氧化代谢。

当药物结构中同时有两个芳环存在时，一般只有一个芳环发生氧化代谢如苯妥英和保泰松。若两个芳环的取代基不一样，氧化代谢反应多发生在电子云密度较大的芳环上。因为供电子取代基能使反应容易进行，取代基的对位或邻位生成酚羟基如地西泮，氧化发生在 5 位苯环上的对位，而含氯原子的苯环则不易被氧化。

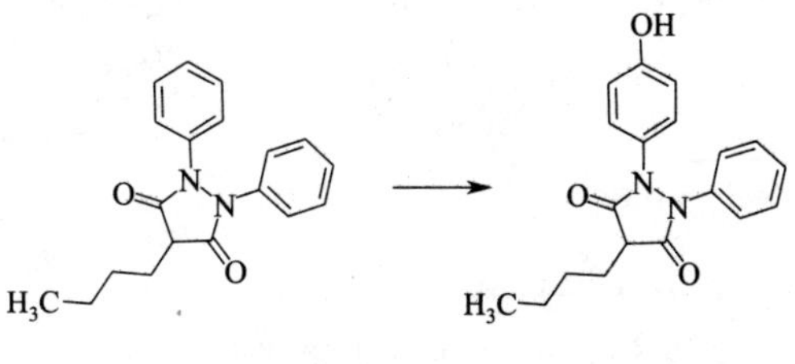

保泰松 → 羟基保泰松

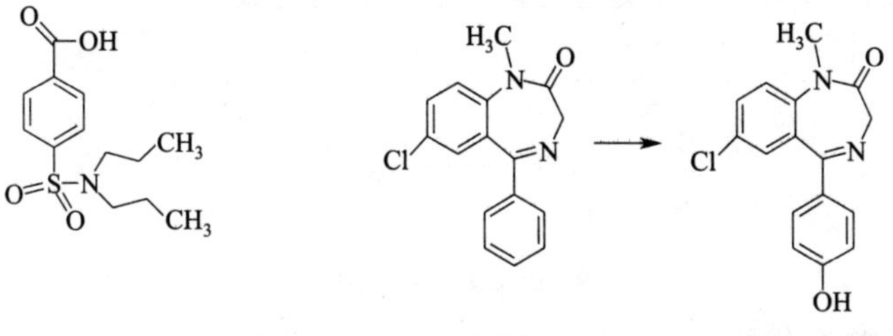

丙磺舒　　地西泮 → 羟基地西泮

含芳杂环的药物，也容易在环上发生羟基化。如 6-巯基嘌呤的代谢物是 2，8-二羟基-6-巯嘌呤。

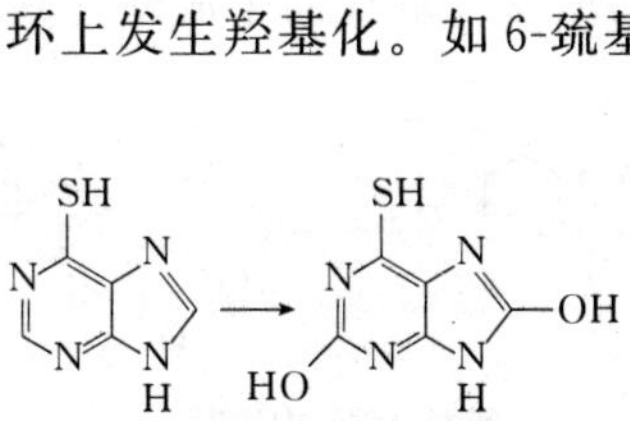

6-巯基嘌呤体内代谢过程

2. 烯烃的氧化

烯烃的氧化与芳环类似，也生成环氧化物中间体，但该中间体的反应性较小，进一步代谢生成反式二醇化合物，而不与生物大分子结合。含烯烃的药物会在氧化酶作用下把碳碳双键氧化生成环氧化物。如卡马西平在体内氧化代谢生成 10，11-环氧化物，该环氧化物是活性代谢物，进一步水解生成 10S，11S-二羟基化合物，经由尿排出体外。

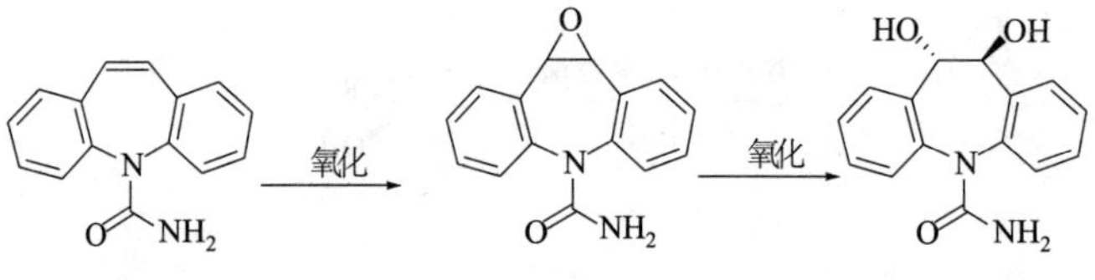

3. 饱和碳原子的氧化

饱和烷烃类药物经 CYP450 酶系氧化后，先生成含自由基的中间体，再转化成羟基化合物，或脱氢生成烯烃化合物。

(1) 长碳链的烷烃氧化　长碳链的烷烃常在碳链末端甲基上氧化生成羟基，羟基化合物可被脱氢酶进一步氧化生成羧基，称为 ω-氧化。氧化还会发生在碳链末端倒数第二位碳原子上，称 ω-1 氧化。如抗癫痫药丙戊酸钠经过 ω-氧化生成 ω-羟基丙戊酸钠和丙基戊二酸钠；经 ω-1 氧化生成 2-丙基-4-羟基戊酸钠。

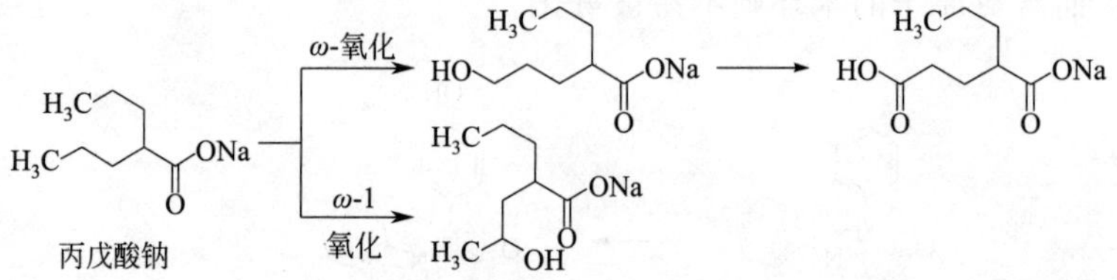

丙戊酸钠的代谢过程

烷烃化合物除了 ω-氧化和 ω-1 氧化外，还会在有支链的碳原子上发生氧化生成羟基化合物。如异戊巴比妥的氧化，在有支链的碳原子上氧化生成羟基。

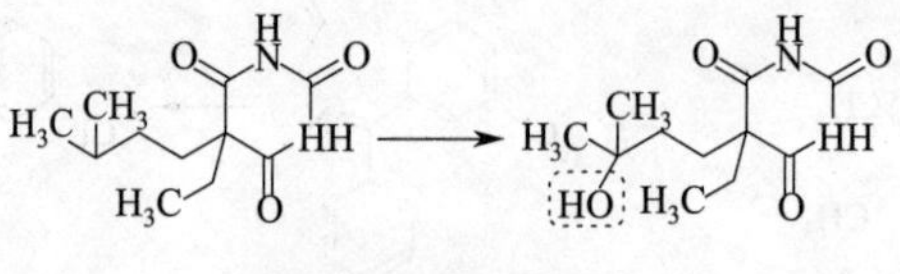

异戊巴比妥的体内代谢

取代的环己基药物在代谢时，一般是环己基的 C-3 及 C-4 位上氧化生成羟基化合物，并有顺、反立体异构体。如降血糖药醋酸己脲代谢生成环己基 4-羟基化合物。

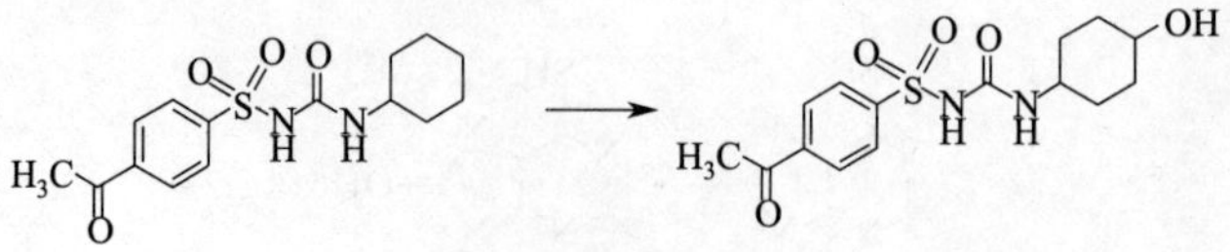

醋酸己脲体内代谢

（2）和 sp² 碳原子相邻碳原子的氧化　和 sp² 碳原子相邻碳原子易发生氧化生成羟基化合物，这类碳原子主要有羰基的碳原子、苄位碳原子及烯丙位的碳原子。

① 羰基的 α 碳原子易被氧化，如镇静催眠药地西泮，氧化代谢生成替马西泮。

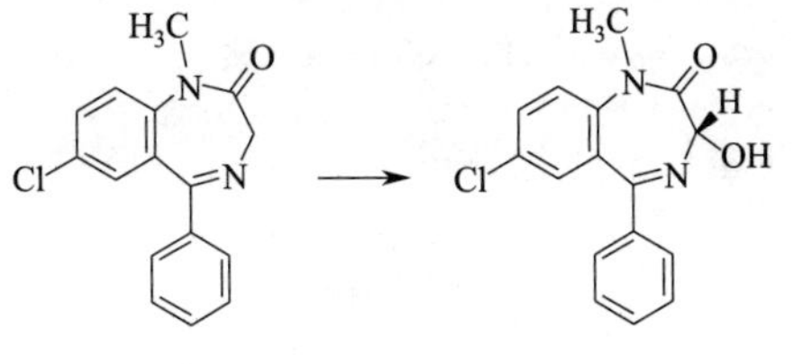

地西泮　　　　　替马西泮

② 苄位碳原子氧化：苄位碳原子氧化生成苄醇，醇可进一步氧化成羧酸或酮。如降血糖药甲苯磺丁脲先氧化代谢生成苄醇，进一步氧化成羧酸。

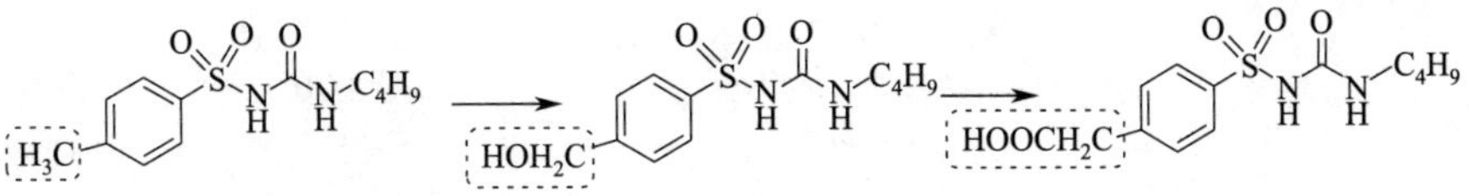

甲苯磺丁脲的体内代谢

③ 烯丙位的碳原子氧化：烯丙位的碳原子容易氧化生成羟基。如镇痛药喷他佐辛的烯丙基的双键上有两个甲基，氧化代谢生成两个产物，顺式羟甲基化合物和反式羟甲基化合物。

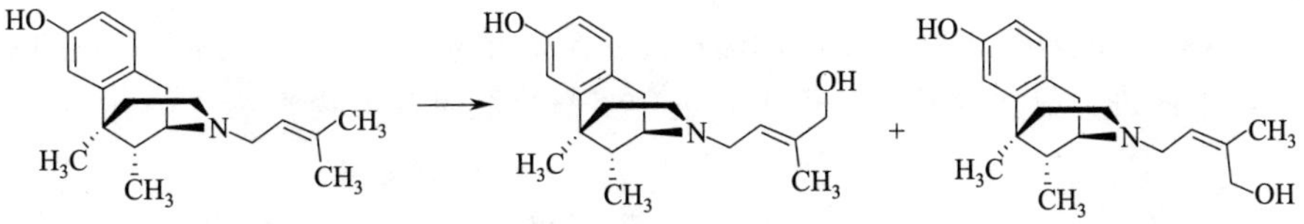

喷他佐辛　　　　　顺式羟基物　　　　　反式羟基物

4. 含氮化合物的氧化

含氮药物的氧化代谢主要发生在两个部位：一是在和氮原子相连接的碳原子上，发生 N-脱烷基化和脱氨反应；另一个是发生 N-氧化反应。

（1）N-脱烷基化和脱氨反应　此反应的本质都是碳-氮键的断裂，条件是与氮原子相连的烷基碳原子上应有氢原子，该 α-氢原子被氧化成羟基，生成的 α-羟基胺是不稳定中间体，会发生自动裂解。N-脱烷基代谢是胺类药物主要和重要代谢途径之一。叔胺和仲胺氧化代谢后产生两种以上产物，伯胺代谢后只产生一种产物。

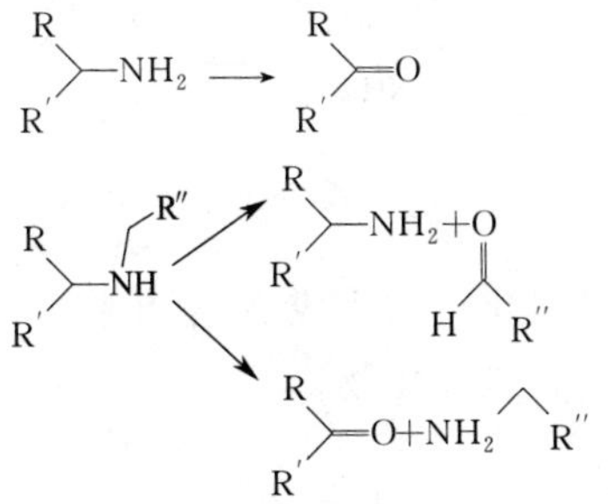

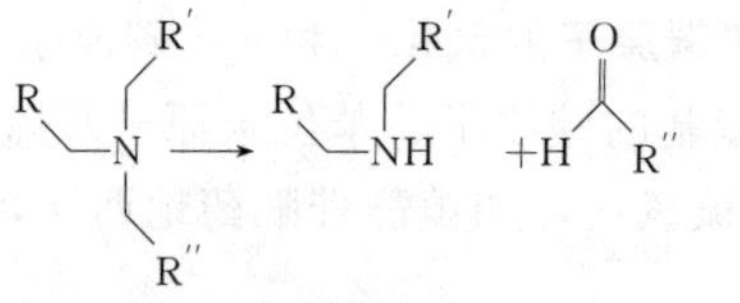

胺类化合物的氧化代谢

如普萘洛尔是经两种不同途径氧化代谢的。

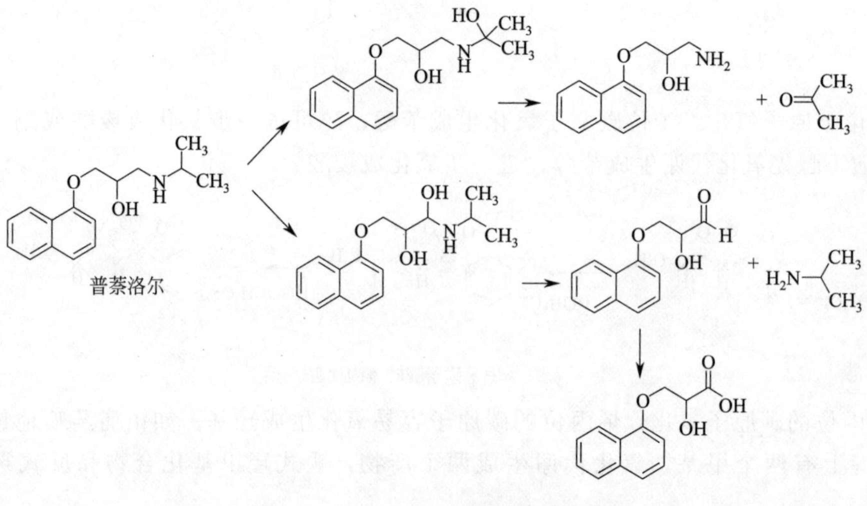

普萘洛尔的代谢途径

氯胺酮（ketamine）为甲基仲胺，代谢后先生成脱甲基产物。后者由于氨基的 α-碳原子为叔碳原子，不能进行氧化羟基化，得不到进一步氧化脱氨基产物。

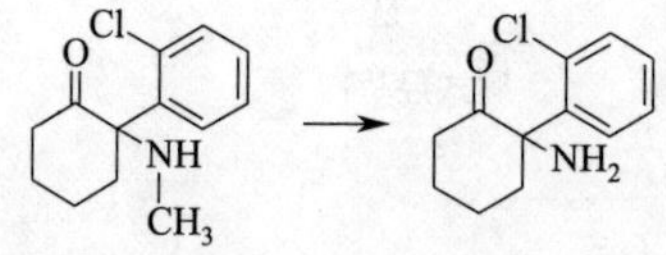

(2) N-氧化反应 胺类药物在体内氧化代谢生成稳定的 N-氧化物，主要是指叔胺和含氮芳杂环，而伯胺和仲胺类药物的这种氧化代谢通常较少。伯胺和仲胺结构中若无 α-氢原子，则氧化代谢成羟基胺、亚硝基或硝基化合物。酰胺类化合物的氧化代谢也与之相似。如胍乙啶的氧化代谢。

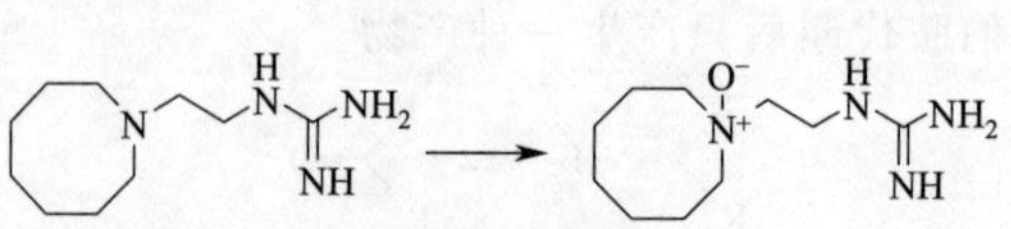

胍乙啶的N-氧化代谢

伯胺和仲胺类化合物也可氧化代谢生成 N-氧化物，但生成的 N-氧化物不稳定，会进一步发生氧化反应，生成一系列含氮氧化物。

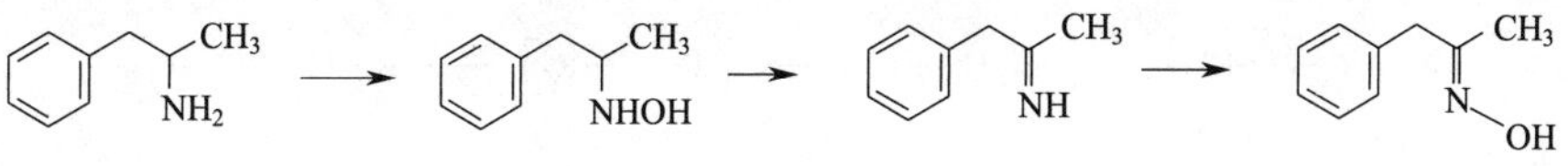

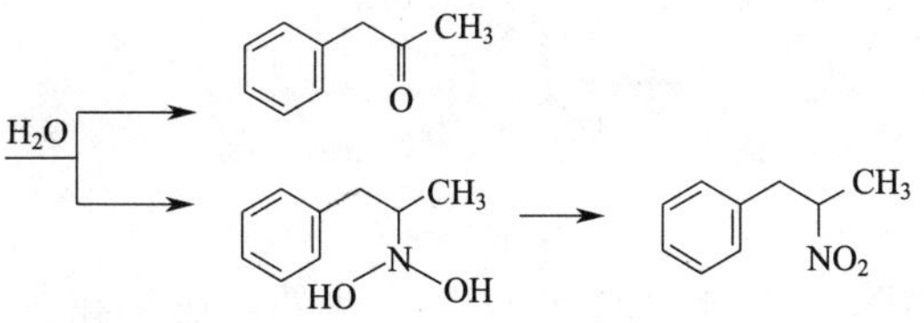

5. 含氧化合物的氧化

该类药物主要有醚类、醇类。醚类药物在微粒体混合功能酶的催化下，进行 O-脱烷基化反应，生成醇或酚以及羰基化合物，其 O-脱烷基化机制与 N-脱烷基化机制一样。首先在氧原子的 α-碳原子上进行氧化羟基化反应，然后 C—O 键断裂，脱烃基生成羟基化合物（醇或酚），以及羰基化合物。

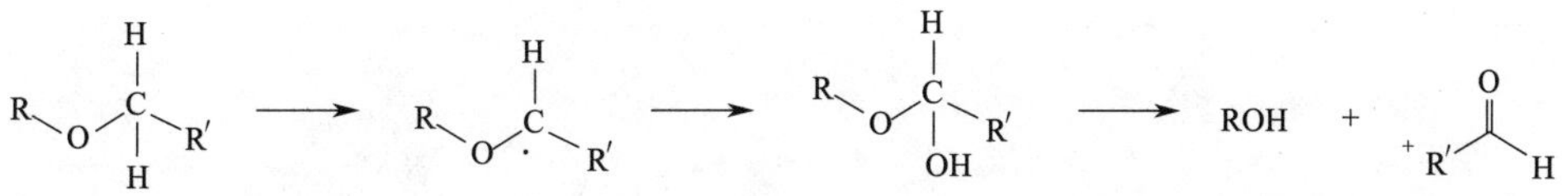

如镇咳药可待因经 O-脱烷基化后生成吗啡。醇类药物在体内氧化代谢成相应的羰基化合物。大部分伯醇在体内容易被氧化生成醛，进一步氧化生成羧酸。仲醇有些可被氧化生成酮，也有不少仲醇不经氧化和叔醇一样经结合反应直接排出体外。

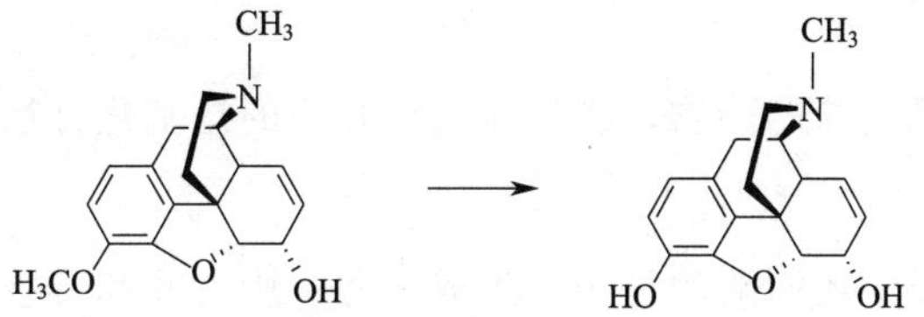

可待因 → 吗啡

6. 含硫化合物的氧化

该类药物主要有硫醚、含硫羰基化合物、亚砜和砜类等，该类药物主要经历 S-脱烷基、氧化脱硫和 S-的氧化等氧化代谢反应。

（1）S-脱烷基 芳香族或脂肪族的硫醚通常在 CYP450 酶系的作用下，经氧化 S-脱烷基生成巯基和羰基化合物。如抗肿瘤药 6-甲巯嘌呤经氧化代谢脱 6-甲基得巯嘌呤。

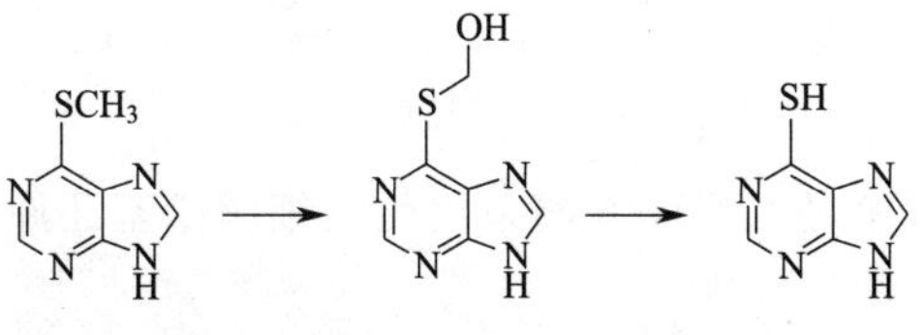

6-甲巯嘌呤 → 巯嘌呤

（2）氧化脱硫 氧化脱硫反应是指碳-硫双键（C=S）和磷-硫双键（P=S）的化合物经氧化代谢后生成碳-氧双键（C=O）和磷-氧双键（P=O）。如硫喷妥经氧化脱硫生成戊巴比妥。

$$R-\underset{S}{\overset{}{C}}-R' \rightleftharpoons \left[R-\underset{SO}{\overset{}{C}}-R'\right] \rightarrow \left[R-\underset{SO_2}{\overset{}{C}}-R'\right] \rightarrow R-\underset{O}{\overset{}{C}}-R'$$

硫喷妥   戊巴比妥

(3) S-氧化反应 硫醚类药物除发生氧化脱 S-烷基代谢外,还会在黄素单加氧酶或 CYP450 酶的作用下,氧化生成亚砜,然后进一步氧化生成砜。

$$R\overset{S}{\underset{}{\diagdown}}R' \rightleftharpoons R\overset{O}{\underset{}{\overset{\parallel}{S}}}R' \rightarrow R\overset{O}{\underset{O}{\overset{\parallel}{\underset{\parallel}{S}}}}R'$$

如抗精神失常药硫利达嗪,经氧化代谢后生成亚砜化合物美索达嗪。

硫利达嗪   美索达嗪

(二) 还原反应

含有羰基、硝基、偶氮基的药物,经代谢生成相应的羟基化合物和氨基化合物。

1. 羰基的还原

酮羰基通常在体内经酮还原酶的作用,生成仲醇。脂肪族和芳香族不对称酮羰基在酶的催化下,立体专一性还原生成一个手性羟基,主要是 S-构型,即使有其他手性中心存在也是这样。如美沙酮 6 位 S 经代谢后生成 $3S$,$6S$-α-(-)-美沙酮。

美沙酮 $3S,6S$-α-(-)-美沙酮

2. 硝基的还原

芳香族硝基在代谢过程中经 CYP450 酶系消化道细菌硝基还原酶的作用下,还原生成芳香氨基。

$$R-NO_2 \underset{O_2^-}{\overset{e^-}{\rightleftharpoons}} R-NO_2^{\cdot -} \xrightarrow[2H^+]{2e^-} R-NO \rightarrow \left[R-\overset{H}{\underset{}{N}}-\overset{\cdot}{O}\right] \xrightarrow[H^+]{e^-} R-NHOH \rightarrow RNH_2$$

如硝基呋喃类的抗菌药呋喃西林在还原中得到 5-羟氨基衍生物和 5-氨基衍生物,后者

不稳定，会引起呋喃环开环失效。

3. 偶氮化合物的还原

偶氮基的还原在很多方面和硝基还原相似，该反应也是在 CYP450 酶系、NADPH-CYP450 还原酶及消化道某些细菌的还原酶的催化作用下进行。氧的存在通常会抑制还原反应进行。还原时，偶氮键先还原生成氢化偶氮键，最后断裂生成两个氨基。

$$Ar-N=N-Ar' \xrightleftharpoons[O_2^-]{e^-/O_2} Ar-\dot{N}-\bar{N}-Ar' \xrightarrow{e^-/2H^+} ArNH-NHAr' \xrightarrow{2e^-/2H^+} ArNH_2 + Ar'NH_2$$

如抗溃疡性结肠炎药物柳氮磺吡啶在肠中被肠道细菌还原代谢生成磺胺吡啶和 5-氨基水杨酸，两个代谢物均有抗菌作用。

柳氮磺吡啶 磺胺吡啶 5-氨基水杨酸

（三）水解反应

水解反应是酯类和酰胺类药物在体内代谢的主要途径。如含有羧酸酯、磺酸酯、硝酸酯、酰胺等结构的药物在体内代谢生成相应的酸、醇或胺。酯和酰胺的水解可以在酯酶和酰胺酶的催化下进行。体内酯酶和酰胺酶的水解也有立体专一性。

$$RO-\overset{O}{\underset{}{C}}-R_1 \longrightarrow R-OH + R_1COOH$$
$$R-ONO_2 \longrightarrow R-OH + HNO_3$$
$$R-OSO_3H \longrightarrow R-OH + H_2SO_4$$
$$RHN-\overset{O}{\underset{}{C}}-R_1 \longrightarrow R-NH_2 + R_1COOH$$

酯类和酰胺类水解

阿司匹林可在体内所有的组织中水解生成水杨酸和乙酸。

酯基的水解代谢也受立体位阻的影响，立体位阻的存在使水解速率降低，有时还不能水解。如阿托品，用于人体后，发现有 50% 的药物以未水解的原形药物从尿中排出。

酰胺比酯更稳定而难以水解。局麻药普鲁卡因和抗心律失常药普鲁卡因胺相比较，普鲁卡因很快被水解，而普鲁卡因胺水解速率慢，约 60% 的药物以原形从尿中排出。

普鲁卡因　　　　　　　　普鲁卡因胺

利用酯和酰胺在体内可进行水解代谢的性质，可将含具有刺激作用的羧基、不稳定的羟基或醇羟基设计成前药，在体内经水解，释放具有活性的药物。制成前药可减少药物的刺激性，增加稳定性，或延长药物的作用时间。

二、第 II 相的代谢反应

第 II 相的代谢反应又称结合反应，指在转移酶的催化下将内源性的极小分子（如葡糖醛酸、硫酸、氨基酸或谷胱甘肽等）结合到药物或第 I 相的代谢物中。通过结合使药物失去活性，以及有利于其水溶性增加，易从尿或胆汁中排泄。

（一）葡糖醛酸的结合

与葡糖醛酸的结合是药物代谢中最普遍的结合反应，葡糖醛酸能与羟基、羧基、氨基、巯基的小分子结合，形成 O-葡糖醛酸苷结合物、N-葡糖醛酸苷结合物、S-葡糖醛酸苷结合物。经过结合后，药物失去活性转化为易溶于水的代谢物，以利于从尿或胆汁中排出体外。

含有羟基的药物形成醚型的 O-葡糖醛苷酸，如吗啡；含羧基的药物，可生成酯型葡糖醛酸苷，如吲哚美辛；含氨基药物形成 N-葡糖醛酸苷，如磺胺类药物；含巯基的药物形成 S-葡糖醛酸苷，如丙硫氧嘧啶。

吗啡葡糖醛酸苷　　吲哚美辛葡糖醛酸苷　　磺胺葡糖醛酸苷　　丙硫氧嘧啶葡糖醛酸苷

由于含羟基、羧基的药物及可通过官能团代谢得到羟基和羧基的代谢产物的药物较多，且体内的葡萄糖醛酸的来源丰富，所以该过程是这些药物主要的代谢途径。

（二）与硫酸的结合

具有羟基、氨基、羟氨基的药物或代谢物在磺基转移酶的催化下，由体内活化型的硫酸化剂 $3'$-磷酸腺苷-$5'$-磷酰硫酸（PAPS）提供硫酸基，结合生成硫酸酯。该结合产物水溶性增大，毒性降低，易排出体外。例如含酚羟基化合物、甾类激素、儿茶酚胺（肾上腺素）、甲状腺素等与硫酸结合。

(三)与氨基酸的结合

含有芳香羧酸、芳乙酸和杂环羧酸的药物,在辅酶 A 的作用下,羧酸和辅酶 A 上的巯基形成酰化物,然后在氨基酸 N-酰化转移酶的催化作用下,该酰化物与氨基酸形成 N-酰化氨基酸结合物。此类结合反应,主要是取代的苯甲酸类药物参加,其他羧酸反应性较差。代谢生成的结合产物水溶性增大,有立体选择性。

例如抗组胺药溴苯那敏经生物转化的第 I 相反应代谢后形成羧酸化合物,然后和甘氨酸反应,形成甘氨酸的结合物。

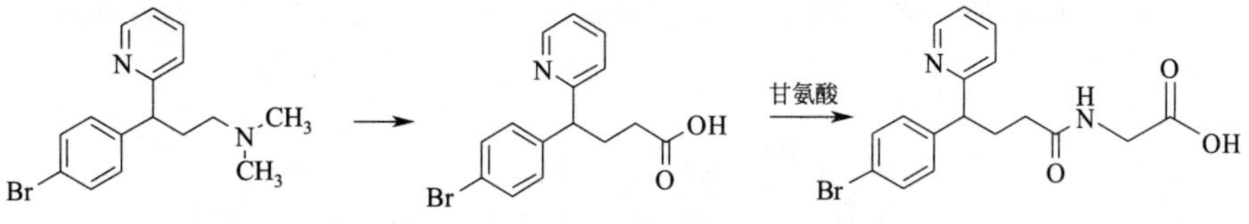

溴苯那敏氨基酸结合反应

(四)与谷胱甘肽的结合

谷胱甘肽(GSH)是由谷氨酸、半胱氨酸和甘氨酸组成的三肽,含有氨基和巯基等强亲核活性基团。谷胱甘肽可与带强亲电基团的药物或其他代谢物(如环氧化物、N-氧化物、羟胺等)结合,生成 S-取代的谷胱甘肽结合物。该结合产物水溶性增大,可直接从尿液、胆汁中排泄。

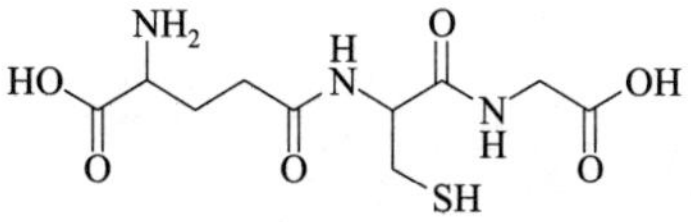

谷胱甘肽

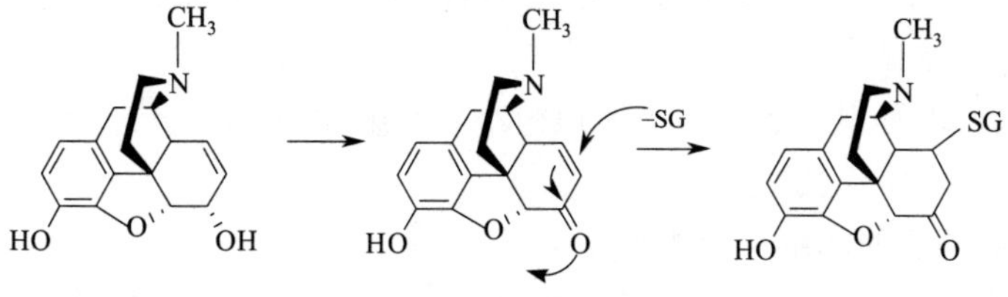

吗啡与谷胱甘肽结合

(五)乙酰化结合

乙酰化反应指含有伯氨基、氨基酸、磺酰胺、肼及酰肼等基团的药物或代谢物。首先在乙酰辅酶 A 作用下,对 N-乙酰转移酶上的氨基酸残基进行乙酰化,再经乙酰基转移到被酰化代谢物的氨基上,进而形成乙酰化物。该乙酰化物水溶性变化不大,不能促进药物的排泄,但该类代谢产物无活性或毒性较小,是一条有效的解毒途径。

例如异烟肼发生乙酰化进行代谢。

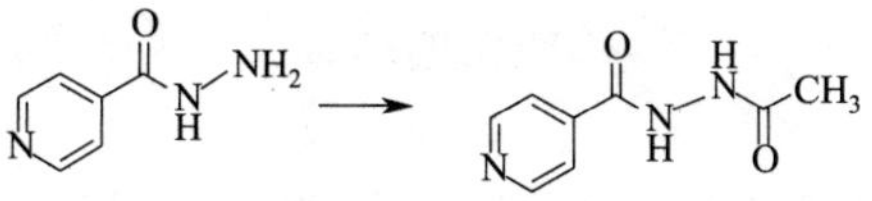

（六）甲基化结合

甲基化反应是药物代谢中较为少见的代谢途径，是在甲基转移酶的作用下进行的反应。对一些内源性物质如肾上腺素、褪黑激素等的代谢非常重要，对分解某些生物活性胺以及调节活化蛋白质、核酸等生物大分子的活性也起到非常重要的作用。

甲基化反应主要是降低被结合物的极性和亲水性，一般不用于体内外来物的结合排泄（但叔胺甲基化生成的季铵盐，有利于提高水溶性而利于排泄），而是降低这些物质的生物活性。

儿茶酚结构活性物质如肾上腺素、去甲肾上腺素及多巴胺等的代谢主要在酚羟基上进行甲基化反应。

去甲肾上腺素的甲基化代谢

药物分子中含氮、氧、硫的基团都能进行甲基化反应，胺类 N-甲基化反应在体内很少发生，但杂环氮原子，如咪唑和组胺的吡咯氮原子，则易发生 N-甲基化反应。巯基化合物经甲基化后形成硫醚，进一步被氧化生成亚砜和砜而被代谢。

目标检测

一、单项选择题

1. 一般情况下，酰胺和酯类的水解速率与溶液中 pH 值关系是（   ）。
   A. pH 值增大，水解减慢 B. pH 值增大，水解加快
   C. pH 值增大，水解不变 D. pH 值减小，水解加快
   E. pH 值减小，水解不变

2. 改变药物溶解性的水解反应类型是（   ）。
   A. 卤代烃水解 B. 酯类水解 C. 苷类水解
   D. 酰胺类水解 E. 盐类水解

3. 药物易发生自动氧化变质的结构是（   ）。
   A. 苯环   B. 内酯   C. 酚羟基   D. 烃基   E. 内酰胺

4. 下列哪种类型氧化代谢的中间体有导致肝坏死的毒性（   ）。
   A. 芳环氧化 B. 脱胺氧化 C. 醇羟基氧化
   D. 烃基氧化 E. 醛基的氧化

5. 体内最普遍的结合反应是（   ）。
   A. 与硫酸的结合 B. 与葡糖醛酸的结合 C. 与氨基酸的结合
   D. 与谷胱甘肽的结合 E. 乙酰化的结合

二、配伍选择题

A. 利多卡因 B. 环磷酰胺 C. 苯海拉明 D. 卡托普利 E. 维生素 A

1. 属于前体药物的是（   ）。
2. 含有巯基的是（   ）。
3. 自动氧化产物为环氧化合物的是（   ）。
4. 具有酰胺键，但因空间位阻而不易水解的是（   ）。
5. 具有醚的结构，水解生成二苯甲醇的是（   ）。
A. 磺胺嘧啶钠　　B. 普鲁卡因　　C. 对乙酰氨基酚　　D. 四环素　　E. 肾上腺素
6. 发生酯类水解的是（   ）。
7. 发生酰胺类水解的是（   ）。
8. 具有易氧化的酚二羟基结构的是（   ）。
9. 发生差向异构化的是（   ）。
10. 吸收空气中的 CO_2 会析出沉淀的是（   ）。

三、多项选择题

1. 药物的变质反应主要有（   ）。
A. 氧化反应　　B. 水解反应　　C. 结合反应　　D. 异构化反应
E. 脱羧及聚合反应
2. 影响药物水解的外界因素主要有（   ）。
A. 水分　　B. 重金属离子　　C. 溶液酸碱度　　D. 微生物的影响　　E. 温度
3. 二氧化碳对药物质量的影响有（   ）。
A. 改变药物的酸碱度　　B. 导致药物产生沉淀　　C. 改变药物的药效
D. 引起固体药物变质　　E. 促使药物分解变质
4. 下列属于第Ⅰ相的代谢反应是（   ）。
A. 氧化反应　　　　　　B. 还原反应　　　　　　C. 乙酰化的结合反应
D. 水解反应　　　　　　E. 甲基化的结合反应
5. 药物代谢反应对药物活性变化的影响有（   ）。
A. 将活性药物代谢为无活性的物质
B. 将活性药物代谢为仍有活性的物质
C. 将无活性药物代谢为有活性的物质
D. 药物代谢导致毒性增加
E. 代谢物改变药理作用

四、简答题

1. 药物在体内发生氧化、还原、水解等反应的本质是什么？
2. 可采取哪些措施防止药物发生水解和自动氧化反应而变质？

五、实例分析

根据对乙酰氨基酚的化学结构，你认为其会发生哪些变质反应？
在生产、贮存时应采取哪些措施防止其发生变质反应？

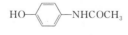

对乙酰氨基酚

参考文献

[1] 王希,陈优生. 药物化学 [M]. 广州:暨南大学出版社,2015.
[2] 王质明. 实用药物化学 [M]. 北京:化学工业出版社,2004.
[3] 尤启冬. 药物化学 [M]. 8版. 北京:中国医药科技出版社,2011.
[4] 邓礼荷. 药物化学 [M]. 北京:中国医药科技出版社,2010.
[5] 郝艳霞. 药物化学 [M]. 3版. 北京:化学工业出版社,2020.
[6] 李丽娟. 药物合成技术 [M]. 3版. 北京:化学工业出版社,2020.
[7] 国家药典委员会. 中华人民共和国药典 [M]. 2020年版. 北京:中国医药科技出版社,2020.
[8] 尤启冬. 药物化学 [M]. 3版. 北京:化学工业出版社,2016.
[9] 葛淑兰,张彦文. 药物化学 [M]. 3版. 北京:人民卫生出版社,2019.
[10] 杨友田,於学良. 药物化学 [M]. 2版. 北京:化学工业出版社,2016.
[11] 杜文婷. 药物化学简明教程 [M]. 北京:化学工业出版社,2020.
[12] 刘军,王萍,张文雯. 有机化学 [M]. 4版. 北京:化学工业出版社,2020.